BARBARA SIMONSOHN

WARUM BIO?

Gesunde Pflanzen, gesunder Mensch

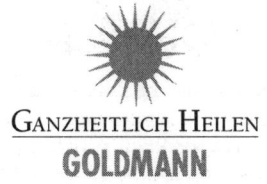

GANZHEITLICH HEILEN

GOLDMANN

Umwelthinweis:
Alle bedruckten Materialien dieses Taschenbuches
sind chlorfrei und umweltschonend.
Das Papier enthält Recycling-Anteile.

Originalausgabe Juni 2002
© 2002 Wilhelm Goldmann Verlag, München
in der Verlagsgruppe Random House GmbH
Umschlaggestaltung: Design Team München
Umschlagfoto: Zefa/Eggers
Satz/DTP: Martin Strohkendl, München
Druck: Elsnerdruck, Berlin
Verlagsnummer: 14224
Redaktion: Ralf Lay
WL · Herstellung: WM
Made in Germany
ISBN 3-442-14224-5
www.goldmann-verlag.de

1. Auflage

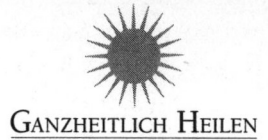

GANZHEITLICH HEILEN

Buch

Warum sind Nahrungsmittel aus biologischem Anbau nicht nur ge-
schmackvoller, sondern auch weitaus gesünder? Barbara Simonsohn
erklärt in ihrem Buch, wie mit chemischem Kunstdünger gezogene
und mit Spritzgiften behandelte Pflanzen den menschlichen Organismus schädigen. Dabei deckt sie erstaunliche Zusammenhänge und
Analogien zwischen menschlichen und pflanzlichen Krankheitsbildern
auf. Die Leser erhalten wichtige Informationen über die Beschaffenheit von Böden, die Vitalstoffdichte in Pflanzen sowie die natürlichen
Stoffkreisläufe. Sie lernen alternative landwirtschaftliche Konzepte
kennen und erfahren, wie vitale Nahrungsmittel natürliche Heilmittel sind, gemäß dem Motto: Du bist, was du isst. Der Ausblick in die
Zukunft der europäischen Landwirtschaft sowie Tipps bzw. Adressen
zum Einkauf von Agrarprodukten runden dieses grundlegende und
wohltuend radikale Werk ab.

Autorin

Barbara Simonsohn, geboren 1954 in Hamburg, studierte Sozialwissen-
schaften und erwarb ein Diplom in Politologie. Sie gab Umweltkurse
an der Hamburger Volkshochschule, lernte biologischen Land- und
Gartenbau und beschäftigte sich intensiv mit dem Thema Ernährung.
1982 schloss sie eine Ausbildung als Lehrerin des authentischen Reiki ab und gibt seitdem im In- und Ausland Seminare zur Aktivierung
universaler Lebenskraft. Barbara Simonsohn hat sich in den vergan-
genen Jahren einen Namen gemacht durch ihre sachkundige und
überaus engagierte Art, mit der sie ganzheitliche Themen angeht.

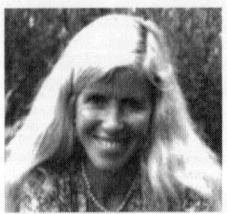

Von Barbara Simonsohn sind bei Goldmann außerdem erschienen:
Die Heilkraft der Afa-Alge (14189)
Hyperaktivität (14204)
Das authentische Reiki (14210)

Inhalt

Einleitung

Während ich diese Zeilen schreibe, sitze ich in einem Hotel auf Fuerteventura. Als ich mein Zimmer betrat, kam mir eine Wolke penetrant riechender Chemikalien entgegen, mit denen vorher die Räume insektenfrei gesprüht worden waren. Oder doch nicht: Abends entdeckte ich im Badezimmer nämlich zwei große Kakerlaken, die schnell weghuschten. Sind sie vielleicht gegen die verwendeten Gifte resistent geworden?

Im »Minimarket« des Hotels gibt es ein Insektenspray von der Firma Autan und einen Verdunster mit Insektiziden, um lästige Mücken fern zu halten. Vor Hautkontakt wird gewarnt, die Warnhinweise stehen dort aber nur auf Spanisch. Es sind bereits Kinder durch den Kontakt mit solchen Mitteln gestorben.

Auf einer Autofahrt kaufen wir in einem kleinen Dorf-Supermarkt ein. Neben den Getränken stehen »Pflanzenschutzmittel«, die Lindan enthalten. Ich frage den Verkäufer, warum es diese Produkte hier zu kaufen gibt, da die Verwendung von Lindan in der EU doch verboten ist. Von einer deutschen Bekannten, die auf Fuerteventura lebt, erfahre ich schließlich, dass die Kanarischen Inseln eine Ausnahmegenehmigung haben, das gefährliche Lindan weiter zu verwenden.

Vor siebzehn Jahren war ich das erste Mal auf den wunderschönen Hawaiiinseln. Zuerst dachte ich, ich sei im Paradies. Traumhafte Strände, freundliche Menschen, Tropenfrüchte in Hülle und Fülle und angenehm warme Temperaturen. Als ich über Maui fuhr, eine Hauptinsel, fiel mir auf, dass zwischen den endlosen Reihen mit Ananaspflanzen kein einziges Unkraut zu sehen war, aber auch keine Menschen, die es weghackten oder abbrannten. Des Rätsels Lösung: Die Ananasfelder auf Hawaii werden regelmäßig per Hubschrauber mit Insektiziden und Herbiziden besprüht. Ähnlich den Kanarischen Inseln für Lindan hat Hawaii eine Ausnahmegenehmigung zur Verwendung von DDT, was dort weiterhin zum Einsatz kommen darf. Wie man sich leicht vorstellen kann, ist das Wasser hier so verseucht, dass man es nicht genießen kann. So muss man sich auf diesen paradiesischen Inseln Trinkwasser in großen Plastikkanistern im Supermarkt kaufen!

Das »Paradies« hat also Fehler. Für mich war dies eine weitere wichtige Lektion, um das Paradies nicht länger auf den äußeren Ebenen zu suchen, sondern auf den inneren. Und mich zu bemühen, ein Bewusstsein für den Schutz der Erde, unserer Lebensgrundlagen, zu schaffen.

Während meines Englischstudiums an der Hamburger Universität lernte ich im Jahr 1973 Holger Strom kennen, Autor des Buchs *Friedlich in die Katastrophe*. Damals war ich neunzehn. Sein Engagement, die Menschen über die Gefahren der Atomenergie und anderer Umweltgefahren aufzuklären, beeindruckte mich sehr. Gemeinsam mit ihm versuchte ich, meine Kommilitonen für die Umweltproblematik zu interessieren. Unser Bemühen fruchtete nicht: Damals interessierten sich die Studenten mehr für freie Liebe und Klassenkampf, und wir stießen auf eine Mauer von Unverständnis.

Ein Jahr später führte ich zwei Englischklassen an einer Fachoberschule durchs Abitur. Das Thema der von mir gewählten Abiturarbeit: »Die Gefahren durch Fluorchlorkohlenwasserstoffe für unsere Ozonschicht« Damals wusste noch kaum jemand von den Auswirkungen, und der Gebrauch von Spraydosen mit FCKWs war allgemein üblich. Auch bei diesem Thema war das Interesse der Oberstufenschüler wie meiner Mitstudenten oder näheren Verwandtschaft äußerst gering.

Zu dieser Zeit las ich das Buch *Der stumme Frühling* von Rachel Carson und war erschrocken über die Sorglosigkeit, mit der unsere Zivilisation der Erde und ihren Bewohnern Schaden zufügt.

Schon damals wollte es mir nicht in den Kopf gehen, dass jährlich das an Energiereserven verbraucht wird, Hand in Hand mit der damit verbundenen Klimaerwärmung und Verschmutzung der Atmosphäre, was die Erde Jahrmillionen angesammelt hat, so als ob die Natur unbegrenzte Ressourcen und Kompensationsmechanismen zur Verfügung hätte …

Rachel Carlsons Buch ist aber weit mehr als eine Anklage. Besonders im letzten Kapitel zeigt sie Alternativen zum konventionellen Pflanzenschutz auf, die heute so aktuell sind wie zur Zeit der Entstehung des Buches in den sechziger Jahren.

Obwohl die haushaltsüblichen Sprays mittlerweile alle FCKW-frei sein dürften, Kühlschränke ohne dieses Umweltgift hergestellt werden und »Umweltverträglichkeit« sowie »Nachhaltigkeit« schon im Wortschatz der Werbungtreibenden zu hohlen Phrasen zu werden drohen, verdrängen immer noch viele Menschen das Thema globale Umweltverschmutzung und Klimawechsel. Und der größte Treibhausgasproduzent, die USA, klinken sich sogar bei den internationalen Klimakonferenzen aus, auf denen in zähen Verhandlungen wenn auch noch so kleine Fortschritte erzielt werden, um der Klimakatastrophe gegenzusteuern.

Doch was nutzt es uns, wenn wir unser Häuschen im Grünen haben, zweimal im Jahr Urlaub machen können, unsere Umwelt (und damit auch unsere Innenwelt!) dabei so »vor die Hunde geht«, dass wir im Alter an allen möglichen Krankheiten leiden und wir unseren Kindern und Enkeln eine Hypothek von ausgeplünderten Ressourcen und Gift in Nahrung, Wasser, Luft und Boden hinterlassen?

Ich freue mich, dass Sie offenbar nicht zu dieser dominierenden Gruppe gehören, schon weil Sie dieses Buch lesen. Mahatma Gandhi sagte: »Wir selbst müssen die Veränderung sein, die wir in der Welt sehen wollen.« Ich hoffe, Sie werden in diesem Buch zahlreiche Anregungen für fruchtbares Tun finden! Frei nach dem Erich-Kästner-Motto: »Es gibt nichts Gutes, außer wir tun es.«

Als ich mit 27 Jahren überraschend arbeitslos wurde, weil sich der gemeinnützige Verein, für den ich tätig war, finanziell übernommen hatte, lernte ich »zufällig« Baldur Springmann im Zug kennen, einen der bekanntesten Bio-Bauern Deutschlands. Baldur Springmann war Mitbegründer der Partei »Die Grünen«. Später schlug er andere politische Wege ein, um die Politikerlaufbahn schließlich ganz aufzugeben.

Wir unterhielten uns die viereinhalb Stunden von Köln nach Hamburg angeregt, und ich war von der Ausstrahlung und Weisheit des heute 89-Jährigen begeistert. Er erzählte mir, dass seine Frau einige Zeit zuvor gestorben sei. Neben dem persönlichen Verlust fehle ihm nun auch eine Arbeitskraft auf seinem biodynamisch bewirtschafteten Hof. Ob ich nicht zu ihm kommen und zum Beispiel die biodynamischen Präparate zubereiten wolle? Begeistert sagte ich zu und verlebte ein spannendes und lehrreiches Jahr auf Hof Springe zwischen Lübeck und Bad Segeberg. Hof Springe war damals vielleicht nicht gerade ein biodynamischer »Musterbetrieb«, aber vom Geist der Liebe zum Mitmenschen und zu Tieren und Pflanzen geprägt.

Baldur Springmanns politische Laufbahn und die Darbietung seines Gedankenguts werden kontrovers diskutiert. Doch was mich an ihm beeindruckt, ist sein ganzheitlicher Ansatz. Er ist erfüllt von der Achtung vor dem Wunder der Schöpfung und sieht den Menschen als Einheit von Körper, Seele und Geist. Sein Appell an seine Mitbürger schließt ein, unseren Kindern und Kindeskindern eine lebenswerte Umwelt zu hinterlassen und sich bewusst zu machen, dass es im eigentlichen Sinne keinen Besitz an Land und Boden geben kann, sondern diese eine Leihgabe sind mit der Verpflichtung, sie pfleglich und liebevoll zu behandeln. Er ist sich bewusst, dass wir niemals alle Geheimnisse der Schöpfung ergründen können, schon gar nicht allein mit dem Verstand.

Auch dieses Buch ist ganzheitlich orientiert und wird das Thema »Warum Bio?« nicht nur auf der materiellen, sondern die Auswirkungen der Landwirtschaft auch auf unser Denken, Fühlen und unsere spirituelle Entwicklung beleuchten. Viele Untersuchungen im feinstofflichen Bereich wie die Biofotonenforschung nach Popp sind mittlerweile international anerkannt und können nicht mehr als Fantasiegebilde von »Spinnern« abgetan werden. Wenn ich mich also im Folgenden mit der Qualität von Lebensmitteln beschäftige, wird es nicht allein um das Thema Schadstoffe und Vitalstoffdichte gehen, sondern auch um die Ordnungskraft der Nahrung und ihre Wirkung auf Körper, Seele und Geist.

Dieses Buch soll ein Plädoyer sein für eine Agrar-Wirtschaftsweise, die jahrtausendelang die einzige war, bis sie erst im 20. Jahrhundert als etwas »Besonderes« dargestellt werden musste – neben der inzwischen »normalen«, konventionellen, industrialisierten Landwirtschaft. Wenn mein Buch dazu beiträgt, dass wir biologisch angebautes Obst und

Gemüse und natürlich bzw. »artgerecht« gehaltene und gefütterte Tiere wieder als das »Normale« ansehen, und nicht umgekehrt, hat es sein Ziel erreicht. Gleichzeitig möchte ich allen, die sich für eine Agrarwende im Großen und/oder einen Selbstversorgergarten im Kleinen interessieren und engagieren oder ihren Hof auf Öko-Anbau umstellen wollen, eine Argumentationshilfe an die Hand geben, mit der sie sich und andere schneller auf den ökologischen Weg bringen können.

Denn es ist fünf vor zwölf, einige behaupten sogar, es sei bereits fünf *nach* zwölf. Wir sind dabei, unsere Lebensgrundlagen zu zerstören und damit letztlich auch menschliches Leben auf der Erde auszulöschen. Aber noch ist ein Licht am Ende des Tunnels zu sehen, und wir können das Ruder des Planeten Erde herumreißen, ehe er ähnlich der »Titanic« an von Menschen geschaffenen »Eisbergen« zerschellt. Aber wie gesagt, die Zeit rennt. Jeder Einzelne von uns ist aufgefordert, sich in seinen Alltagsentscheidungen für Leben und Gesundheit zu entscheiden und damit zu der notwendigen Veränderung beizutragen, die wir in der Welt sehen wollen.

Teil I

Die Situation

Gift überall: Das Maß
ist voll!

»Die Erde hat Jahrmillionen gebraucht, um die Schleimnis, die Giftstoffe, mit einer Humusschicht zuzudecken, mit einer Vegetationsschicht und einer Sauerstoffschicht, damit der Mensch auf Erden leben kann, und dieser undankbare Mensch holt eben diese mit langwierigen, kosmischen Mühen zugedeckte Schleimnis und eben diese Giftstoffe wieder an die Oberfläche. So wird durch die Untat des verantwortungslosen Menschen das Ende der Welt zum Anfang aller Zeiten. Wir begehen Selbstmord.«

Friedensreich Hundertwasser

Die Industrialisierung mit den von ihr verursachten Schadstoffen und Giften gefährdet unsere Gesundheit. Es findet sich Benzypren im Erdboden, in den Pflanzen und Meerestieren. Es entsteht bei der unvollständigen Verbrennung von organischen teerhaltigen Substanzen im Haushalt, in der Industrie und in Verbrennungsmotoren. Die Konzentration von Benzypren in Pflanzen und im Boden ist unterschiedlich. Neben der Autobahn steigt der Gehalt auf 3000 Milligramm pro Kilo an und liegt damit beim Dreihundertfachen der Konzentration von industriefernen Böden. Klärschlamm, der im konventionellen Landbau zum Düngen von Feldern verwendet wird, kann mit Blei, Arsen und Cadmium belastet sein. Flächen, die direkt neben Autobahnen liegen, werden für die Erzeugung von Lebensmitteln – Ackerfrüchte, Vieh für Milch- und Fleischerzeugung und Obstanbau – verwendet! Eine Stilllegung solcher Areale wird von Umweltmedizinern seit Jahrzehnten gefordert. Viele Lebensmittel sind außerdem mit Quecksilber belastet, was sich in Pestiziden befinden kann und sich über die Nahrungskette anreichert. Die höchsten Konzentrationen von Schwermetallen, Nitrat und Spritzgiften misst man in Grünkohl, Endivien- und Kopfsalat sowie im Spinat. Nur maximal 10 Prozent dieser Stoffe lassen sich durch Abwaschen von Obst und Gemüse entfernen.

Blei ist äußerst gefährlich, schon kleinste Mengen wirken neurotoxisch und können zu Verhaltensstörungen bei Kindern wie Hyperaktivität, Konzentrationsstörungen und Lethargie führen. Es gibt außerdem eine enge Korrelation zwischen Bleibelastung und Intelligenzentwicklung bei Kindern: je höher die Schwermetalldisposition, desto geringer der IQ. Bei einer Bleivergiftung im Anfangsstadium kommt es zu Müdigkeit, Schlaflosigkeit, Kopfschmerzen und Verstopfung. Im Vergiftungsstadium treten dann Schwäche, Gewichtsverlust, Blutarmut, Koliken und Nervenentzündungen hinzu. Im Endstadium kommt es schließlich zu Verwirrtheit, Halluzinationen und Erregungszuständen. Bei Kindern führt eine Bleivergiftung zu dauerhaften geistigen Entwicklungsstörungen.

Die Empfindlichkeit von Kindern für Umweltgifte ist höher als die von Erwachsenen: Ihre Blut-Hirn-Schranke (eine Schutzeinrichtung des Körpers, die schädliche Stoffe von den Nervenzellen abhält) ist noch nicht ausgebildet, ihr Immunsystem noch nicht vollständig entwickelt, sie essen mehr schadstoffbelastete Milchprodukte als Erwachsene und nehmen durch die erhöhte Stoffwechselrate mehr Nahrung – pro Kilogramm Körpergewicht – auf. Professor Peter Marquardt, Toxikologe und EU-Gutachter, schreibt, man könne aus den Bleiwerten im Blut des Menschen schließen, dass

16

die Toleranz in den Kulturstaaten praktisch ausgeschöpft sei und wir langsam, aber sicher einer Massenvergiftung entgegengehen.

Bei Erwachsenen stammen etwa 70 Prozent des aufgenommenen Bleis aus der Nahrung, 20 Prozent aus dem Trinkwasser und 10 Prozent aus der Atemluft. Die Fortpflanzungsfähigkeit von Frauen, die bleibelastet sind, ist gefährdet. Sie speichern Blei in ihren Knochen und setzen Blei und Kalzium aus ihren Knochen frei, wenn sie schwanger sind. Blei ist plazentagängig; es erhöht das Risiko einer Früh- und Fehlgeburt und beeinträchtigt die Entwicklung des Gehirns beim Ungeborenen. Das Fatale dabei: »Bleivergiftungen könnten vollständig vermieden werden.«[1]

Quecksilber gerät über Abwasser in Flüsse, Seen und das Meer und reichert sich besonders in Fischen an, wobei Tunfisch und Dorsch die höchsten Konzentrationen aufweisen. Quecksilber ist auch ein Bestandteil von Pflanzenschutzmitteln. Wildtiere wie der Fasan und das Rebhuhn, aber auch Eier sind oft stark belastet. Am Ende der Nahrungskette steht bekanntlich der Mensch: Quecksilber durchbricht die Plazenta-Schranke und führt zu Schleimhautverätzungen, Darm- und Nierenschäden, Nervenlähmungen sowie Hirnschäden.

Cadmium aus Verbrennungsanlagen, Klärschlamm, in Farbanstrichen, Plastik, Batterien usw. kann Wiesenchampignons vergiften, Regen- und Leitungswasser, Luft und Muscheln. Bei schleichender Vergiftung kommt es beim Menschen zu Osteoporose, Lungenemphysem, Geschwulstbildung und Krebs. Bei Cadmium liegt die Halbwertzeit bei einem Jahr. Durch die Nahrung nehmen wir täglich 20 bis 50 Mikrogramm auf, wovon etwa 2 Mikrogramm zurückgehalten werden. Daher reichert es sich im menschlichen Organismus an.

Arsen gelangt durch Abwässer, Malerfarben, Pestizide besonders im Weinbau und in der Forstwirtschaft, Medikamente und Futtermastmittel in die Umwelt und in die Nahrung. Besonders Leber und Innereien sind stark belastet. Arsen ist krebsfördernd, magen- und darmschädigend und führt zu Hautausschlägen und Lähmungen.

Im August 2001 ging die Meldung durch die Presse, dass die Gewerkschaft Erziehung und Wissenschaft (GEW) Alarm schlägt: Bundesweit sind ein Drittel aller 45 000 Schulen mit dem Gift PCB (polychlorierte Biphenyle) verseucht! PCB gilt als äußerst gesundheitsgefährlich. Es schädigt das Nervensystem, die Leber, das Immunsystem und gilt außerdem noch als Krebs erregend. Hängt mit dieser Belastung vielleicht auch das gehäufte Auftreten von Aufmerksamkeitsstörungen und Hyperaktivität in unseren Klassen zusammen? Wenn die Leber zum Beispiel durch PCB geschädigt ist, kann sie andere Umweltgifte und Schwermetalle nicht mehr ausreichend entgiften.

Gefährliche Schadstoffe in unserer Nahrung sind die chlorierten Kohlenwasserstoffe, wobei die bekanntesten die Pestizide DDT, Lindan, Aldrin und Dieldrin darstellen. 1974 wurden zwar die gefährlichsten dieser Stoffe, DDT und Aldrin, bei uns verboten, durch ihre lange Halbwertzeit halten sie sich aber immer noch im Boden, in der Luft, in der Nahrung, in der menschlichen Muttermilch und sogar im Fettgewebe der Pinguine in der Antarktis! Noch sieben Jahre nach der Kontamination findet man 80 Prozent der verwendeten Mengen von chlorierten Kohlenwasserstoffen im Boden wieder – das nennt man »Persistenz« –, erst nach etwa dreißig Jahren sind sie nicht mehr nachweisbar. Wenn jedes Jahr wieder gespritzt wird, reichern sich die Stoffe im Boden an (»Akkumulation«). Die besondere Gefährlichkeit der chlorierten Kohlenwasserstoffe liegt darin, dass sie nicht ausge-

... bis das Fass überläuft!

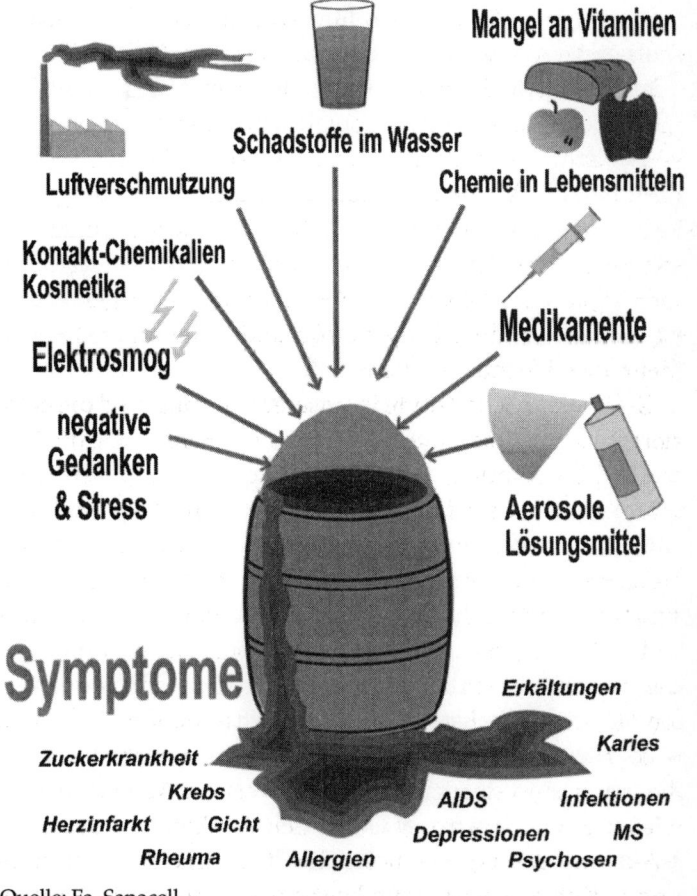

Mangel an Vitaminen

Schadstoffe im Wasser

Luftverschmutzung

Chemie in Lebensmitteln

Kontakt-Chemikalien
Kosmetika

Medikamente

Elektrosmog

negative
Gedanken
& Stress

Aerosole
Lösungsmittel

Symptome

Erkältungen

Karies

Zuckerkrankheit

Krebs

Infektionen

AIDS

Herzinfarkt   Gicht

Depressionen   MS

Rheuma   Allergien

Psychosen

Quelle: Fa. Sanacell

schieden, sondern in den Organen wie Leber und im Fettgewebe sowie im Knochenmark gespeichert werden. Das im Fettgewebe abgelagerte DDT kann während der Schwangerschaft und Stillzeit an das Ungeborene bzw. den Säugling weitergegeben werden und zu Entwicklungsstörungen oder Missbildungen führen. Auch im Fettgewebe ungeborener Kinder sind schon DDT-Reste nachgewiesen worden!

Der Mensch mutiert also allmählich zu einer wandelnden Mülltonne. Jährlich nehmen wir durchschnittlich 6,5 Kilo potenziell gesundheitsgefährdende Chemikalien auf – Farbstoffe, Schwermetalle und Geschmacksverstärker. Bei bleibelastetem Trinkwasser (allein in Hamburg in 41 000 Haushalten) liegen einem die Spaghetti schwer im Magen. Jedes Jahr werden in Deutschland 400 neue chemische Stoffe auf uns losgelassen, in den USA 500, die es vorher noch nicht gab und an die weder unser Körper noch unsere Umwelt angepasst sind. Außerdem ist nicht erforscht, wie sie mit den anderen Tausenden von chemischen Verbindungen reagieren, die sich mittlerweile in unserem Körper und auf der Erde befinden. Die Mehrzahl der Umweltgifte wirken oxidierend; das heißt, sie zerstören Vitamine.

Im Straßenverkehr werden wir mit Ozon, Smog, Rußpartikeln, aromatischen Kohlenwasserstoffen, Benzol, Schwermetallen und Phosphorverbindungen traktiert. Chemiebelastungen finden sich aber auch als Raumluftgifte im Büro oder zu Hause und summieren sich zu etwa 120 Schadstoffen. Die Quellen: Weichmacher, Bausubstanzen, Kleber, Mobiliar, Kopier- und Faxgeräte, Drucker, Kunststoffe, Umlufttechnik, Aldehyde, Terpentene, Strukturtapeten, Phosporsäureverbindungen, Pestizide in bestimmten Textilien. Messungen an Personal in PC-Büros mit Umlufttechnik ergaben, dass trotz hoher Vitamineinnahmen zu viele freie Radikale im Blut zu finden waren. Erholung trat nur während des Urlaubs ein.

Die Betroffenen erkrankten hauptsächlich am Nervensystem, sie klagten unter Leistungsschwäche, Herzbeschwerden, Darmproblemen und Bronchitis.

In wärmegedämmten Wohnräumen kommt es zu einer Anreicherung von Schadstoffen, selbst wenn die Richtwerte für Möbel, Teppiche usw. eingehalten werden. Ausgasende Lösungsmittel sind schwerer als Luft, und Staub wirkt als Giftfänger. Ein Giftfilm legt sich auf Teppich und Parkett, der Krabbel- und Spielzone unserer Kinder, wobei sich die Gifte von der Emissionsquelle bis zum Fußboden um das Tausendfache konzentrieren.

Bei einem 43-jährigen Mann wurden 2228 Mikrogramm pro Kilogramm Körpergewicht im Urin an polychlorierten Biphenylen (PCBs) und Pestiziden wie DDD, DDT, Dieldrin und Endrin gemessen, 144 im Stuhl, 1490 im Pankreassaft, 11138 im Sperma und 124 im Speichel (siehe die Tabelle S.22).[2]

Der Geschmacksverstärker Natriumglutamat führt zu Lethargie oder aggressivem Verhalten, und künstliche Süßstoffe wie Aspartam zu einer Störung des Gehirnstoffwechsels.[3] Bei vielen Giften wie Blei gibt es keine »Grenzwerte«, das heißt harmlose Mengen; und die gegenseitige Beeinflussung von Schadstoffen ist ungenügend erforscht. Viele chemische Stoffe haben einen sich potenzierenden Effekt, sie verstärken also gegenseitig ihre negativen Wirkungen. Kein Giftstoff in unserer Nahrung ist ungefährlich, geschweige denn wünschenswert!

Heute weiß man, dass viele Insektizide, die aus organischen Phosphaten bestehen, extrem gesundheitsschädigend sind, wenn sie zusammen auftreten. Eine solche Verbindung kann in der Lage sein, in der Leber ein Enzym zu zerstören, das für die Entgiftung des anderen Stoffes nötig ist. In einer Salatschüssel findet sich leicht ein solcher »Giftcocktail«. Die Stoffe brauchen aber nicht gleichzeitig aufgenommen wor-

Giftmüll schluckender Mensch

	Staub	Stuhl	Urin	Pankreassaft	Sperma	Speichel	Schweiß
Summe HCH	398,6	41,5	–	27,8	67,6	–	–
Heptachlor	85,1	24,4	34,3	2,4	21,4	–	–
Aldrin	88,9	–	–	8,4	–	–	–
Heptachlorepoxid	–	–	10,9	10,6	54,6	–	–
Endosulfan I	185,1	–	264,3	116,3	877,2	–	–
4,4' - DDE	19,2	–	–	11,3	–	–	–
4,4' - DDD	174,8	21,3	1882,6	1080,7	9522,8	–	74,1
4,4' - DDT	712,1	–	–	18,3	–	–	–
Dieldrin	196,7	–	36,2	148,4	235,2	–	–
Endrin	168,2	–	–	20,2	–	124,6	–
Endosulfan II	–	56,9	–	14,8	–	–	–
Endrinaldehyd	213,8	–	–	24,5	359,2	–	–
Endosulfansulfat	–	–	–	6,6	–	–	–
Summe	**2243,5**	**144,2**	**2228,3**	**1490,3**	**11138,0**	**124,6**	**74,1**
PCB 28	–	–	–	5,4	50,4	–	–
52	n.b.	–	–	623,0	–	–	–
101	–	2,4	–	80,5	–	–	–
138	–	–	620,5	137,7	24 056,6	12,3	11,5
180	–	–	5,3	16,8	35,8	–	–
Summe	–	**1300,8**	**625,8**	**964,8**	**24 142,8**	**12,3**	**11,5**

Pestizide und polychlorierte Biphenyle in Körpersekreten bei einem 43-jährigen Mann in µg/l bzw. kg (Messungen aus dem Diagnostik- und Therapiezentrum Rostock-Warnemünde) den sein! Die Giftigkeit eines Insektizids kann ebenso durch einen anderen chemischen Stoff, wie einen Weichmacher für Kunststoffe, gefährlich gesteigert werden – und durch bestimmte Medikamente wie Barbitursäurepräparate in Zusammenhang mit organischen Phosphaten wie Parathion und Malathion.[4]

Über die gefährliche Wechselwirkung chemischer Stoffe ist noch viel zu wenig bekannt. Im Labor werden Versuchstiere unter künstlich geschaffenen Bedingungen gehalten, und sie bekommen meist nur einen chemischen Stoff zu fressen. Weder wird das Zusammenspiel mit anderen Giftstoffen erforscht – das wäre auch eine komplexe Aufgabe angesichts der etwa 400 neuen chemischen Verbindungen, die wie gesagt jährlich nur in der Bundesrepublik auf die Menschen losgelassen werden, plus Tausender »alter« Chemikalien –, noch wird berücksichtigt, dass sich ein Tier auch in dieser Hinsicht sehr wohl von einem Menschen unterscheidet. Wussten Sie zum Beispiel, dass Kaninchen ganze Knollenblätterpilze fressen können, ohne Schaden zu nehmen? Das Beispiel Contergan ist sicherlich noch in Ihrem Gedächtnis. Ich habe damals als kleines Mädchen meine Beziehung mit Gott »gekündigt«, weil ich es so ungerecht fand, dass schon Babys verkrüppelt auf die Welt kommen. (Gott sei Dank hat er seine Beziehung zu mir nicht gekündigt!)

Ich habe schon erwähnt, dass einige Stoffe wie DDT und Lindan in der EU nicht mehr verwendet werden dürfen. Sie werden aber nach wie vor produziert und exportiert, vor allem in Länder der so genannten Dritten Welt. Über den Import von Tropenfrüchten, Tee und Kaffee kommen sie dann wieder auf unseren Teller und in unsere Tassen zurück. Jährlich werden Abertausende von Menschen in den Entwicklungsländern Opfer von Pestiziden. Viele werden unfruchtbar oder bekommen verkrüppelte Kinder. Ich habe in einem armen Land, Haiti, Entwicklungshilfe geleistet. Die Analphabetenquote beträgt in einigen dieser Länder 80 Prozent, die Warnhinweise sind nicht in der Landessprache gehalten, und kaum jemand kann sich ganze Packungen leisten. Sie werden dann portionsweise, zum Beispiel in Colaflaschen, abgefüllt, und nicht wenige Kinder vergiften sich beim Trinken dieser Gifte, weil sie irrtümlich denken, es handele sich um Getränke. Schutzvorrichtungen wie Atemmasken beim Zerstäuben oder Handschuhe sind unbekannt oder zu teuer oder beides. Jährlich sterben so weltweit Zigtausende von Menschen durch den Gebrauch und die missbräuchliche Verwendung von Pestiziden.

Schutz vor Umweltgiften

Lebensmittel aus Bio-Anbau sind, wenn nicht ganz, so doch weitgehend rückstandsfrei. Besonders bei Säften, Trockenfrüchten und Nahrungsergänzungen, alles drei konzentrierte Lebensmittel, sollten wir unbedingt auf Zutaten aus Bio-Anbau oder Wildwuchs achten, weil darin auch Umweltgifte konzentriert sein können! Welche Firma es nicht schafft, ihr Lebensmittel als »kontrolliert biologisch« anerkennen zu lassen, verdient nicht unser Vertrauen. Gemüse- und Obstsäfte aus Bio-Anbau gibt es bekanntlich in Öko-Supermärkten, auf Wochenmärkten, in vielen Supermärkten, in Läden auf Bio-Höfen und in Naturkostläden. Konzentrierte Nahrungsergänzungen natürlichen Ursprungs wie Gerstengraspulver, Weizengraspulver, Spirulina- und Chlorella- sowie Afa-Algen[5] werden meistens im Versand angeboten. Wenn es heißt: »Im Herkunftsland als ökologisch zertifiziert«, ist dies nicht ganz wertlos, aber viele Länder wie Paraguay haben wesentlich laschere Öko-Zertifizierungs-Regeln und Kontrollinstanzen als Länder wie die USA und die EU. Wildwuchs ist immer besser als die kultivierte Pflanze, so hat die wild wachsende Afa-Alge wesentlich mehr Lichtspeicherkapazität oder Vitalität und auch ein höheres Entgiftungspotenzial als ihre kultivierten Verwandten Spirulina- und Chlorella-Algen.

Wer viel Obst und Gemüse isst, schützt sich besser gegen Umweltgifte wie Schwermetalle und Dioxine, so Dr. Michaela Döll aus Landau.[6] Der Grund: Diese Lebensmittel enthalten »sekundäre Pflanzenstoffe«, Pflanzenbegleitstoffe, welche als kraftvolle Antioxidanzien in der Lage sind, gefährliche freie Sauerstoffradikale, die Umweltgifte im Körper freisetzen, unschädlich zu machen. Außerdem wirken sie gegen Krebs erregende Stoffe in Umweltgiften. Besonders viele dieser Bioflavonoide enthalten Tomaten (Lycopin), Zwiebeln (Quercetin) und Trauben (Activin). Auch die Afa-Alge enthält in ihrem blaugrünen Farbstoff viele Pflanzenbegleitstoffe. Dr. Döll: »Die künstliche Herstellung der Wirkstoffe, zum Beispiel in Tablettenform, ist nicht möglich.« Mutter Natur ist wieder einmal nicht kopierbar!

Leider essen die Deutschen zu wenig Obst und Gemüse. 600 Gramm täglich sollten es sein, um ausreichend Antioxidanzien zum Schutz vor freien Radikalen und genügend Vitalstoffe zur Verfügung zu stellen. Der Durchschnittsdeutsche isst leider nur die Hälfte, nämlich magere 300 Gramm. Holen Sie doch einmal Ihre Briefwaage heraus, und legen Sie so viel Obst oder Gemüse drauf, dass Sie 300 Gramm erreichen. Wahrscheinlich sind Sie erstaunt, wie wenig das ist.

Kein Wunder, dass die Aktion »5 am Tag«, in den USA seit Jahren als »Five a day« in allen Fußgängerzonen präsent, auch bei uns gestartet ist. Institutionen wie die Deutsche Gesellschaft für Ernährung versuchen, die Bevölkerung davon zu überzeugen, fünfmal am Tag Obst und Gemüse zu essen. Das ist eigentlich nicht schwierig, wenn man Säfte – bitte aus Bio-Anbau – mit einbezieht.

Fortschrittliche Ärzte sagen, dass die Entgiftungsmedizin die Medizin der Zukunft sein wird. Ob und wie Sie mit Schadstoffen aus Nahrung, Luft, Wohnung, Büro, Trinkwasser oder Verpackungen belastet sind, können Sie bei einem Heilpraktiker oder Arzt durch einen Bluttest feststellen lassen oder selbst ermitteln. Es gibt in jeder Apotheke, zum Beispiel von der Firma Ratiopharm, einen Schadstofftest, »Pharmadies-Test-Reihe«, mit dem sich eine eventuelle Quecksilberbelastung durch Amalgamfüllungen, Schwermetallbelastung im Leitungswasser oder Schadstoffe im Gartenboden feststellen lassen.

Die Londoner Ärztin Dr. Gillian McKeith sammelte in ihrer Klinik sehr positive Erfahrungen mit der Ausleitung von Umweltgiften durch die wild wachsende Afa-Alge. Für die hervorragende Entgiftung durch diese blaugrüne Mikroalge macht sie bestimmte Aminosäuren, kurzkettige Peptide wie Methionin verantwortlich, die sich um Metalle wie Kupfer oder Blei sowie Medikamentenrückstände und andere Schadstoffe legen und sie durch Chelatierung unschädlich machen und zur Ausleitung bringen. Auch die Folsäure in der Afa-Alge ist in der Lage, Zellen zu entgiften. Das Niacin in der Alge bindet Gifte in Blut und Gewebe und scheidet sie aus. Auch ihr Polysacharid Alginsäure hat die Fähigkeit, Schwermetalle und andere Umweltgifte zu chelatieren und auszuleiten. Afa-Algen nehmen bis zu einem Drittel ihres Trockengewichts an Schwermetallen auf, und erfahrene Heilpraktiker wie Thomas Blasing, Berlin, berichten davon, dass sich die Cadmium- und Quecksilberausscheidung innerhalb von vierzehn Tagen Algeneinnahme um rund das Dreifache erhöht.

Blei und Cadmium haben verheerende Auswirkungen aufs

Nervensystem und Gehirn: Vielleicht ist dies der Grund, warum die Afa-Alge, die Schwermetalle entgiftet, in einer geringen Menge von 1,5 Gramm täglich zu einer Verbesserung des Verhaltens und der schulischen Leistungen von Kindern führt?

Wer eine Schwangerschaft plant, sollte schon etwa drei bis sechs Monate vorher mit der Afa-Alge entgiften, weil sonst Umweltgifte über die Plazenta an das Ungeborene abgegeben werden. Auch beim Stillen entgiftet die Mutter. Wer also schon schwanger ist oder das Kind noch stillt, sollte bis zum Abschluss der Stillzeit mit der Entgiftung warten. Umweltbelastungen können bei Ungeborenen zu Wachstumsverzögerungen, Frühgeburten, verzögerter Entwicklung des Gehirns, Lernstörungen, Autismus, Depressionen, Neurodermitis, Colitis ulcerosa, Morbus Crohn und schwachem Immunsystem führen.[7]

Im Verlauf des Reinigungsprozesses mit der Alge, eventuell auch mit Koriandertinktur und Bärlauch als Unterstützung, kann es vorübergehend zu Hautunreinheiten kommen, die aber nur einige Tage andauern. Der Umweltmediziner oder Heilpraktiker kann die optimale Dosis austesten und vorübergehend reduzieren. Sie können dies aber auch selbst machen, indem Sie Ihre Entgiftungsreaktion beobachten. Falls Sie zu schnell entgiften und entsprechende Symptome wie Kopfschmerzen, Schwäche, Durchfall oder Pickel feststellen, reduzieren Sie einfach die Dosis. Trinken Sie viel gereinigtes, energetisiertes Wasser, mindestens zweieinhalb Liter am Tag. Positive Wirkungen der Ausleitung von Giften sind die folgenden: Das Immunsystem wird gestärkt, es treten weniger Infekte auf, es erfolgt eine Besserung bei Kopfschmerzen, Asthma, Neurodermitis und Allergien. Erwachsene haben wieder mehr Energie und Enthusiasmus und Kinder wieder Lust auf sportliche Aktivitäten. In Japan wird die Afa-Alge schon seit längerem zur Ausleitung von Cadmium und als Schutz vor radioaktiver Belastung eingesetzt.

Eine gute Möglichkeit, sich vor Elektrosmog und Umweltgiften im Wohnbereich und Auto zu schützen, sind die »Universal-Harmonizer« nach Diplom-Ingenieur Hardy Burbaum (über Gesundheitsversand Andreas Heine, Adresse siehe Anhang), welche die Luftqualität durch Negativionen verbessern und körperbelastende Raumluft in biogene, körperharmonisierende umwandeln, indem sie pathogen wirkende Schwingungsfrequenzen mit höheren Schwingungspotenzen überlagern. Wirksam sind »Harmonizer« bei allen Luftbelastungen, Erdstrahlen, Wasseradern, Mikrowellenstrahlung, Elektrosmog durch Computer und Fernseher sowie Magnetfelder. Es gibt diese Geräte auch für die Entstörung von Handys. Wer Harmonizer im Wohn- oder Arbeitsbereich aufstellt, fühlt sich frischer und erlebt mehr positive Energie, was ich aus Erfahrung bestätigen kann.

Kaufen Sie nur unbelastete, ökologisch produzierte Lebensmittel ein. Überprüfen Sie Ihr Wasserleitungssystem. In alten Häusern befinden sich oft noch Bleileitungen, die auf Kosten des Hauseigentümers ausgewechselt werden müssen. Wenn Sie an Hauptverkehrsstraßen wohnen, bemühen Sie sich um einen weniger belasteten Wohnort. Die Schule oder der Kindergarten Ihrer Kinder sollte mindestens 300 Meter von einer Hauptverkehrsstraße entfernt liegen. Essen Sie vitalstoffreich, viel Obst und Gemüse, weil Antioxidantien Sie vor Umweltgiften schützen. Dasselbe gilt für pflanzliche Fette in Avocados, kalt gepressten Ölen, Saaten und Oliven. Schaffen Sie sich einen Kleingarten an und bauen Sie Ihr eigenes Obst und Gemüse an, natürlich giftfrei und nicht direkt neben einer Bundesstraße. Fasten Sie einmal im Jahr, verbunden mit einer effektiven Darmreinigungskur wie »Colodyne« oder »Éjuva« (siehe »Adressen« im Anhang). Und kämpfen Sie, wo Sie können, für giftfreies Essen, zum Beispiel in der Firmenkantine oder in der Cafeteria der Schule, in die Ihre Kinder gehen. Werden Sie Mitglied von Organisationen wie Greenpeace oder dem BUND, die sich für Umwelt- und damit Innenweltschutz engagieren.

Übersäuerung oder Azidose – warum der konventionelle Landbau unser Leben versauert

> »Wir sind verantwortlich, auch wenn wir es nicht wollen, selbst wenn wir es nicht können. Lehnen wir die Verantwortung ab, werden wir sie nicht los, sondern sind verantwortungslos ... Entweder machen wir uns verantwortlich für den Globus, oder wir nehmen teil an seiner Zerstörung.«
>
> Franz J. Hinkelammert

Der pH-Wert – oder die Stärke einer Säure oder Lauge – ist für die gesundheitliche Bewertung von Lebensmitteln und Bodenproben sehr wichtig. Beim Menschen lässt er einen Rückschluss auf Gesundheit oder Krankheit zu, beim Boden gibt er Auskunft über die Wachstumsbedingungen von Pflanzen. Der pH-Wert (vom lateinischen *potentia Hydrogenii*) ist Ausdruck der Wasserstoffionen-Konzentration (H^+-Ionen) in einer Messflüssigkeit. Diese Konzentration bestimmt die Stärke einer Säure oder Lauge. Die Messskala reicht vom sauersten pH-Wert, 0, das entspricht 1 Gramm H^+-Ionen pro Liter, bis zu pH 14 mit dem am stärksten basischen Charakter und der geringsten Konzentration von H^+-Ionen. Ein neutraler oder ausgeglichener Zustand liegt bei einem pH-Wert von 7 vor (reines Wasser).

Der pH-Wert der intra- und extrazellulären Flüssigkeiten in einem Organismus beeinflusst die Funktion der Stoffwechselprozesse und besonders die Wirksamkeit von Enzymen, hoch komplizierte Biokatalysatoren, die nur in einem eng begrenzten pH-Wert-Milieu ihre Arbeit verrichten kön-nen. Alles ist also vom Milieu abhängig, wie auch Louis Pasteur, der unerwünschte Mikroben durch Erhitzen abtötete, auf dem Sterbebett zugab: Der französische Physiologe Claude Bernard habe Recht – die Mikroben bedeuten nichts, es hänge alles vom Terrain ab.

Bindegewebszellen in einer sauren Nährlösung von pH 6 und sogar 6,5 zerfallen, nur in einer Zelllösung mit einem basischen Milieu kommt es zu einer Zellvermehrung.[8] Bei einer extremen Azidose des Organismus werden Zellen irreversibel geschädigt, und alle Stoffwechsel- und Entgiftungsprozesse kommen zum Erliegen: Der Mensch stirbt. Azidose gilt für Experten wie Dr. Renate Collier, Michael Worlitschek oder Halima Neumann als Hauptursache aller chronischen Erkrankungen. Gicht, Diabetes und Rheuma sind typische »Säurekrankheiten«.

Der ausgeglichene pH-Wert beträgt wie gesagt 7; Blut besitzt einen pH-Wert von 7,2 bis 7,4. Überschüssige Säuren werden ins kollagene Bindegewebe abgelagert, unseren »Säurepuffer«. Durch Messung des pH-Wertes des Urins (Teststreifen dafür gibt es in der Apotheke) können krankhafte Veränderungen im Körper rechtzeitig erkannt und nachgewiesen werden.

Der pH-Wert gibt sowohl Auskunft über den Gesundheitszustand eines Lebewesens als auch über die Qualität von Lebensmitteln. Lebensmittel sind ja biologische Systeme. Eine pH-Wert-Analyse informiert über einen krankhaften Zustand auf Grund spezieller Produktionsmethoden oder die Art und Weise der Weiterverarbeitung nach der Ernte. Der pH-Wert steht dabei in einem inneren Zusammenhang mit einem elektrochemischen Merkmal, dem so genannten Redoxpotenzial: Mit zunehmendem pH-Wert oder steigender Alkaleszenz werden die Redoxwerte »negativer« bzw.

reduzierter und mit abnehmendem pH-Wert »positiver« oder oxidierter. Das Redoxpotenzial ist somit ein Maß für die verfügbare Energie. Je reduzierter ein Lebensmittel ist, desto elektronenenergiereichere Verbindungen besitzt es, desto bessere Möglichkeiten zur Neutralisierung der gefürchteten freien Radikale hat es, und desto besser ist sein »innerer Ordnungszustand«.[9] Es handelt sich hier also um chemische Vorgänge, bei denen durch Elektronen gleichzeitig Oxidationen und Reduktionen ablaufen. Der eine Stoff, ein Elektronenschlucker, erhält Elektronen und wird reduziert, ein anderer, ein Elektronenspender, muss Elektronen abgeben und wird gleichzeitig oxidiert. Stoffwechsel könnte man also auch als »Ladungstransfer« ansehen. <u>Der Einfluss von Lebensmitteln auf die chemischen Vorgänge im Organismus ist daher erheblich.</u> Sie können hoch arbeitsfähig als »Medizin aus der Küche« wirken, aber auch, wenn elektronenarm, damit im Ganzen eine destruktive Wirkung entfalten.

Saures – macht nicht lustig …

Der Arzt F. Morell untersuchte verschiedene Lebensmittel über einen Zeitraum von vierzig Jahren. Er kam zu dem Ergebnis: »Noch vor vierzig Jahren lag der Mittelwert der Ernährung bei einem pH-Wert von 7,1. Also in der Gesundheitszone, wie sie die Bioelektronik nach [dem Hydrologen Louis-Claude] Vincent fordert. Die modernen Methoden der Erzeugung, des Anbaus, der Verarbeitung, der Konservierung und Sterilisierung, sei es auf chemischem oder mechanischem Wege, bringen unausweichlich eine Verschiebung in den sauren Bereich … mit sich, ohne Ausnahme.«[10]

Nun ist die Übersäuerung zwar kein Phänomen der Neuzeit, aber die Tatsache, dass es kaum noch jemanden gibt, der nicht übersäuert ist, und das Bombardement mit Säuren in alltäglichen Produkten und Substanzen sind neu. In unserem Kulturkreis war Paracelsus wohl der Erste, der »die Übersäuerung des Körpers als Grundübel aller Krankheiten« bezeichnete. Seit dieser Erkenntnis ist unser Leben noch weit saurer geworden. Wir essen mehr Säure bildende Lebensmittel, auch Umweltgifte wirken als Säurebildner, ebenfalls der zunehmende Stress. Kein Wunder, dass Azidose zu einer Volkskrankheit geworden ist. Heutzutage sind nur noch gestillte Säuglinge, Angehörige von Naturvölkern oder stressarm lebende Rohköstler und Selbstversorger quasi säurefrei.

Ein mit Säuren belasteter Mensch reagiert leicht überfordert, er ist meist lust- und antriebslos, erschöpft und gereizt; denn er ist nicht nur auf der körperlichen oder stofflichen Ebene »sauer«, sondern auch auf der mental-emotionalen. Er neigt zu Pessimismus, Depressionen, Aggressivität und Selbstmitleid. Die Lebensfreude ist verloren gegangen ebenso wie Enthusiasmus, die Begeisterungsfähigkeit. Der Begriff »Enthusiasmus« leitet sich übrigens von dem altgriechischen Wort *enthousiázein* ab, was »gottbegeistert, verzückt sein« bedeutet. Ein übersäuerter Mensch ist nicht so durchlässig für höhere Schwingungen, sein Kontakt zu seiner Intuition und der Stimme seines Höheren Selbst oder göttlichen Natur ist »vernebelt« durch negative Gefühle und Gedanken. Jeder, der einmal eine Fasten- oder Entsäuerungskur gemacht hat, kann bestätigen: Wenn wir unsere Säureschlacken weitgehend abgebaut haben, können wir besser meditieren, unsere Träume werden visionär und bringen uns in Kontakt mit unseren wirklichen Aufgaben in diesem Leben.

Ragnar Berg, ein norwegischer Biochemiker, empfahl bereits 1913 in einem Ernährungsbuch für Schwangere, dass Gesunde viermal so viel Basen bildende wie Säure bildende

Nahrungsmittel essen sollten, Kranke sogar siebenmal so viele. Unsere moderne Zivilisationskost steht dazu in einem umgekehrten Verhältnis! Rund 80 Prozent der Ernährung eines Durchschnittsbürgers besteht aus »Säurebildnern«, Nahrungsmittel, die sauer verstoffwechselt werden, wie Fleisch, Weißmehlprodukte, Süßigkeiten, Alkoholika, Kaffee und Fisch, und nur 20 Prozent, wenn überhaupt, aus Basenbildnern wie Obst, Gemüse, Kräutern und stillem Mineralwasser.

Umweltgifte wie Blei und Cadmium sowie Zahngifte wie Amalgam und Palladium wirken im Körper sauer. Hinzu kommt die Produktion von Salzsäure durch Stress, Ängste, Sorgen, Ärger und Müdigkeit.

Der saure Regen sowie Kunstdünger und Spritzgifte führen dazu, dass Bäume ihre Nadeln verlieren, absterben und dass die Bodenlebewesen im Wald- und Ackerboden dezimiert werden. In den achtziger Jahren wurden im Bayerischen Wald pH-Werte von 3,3 festgestellt, der sauerste Regen der Welt wurde in den USA mit pH 1,9 gemessen. Das ist saurer als Essig! Mineralstoffe und Spurenelemente werden durch die Verschiebung des pH-Werts im Boden weniger pflanzenverfügbar, und statt dieser wichtigen Stoffe nimmt die Pflanze vermehrt Schwermetalle wie Aluminium, Bestandteil vieler Pestizide, und Cadmium, Bestandteil von Klärschlamm, auf. Diese Umweltgifte wiederum wirken im Körper »sauer« und erhöhen den Bedarf an Antioxidantien.

In der Massentierhaltung fallen ungeheure Mengen an Gülle an. Die Anzahl an Vieh ist nicht an die Fläche gebunden wie im biologischen Land- und Gartenbau, wo der Besatz zwischen einer und zwei »Großvieheinheiten« pro Hektar beträgt. Aus Gülle bildet sich Ammoniak, ein Spurengas, welches das Klima beeinflusst. Die Ausbringung von Gülle auf Felder und Wiesen, auch in vegetationsarmen Zeiten, verursacht laut Enquete-Kommission 1992 eine starke Versauerung des Bodens und führt mit der Zeit zu Bodenzerstörung.

Wir bräuchten mehr Mineralstoffe und Spurenelemente, um unser »säureüberschüssiges Leben« auszugleichen, gleichzeitig sind aber immer weniger dieser Basenbildner in unseren Lebensmitteln vorhanden. Nicht nur unser Wald stirbt den Säuretod, sondern auch unser »Zellstaat«, bestehend aus zirka 100000 Milliarden Zellen, die ständig erneuert werden und optimal nur in einem bestimmten pH-Wert arbeiten können.

Humus und Bindegewebe

Ein saurer Boden verkrustet. Das Bodenlebewesen leidet. Ein saurer Boden hemmt die Umbildung der organischen Substanz, genauso wie ein saurer pH-Wert im menschlichen Darm die Verdauung hemmt, weil bestimmte Enzyme nicht mehr wirken und die gesunde Darmflora zurückgedrängt wird. Verkrustete Böden sind wasserdurchlässig. Jeder Liter Wasser, der durch den Boden hindurchsickert, nimmt Mineralstoffe wie Kalk und Magnesium mit sich. Dadurch wird der Boden noch mehr entmineralisiert. Die Pflanzen nehmen weniger Mineralstoffe auf.

Kalkdüngung ist Symptombekämpfung, genauso wie das Trinken von Basen-Drinks beim Menschen. Urgesteinsmehl mit den darin enthaltenen Spurenelementen wird von den Pflanzen viel besser aufgenommen, genauso wie vom Menschen Lebensmittelkonzentrate von mineralstoffreichen ganzen Pflanzen wie Gerstengrassaft oder Spirulina- bzw. Afa-Algen-Presslinge, wo Mineralstoffe in organischer Form vorliegen. Noch besser ist es für den Boden, wenn man für einen reichen Besatz an Regenwürmern sorgt, weil der Regenwurm über Drüsen in der Speiseröhre Kalk absondert. Die mit seiner Nahrung aufgenommenen Humussäuren werden dadurch neutralisiert. Regenwürmer meiden Böden mit zu niedrigen pH-Werten, genau wie die physiologische Darmflora ein zu saures Milieu, was von Parasiten, Krankheitserregern und Pilzen wie Candida albicans allerdings bevorzugt wird. Candida-Pilze gedeihen nur bei einem pH-Wert zwischen 4 und 6.

Humusreiche Böden sind in der Lage, Umweltgifte zu puffern. Selbst bei saurem Regen mit einem pH-Wert zwischen 4,5 und 5,1 bleibt eine Versauerung des Bodens aus, und der pH-Wert des Bodens verändert sich nicht. Erhard Hennig[11] stellt eine Parallele zwischen Humus und menschlichem Gewebe her. Beide versauern bei Sauerstoffmangel. Im Boden kommt es dann zur Verdichtung, Verschlämmung und zum Festhalten von Mineralstoffen, im Gewebe zur Verschlackung, der Festlegung von Mineralsalzen. Im Boden sind Mineralstoffe weniger pflanzenverfügbar. Im menschlichen Körper werden Mineralien zum Beispiel aus Zähnen, Haarboden und Knochen gebraucht, um die Säuren im Gewebe abzupuffern. Genauso, wie der menschliche Körper nicht in der Lage ist, anorganische Mineralstoffe, zum Beispiel aus Mineralwassern, aufzunehmen, sondern nur in organischer Form in Pflanzenkost, ist die Pflanze nicht in der Lage, anorganische Nährstoffe aufzunehmen. Sie müssen erst durch die Bodenorganismen umgewandelt werden. Nicht assimilierbare, anorganische Mineralstoffe können im menschlichen Körper zu schmerzhaften Ablagerungen in den Gelenken (Arthritis und Arthrose) oder auch in den Arterien (Arteriosklerose) führen.

Bei einer latenten oder »schleichenden« Azidose treten Symptome wie Kopfschmerzen, Mundgeruch, Schwindelgefühle, Hautunreinheiten, Candida-Befall, prämenstruelles Syndrom, Schlafstörungen, Nervosität, eine belegte Zunge und Cellulitis auf. Weitere Symptome des Anfangsstadiums sind Sodbrennen, Karies, Verstopfung, Ringe unter den Augen und Haarausfall.

Wenn Säureschlacken schließlich sogar im Muskelgewebe deponiert werden, kann es zu schmerzhaften Muskelverspannungen, Rheuma und Gicht kommen, mit der Zeit auch zu Osteoporose, wenn sich der Körper zur Neutralisierung der lebensgefährlichen Säuren Kalzium aus den Knochen holt. Typische Säurekrankheiten sind außerdem Nieren- und Gallensteine, Herzinfarkt, Krebs, Schlaganfall, grauer Star, Diabetes und Leberschäden.

Viele Menschen nehmen regelmäßig Basenpräparate wie Basica oder Rebasit zu sich, um die überschüssigen Säuren im Körper zu neutralisieren. Die Azidose-Expertin Dr. Renate Collier warnt jedoch vor einem Dauergebrauch, weil sich auch nach ihren Erkenntnissen anorganische Mineralien im Körper in den Arterieninnenwänden ablagern und wie oben bereits angedeutet zur gefürchteten Arteriosklerose mit der Gefahr von Herzinfarkt und Schlaganfall führen können. Sie rät stattdessen zu einer Ernährungsumstellung mit Schwerpunkt Obst und Gemüse, zu mineralstoffreichen und fast schadstofffreien Lebensmitteln aus Bio-Anbau und zu einer stressarmen Lebensweise mit viel Bewegung zur Anregung des Stoffwechsels und Entschlackung des Organismus.

Bio-Anbau und das Säure-Basen-Gleichgewicht

Warum nun sind biologisch angebaute Lebensmittel unter dem Aspekt »Säure-Basen-Gleichgewicht« denen aus konventionellem Anbau vorzuziehen? Einmal sind Bio-Lebensmittel frei von produktionsbedingten Säure bildenden Pestiziden. Außerdem enthalten sie wesentlich mehr Mineralstoffe und Spurenelemente, wie verschiedene Tests ergaben. In langfristigen Untersuchungen von W. Schuphan bei Gemüsen und im Schweizer DOK-Versuch bei Getreiden ließen sich signifikant höhere Mineralstoffgehalte in ökologischen Proben nachweisen[12] (DOK steht für »dynamisch-organisch-konventionell«).

Diese Untersuchungsergebnisse sind von daher besonders interessant, als nach neueren Forschungen die Aufnahme von Mineralstoffen und Spurenelementen über Pflanzenkost wesentlich effektiver ist als pharmazeutisch hergestellte Präparate.[13] Wie gesagt: »Nur die Pflanze ist in der Lage, anorganische Mineralsubstanzen zu assimilieren, in organische Formen umzuwandeln und ihnen eine neue Struktur (Ordnung!) zu geben, die für den Menschen verwertbar ist.«[14] Es macht also wenig Sinn, Mineralwasser mit einem hohen Mineralstoffgehalt zu trinken oder sich Basenpräparate aus der Apotheke anzurühren, um sein Säure-Basen-Gleichgewicht herzustellen.

Im konventionellen Landbau summieren sich von Jahr zu Jahr Säurereste aus Mineraldüngern, die von der Pflanze nicht aufgenommen wurden, vor allem Schwefelsäure und Chlorreste. Die Pflanze muss mit dem Überangebot an Salzen klarkommen und versucht, die Salzkonzentration zu verdünnen; es kommt zu Geilwuchs, also besonders schnellem Wachstum, und wässrigem Gewebe, das der Verbraucher dann teuer bezahlt.

Im Gegensatz dazu hat der Humus, dessen Pflege im Öko-Landbau von zentraler Bedeutung ist, die Eigenschaft, die im Boden vorhandenen Basen an sich zu ziehen, fest zu halten und zu absorbieren. Ton und Humus nennt man daher auch »Sorptionskomplex«. Nährstoffe werden nach Bedarf an die Pflanze abgegeben, sodass eine Überdosierung nicht möglich ist. Während die Pflanze im konventionellen Landbau wie eine Weihnachtsgans zwangsernährt wird, kann sie im Öko-Landbau wie an einem Brunchbuffet das jeweils Richtige für ihre jeweiligen Bedürfnisse auswählen.

Unsere Ackerböden sind leider in den letzten hundert Jahren um ein Vielfaches humusärmer geworden. Nur der ökologische Landbau mit seiner Humuspflege kennt dieses Problem nicht.

Es geht auf Bio-Höfen und -Gärtnereien also nicht darum, Pflanzen zu düngen, sondern das Bodenlebewesen zu füttern. Anorganische Nährstoffe müssen wie gesagt von den Bodenorganismen umgewandelt werden, damit sie die Pflanze aufnehmen kann. In einem Gramm guter Muttererde befinden sich mehr Lebewesen als Menschen auf der Erde (siehe Seite 101)! »Düngen« heißt demnach den Boden beleben.

Man hat festgestellt, dass die meisten Feldfrüchte am besten bei einem pH-Wert von 6,2 bis 6,8 gedeihen. Die Stickstoff bindenden und Nitrat formenden Mikroben leben und arbeiten in einem bestimmten, eng begrenzten Lebensbereich, wenn der pH-Wert höher als 5,9 mit einem Optimum von 6,4 bis 7,4 ist.[15] Die Kleinstlebewesen leiden sehr stark unter Bodensäure, besonders die Knöllchenbakterien der Schmetterlingsblütler (Leguminosen), Azhotobakter und Nitrifikationsbakterien. In sauren Böden wird die Umbildung des Ammoniaks zu Salpeter und der Abbau der organischen Substanz gehemmt. Durch Wasser, das durch den Boden sickert, werden ständig Mineralstoffe wie Kalk und Magnesium mitgeschwemmt. Die Ausscheidungen des Regenwurms sind fünfmal reicher an Stickstoff, siebenmal reicher an Phosphaten und elfmal reicher an Kalium als das, was er aufnimmt.[16] Durch Drüsen in der Nähe des Kaumagens neutralisiert er saures Material, indem er es mit Kalkabgaben versetzt. Die mit der Erde aufgenommenen Humussäuren werden dadurch neutralisiert; der Kalk dient zur Erhaltung des

Säure-Basen-Gleichgewichts.

Nach Darwin ist Humus »die durch den Verdauungskanal der Würmer hindurchgegangene und umgewandelte Erde«. Die Ausscheidungen des Regenwurms sind immer viel weniger sauer als der Boden, den er »gefressen« hat. Durch die Arbeit von ganzen »Armeen« von Regenwürmern wird der pH-Wert des Bodens auf natürliche Weise verbessert und ausgeglichen. Kunstdünger und Pestizide, üblich im konventionellen Landbau, verdrängen oder töten gar diese wertvollen Helfer.

Zur Neutralisierung überschüssiger Säuren im menschlichen Körper haben sich auch *natürliche,* pflanzliche Nahrungsergänzungen aus Bio-Anbau oder Wildwuchs wie die Afa-Alge – das basenreichste Lebensmittel der Welt! –, Spirulina-Algen und Gersten- und Weizengrasprodukte bewährt. Es handelt sich dabei um Nahrungsmittelkonzentrate mit einem extrem hohen Anteil von natürlichen Mineralstoffen und zum Teil seltenen Spurenelementen.

Pestizide machen uns krank

»Der Mensch muss erkennen, dass er selbst der gefährlichste Schädling ist, der je die Erde verwüstet hat. Der Mensch muss sich selbst hinter seine ökologischen Schranken zurückziehen, damit die Erde sich regenerieren kann.«

Friedensreich Hundertwasser

Pestizide werden von der Agrarindustrie verharmlosend als »Pflanzenschutz-« oder »Pflanzenbehandlungsmittel« bezeichnet. Der Industrieverband Pflanzenschutz e.V. in Frankfurt am Main hat eine Veröffentlichung unter dem Titel *Die Pflanzen schützen – dem Menschen nützen* herausgegeben. Dass eine gesunde Pflanze diesen »Schutz« nicht braucht, zeigt der biologische Land- und Gartenbau jedoch seit Jahrzehnten. Ein ordentlich ernährter Boden mit ausreichender Humusschicht bringt nur gesunde Feldfrüchte hervor und braucht keine Giftsprays gegen Insekten oder Pilze. Tiere, die mit gesunden Pflanzen ernährt und artgerecht gehalten werden, sind widerstandsfähig, fruchtbar und gesund; und der Mensch, der sich von solchen Pflanzen und Tieren ernährt, ist normalerweise ebenfalls von Natur aus resistent gegenüber Infektionen und erfreut sich einer natürlichen Gesundheit.

Pestizide sind »ubiquitär«; das heißt, sie finden sich mittlerweile überall: wie gesagt, auch im Fettgewebe der Pinguine der Antarktis, in der Muttermilch und natürlich in Lebensmitteln, im Trinkwasser, in der Atemluft und im Boden. Besonders gefährdet sind Ungeborene, Säuglinge und Kleinkinder. Pestizide können Krebs verursachen, das Nervensystem beeinträchtigen und Schäden an der Lunge, den Verdauungsorganen, dem Fortpflanzungs-, Immun- und Hormonsystem verursachen. Die ohnehin fragwürdige Höchstmengenverordnung geht von der Wirkung von nur einem Schadstoff aus und bezieht sich auf einen Erwachsenen mit 60 Kilogramm Körpergewicht.

Pestizide sind Chemikalien, die meistens aus Erdöl hergestellt werden. Mengenmäßig am bedeutsamsten sind die Herbizide (zur Unkrautvernichtung), Insektizide (für die Insektenbekämpfung) und Fungizide (gegen Pilzbefall), daneben kommen auch Akarizide (Mittel gegen Milben), Nematozide (gegen Würmer) und Rodentizide (gegen Nagetiere) zum Einsatz, die auf dem Inlandsmarkt der Bundesrepublik allerdings einen relativ geringen Anteil ausmachen. Pestizide sind dem Pestizid-Aktions-Netzwerk PAN in Hamburg zufolge Mittel, die gezielt eingesetzt werden, um Organismen, die als Schädlinge definiert werden, auf chemischem Wege abzutöten oder zu schädigen. Zuerst werden also bestimmte Lebewesen als »Feind« oder »Schädling« (»Pest«) definiert, die es dann mit chemischen Keulen zu bekämpfen gilt.

Der chemische Krieg gegen die Natur ist längst Dauerzustand geworden. Zu den »Waffen« gehören neben den erwähnten »...ziden« (dieses Wortbildungselement leitet sich aus dem Lateinischen ab [caedere = »töten«] und bedeutet »tötend, vernichtend«) auch Attractants (Lockstoffe), Pheromone (Lock-, Botenstoffe), Sterilantien (Mittel zur Unfruchtbarmachung), Wachstumshemmer und –verzögerer, Keimungsmittel und Beizen, Hormone, Mittel zur Vermeidung von Spritzflecken nach der letzten Spritzung, Lösungsmittel und Trägerstoffe.

Übrig gebliebene Giftgase der Sorten, denen im Ersten Weltkrieg 800 000 Menschen zum Opfer gefallen waren, wurden auch nach dem Zweiten Weltkrieg zur Insektenvernichtung auf Felder versprüht. Große Stickstoffmengen, die nicht mehr für die Sprengstoffherstellung gebraucht wurden, gelangten so in die Böden. Die Pflanzen verloren ihre Widerstandsfähigkeit gegenüber Schadinsekten, und ein Teufelskreis begann. Sozusagen als Begleitprodukt des Krieges hatte der Schweizer Chemiker Paul Müller einen der stärksten Giftstoffe überhaupt entwickelt: DDT, das zu den wirksamsten Insektenvertilgungsmitteln aller Zeiten gehört. Nach 1945 wurde DDT besonders in den USA, aber auch bei uns, »wie Wasser verwendet«,[17] und das Gift »sickerte« in Tier und Mensch.

Der Pestizidmarkt betrug im Jahr 2000 global 27,5 Milliarden Dollar. Das waren 1,1 Prozent mehr als im Jahr 1999, in dem sich der weltweite Umsatz auf 27,2 Milliarden Dollar belief. Auf DM-Basis ergab sich laut Industrieverband Agrar (IVA), dem deutschen Zusammenschluss der Pestizidhersteller und -vertreiber, international sogar eine Zunahme um 12,6 Prozent. Der Netto-Inlandsumsatz ging in Deutschland im Jahr 2000 um 1,5 Prozent auf 2,029 Milliarden DM (zirka 1,037 Euro) zurück. Allerdings hat sich der Pestizidverbrauch hier seit Anfang der fünfziger Jahre etwa vervierfacht. In der nordamerikanischen Freihandelszone NAFTA wird am meisten für Pestizide ausgegeben, der zweitwichtigste Markt ist Europa mit Frankreich (30 Prozent) an der Spitze des Verbrauchs, gefolgt von Deutschland (16 Prozent), England (10 Prozent), Italien (10 Prozent) und Spanien (9 Prozent). Während 1995 in Deutschland 25 551 Tonnen Herbizide, Fungizide und Insektizide sowie sonstige Pestizide abgesetzt wurden, waren es im Jahr 2000 schon 28 480 Tonnen. Den größten Anteil hierbei hatten mit 34 Prozent Herbizide, Insektizide machten 21 Prozent der verkauften Gifte aus, 21 Prozent Fungizide.

Bayer und BASF gehören zu den Top 7 des Pestizidweltmarktes und erzielten jeweils mehr als 2 Milliarden Dollar Umsatz. Die BASF konnte durch den Aufkauf der Firma Cyanamid im Jahr 2000 ihren Umsatz um 40 Prozent erhöhen und weist nun ein deutlich vergrößertes Insektizidsortiment auf.[18]

Die Ernteschäden betrugen vor der Pestizid-Ära in den vierziger Jahren 7 Prozent der Gesamternte. Heute – nach mehreren Jahrzehnten intensiven chemischen Pflanzenschutzes – ist dieser Schaden jedes Jahr fast doppelt so hoch.[19] Weitsichtigen war von Anfang an klar, dass die Chemikalien den Boden vergiften, die Mikroorganismen töten, die Pflanzen verkümmern lassen und degenerativen Erkrankungen bei Mensch und Tier Vorschub leisten.

Allein in der Bundesrepublik wurden bis Anfang der neunziger Jahre weit mehr als 1 Million Tonnen von Chemikaliengemischen, aus denen Pestizide bestehen, auf den Boden verteilt, wovon sich vieles bei langen Halbwertzeiten immer noch im Grund- und Trinkwasser wieder findet, in der Luft und auch überall im Regenwasser. »Pestizide werden von Bauern, Gärtnern, Winzern, Kleingärtnern, Kammerjägern, vom gesamten Holz verarbeitenden Gewerbe und anderen, im privaten und öffentlichen Bereich viel zu oft und unkritisch angewandt, weil über ihre Schädlichkeit nicht ausreichend aufgeklärt wird.«[20]

In Deutschland werden jährlich um die 30 000 Tonnen Pestizide verspritzt, davon 99 Prozent am Zielorganismus vorbei, das heißt daneben. Der Rest gelangt unkontrolliert in die Umwelt. Der Durchschnittsbauer verbringt jährlich 110 Stunden oder fast 6 Prozent seiner Arbeitszeit mit dem Ausbringen von Pestiziden. 70 Prozent der befragten Landwirte geben an, dabei »keine besondere Schutzkleidung zu tragen«. Untersuchungen bei Kleingärtnern zeigen eine dramatische Situation. 75 Prozent geben zu, mehrmals im Jahr – die Hälfte davon mehr als dreimal per annum – mit Pestiziden zu spritzen. 34 Prozent verwendeten solche der Gefahrenklasse 1 »giftig«, und 60 Prozent betrachteten die vom Hersteller vorgegebenen Dosierungsanleitungen nur als grobe Richtschnur. Von den zurzeit zugelassenen 1848 Produkten sind nur 20 Prozent als »giftig« eingestuft. Ich habe einmal ausprobiert, ein hochgiftiges Pestizid im Baumarkt zu erwerben – es wurde mir ohne Probleme ausgehändigt und verkauft, obwohl ein Schild darauf hinwies, dass es nicht an Kleingärtner abgegeben werden dürfe.

Pestizide werden nicht nur im Freiland- und Gewächshausanbau verwendet, sondern auch in Innenräumen gegen Insekten wie Ameisen, Mücken, Fliegen usw. Da dieser Bereich bis vor kurzem nicht den Regelungen des Pflanzenschutzgesetzes unterlag, brauchten die im Innenbereich verwendeten Pestizide keine amtliche Zulassung! Inzwischen wurde eine Pestizid-Richtlinie von der EU verabschiedet.[21] Schon Anfang der neunziger Jahre wurden in der Bundesrepublik jährlich 37000 Tonnen Pestizide von Privathaushalten gekauft, das sind etwa 2 Kilogramm (!) pro Einwohner. Davon waren 51 Prozent Herbizide, 27 Prozent Fungizide und 10 Prozent Insektizide. DEET oder N,N-Diethyl-m-toluamid ist aktiver Bestandteil von zahlreichen handelsüblichen Insekten-Repellents. Seit 1961 wurden sechs Mädchen damit kontaminiert. Sie entwickelten Verhaltens- und Bewegungsstörungen sowie krankhafte Hirnveränderungen. Drei der Mädchen starben.[22]

Zulassungen nach dem deutschen Pflanzenschutzgesetz vergibt die Biologische Bundesanstalt für Land- und Forstwirtschaft zusammen mit dem Nachfolgeinstitut des Bundesgesundheitsamtes und dem Umweltbundesamt. Die Höchstwerte orientieren sich für Pestizidrückstände in Nahrungsmitteln an den Ernährungsgewohnheiten von Erwachsenen.[23]

Unbekannt ist die Toxizität, die Giftigkeit, der zahllosen Folge- und Stoffwechselprodukte all dieser teilweise sehr reaktionsfreudigen chemischen Gemische. Manche Pestizide haben eine Halbwertzeit von mehr als hundert Jahren, das heißt bekanntermaßen, dass sich innerhalb dieser Zeitspanne nur die Hälfte des Giftes abgebaut haben wird!

Bei der Anwendung von Pestiziden besteht nicht nur die Gefahr der akuten Vergiftung, sondern auch von Langzeitschäden, selbst bei bestimmungsmäßiger Anwendung. Dazu zählen unter anderem Unfruchtbarkeit, Früh- und Fehlgeburten, Entwicklungs- und Verhaltensstörungen, Schädigungen des Nervensystems und Krebserkrankungen.[24]

Hans Peter Rusch, der als einer der »geistigen Väter«, der organisch-biologischen Landbaumethode gilt, sagte schon Ende der sechziger Jahre, dass dies Mutagene, also Stoffe seien, die die lebenden Substanzen bzw. deren Eigenschaften im negativen Sinne verändern. Durch das Einbringen riesiger Mengen von Giften (Pestiziden) in den Kreislauf der Natur durch die konventionelle Landwirtschaft werde dieser Kreislauf selbst betroffen, seine lebenden Substanzen verdürben und den Organismen, die davon leben müssen, werde jede Möglichkeit der Selbsterneuerung aus den Vorräten der Natur genommen. Die Folge sei die Zunahme von Entartungs- und Zivilisationskrankheiten, des Niedergangs der Grundgesundheit, der Abwehrfähigkeit, der Widerstandskraft gegen die Krankheiten bis hin zu tödlichen Entartungen bestimmter Gewebe. Es dauere freilich einige Generationen, bis sich die Reserven einer Erbfolge so weit erschöpfen, dass der Bankrott des Organismus nicht mehr zu verheimlichen sei. Dieser Vorgang sei viel heimlicher – unheimlicher –, viel wirksamer als die direkte Giftwirkung durch übrig gebliebene Reste von Pestiziden, wie man sie nachweisen könne.

Alle Pestizide greifen in lebenswichtige Prozesse von Lebewesen aller Art ein und hemmen oder schädigen als Gifte zum Beispiel Stoffwechselvorgänge im Menschen. Herbizide hemmen etwa die Photosynthese oder das Keimen. Sie verursachen Wirkungen aber nicht nur in Pflanzen, sondern auch in Wirbeltieren und Menschen. Viele Insektizide schädigen die Reizleitungen im Nervensystem, andere greifen in die Atmungsfunktion ein. Rodentizide gegen Mäuse und Ratten führen über einen Eingriff in das Blutgerinnungssystem von Tieren zu ihrem Verbluten oder setzen die Wirkung von Vitamin B_6 außer Kraft und führen damit zu einem Versagen des Atem- und Kreislaufzentrums. »Für die meisten der etwa 200 derzeit in der BRD als Pestizide zugelassenen Wirkstoffe sind die genauen Wirkmechanismen bislang ungeklärt.«[25] Das internationale Krebsforschungszentrum der Vereinten Nationen IARC hat inzwischen das Spritzen von Insektiziden allgemein als für den Menschen »wahrscheinlich Krebs erregend« eingestuft.

Chlorierte Kohlenwasserstoffe, eine besondere Gefahr

Chlorierte Kohlenwasserstoffe sind zum Beispiel DDT, Lindan, Aldrin und Dieldrin. DDT gelangte zu einer traurigen Berühmtheit durch Rachel Carsons Buch *Der stumme Frühling* (siehe Literaturverzeichnis).

Zwar wurden 1974 die gefährlichsten dieser Stoffe, DDT und Aldrin, bei uns verboten, durch ihre lange Halbwertzeit, ihre Persistenz, finden sie sich aber immer noch zum Beispiel im Boden, der menschlichen Muttermilch und unserem Fettgewebe. DDT und andere chlorierte Kohlenwasserstoffe können noch jahrhundertelang in der Biosphäre überdauern. DDT wird im Plankton zehnfach konzentriert, in Flohkrebsen fünfzigfach, zweifach angereichert in Raubfischen und 25fach konzentriert in Fisch fressenden Vögeln und im Menschen.[26] Noch nach sieben Jahren findet man 80 Prozent der verwendeten Mengen von chlorierten Kohlenwasserstoffen im Boden wieder, in dreißig Jahren sind sie dann nicht mehr im Boden nachweisbar, weil sie ins Grundwasser ausgewaschen wurden. Da diese Gifte der Agrarchemie jährlich gespritzt werden, reichern sie sich im Boden an, sie »akkumulieren«.

Chlorierte Kohlenwasserstoffe sind deshalb so gefährlich, weil sie sich in tierischen und menschlichen Organen wie der Leber, aber auch im Fettgewebe anreichern und im Knochenmark gespeichert werden. Wenn wir jetzt Fisch, Fleisch oder Wild essen, kann es bei uns, am Ende der »Nahrungskette«, zu einer erheblichen toxischen Belastung kommen. DDT zum Beispiel wurde schon im Fettgewebe Ungeborener nachgewiesen. Über die Plazenta kann es zu einer erheblichen Belastung des Ungeborenen und über die Muttermilch des Säuglings kommen, mit der Gefahr von Früh- und Fehlgeburten, Missbildungen sowie körperlichen und geistigen Entwicklungsstörungen und Verhaltensanomalien wie Aggressivität und Hyperaktivität. Die DDT-Belastung kann zu Krebstumoren in Leber und Lunge führen, zur Leukämie und zum Brustkrebs.

Andere chlorierte Kohlenwasserstoffe sind neben Insektiziden Mittel gegen Spinnmilben, Arkarizide, die vor allem im Obst-, Gemüse-, Hopfen- und Weinbau verwendet werden, Algaizide gegen Algenwuchs, Alvizide gegen Vögel, Bakterizide, Fungizide, »Molluskizide« gegen Schnecken, Nematizide gegen Fadenwürmer oder Rodentizide. Giftige Stoffe finden sich außerdem in Reizmitteln gegen Pflanzenkrankheiten im Saatgut, Abwehrstoffe gegen Wildverbiss, Pflanzenwuchsstoffe gegen Unkräuter.

Dank Initiativen wie der weltweit aktiven PAN-Organisation wurden die chlorierten Kohlenwasserstoffe durch die »POPs Konvention« (siehe die Website von PAN, Adresse im Anhang) global geächtet und verboten. Durch ihre Langlebigkeit sind sie jedoch immer noch ein Umweltproblem.

Organische Phosphatverbindungen und Pyrethroide (Insektizide)

Organophosphate gehören zu den verbreitetsten Pestiziden. Sie sind sowohl für Insekten als auch für Menschen extrem giftig. Viele Stoffe aus dieser Substanzklasse wurden während der Weltkriege für die chemische Kriegführung entwickelt, sie lagern noch immer in den Arsenalen zahlreicher Länder.

Bei einer akuten Vergiftung wird das Nervensystem schnell und schwerwiegend geschädigt. Die typischen Symptome sind Übelkeit, Erbrechen, Durchfall, Schweißausbrüche, Muskelzuckungen bis zur Atemlähmung. Chronische Belastung durch Organphosphate führt zu Störungen im peripheren Nervensystem, Kribbeln, Taubheitsgefühl und einer Schwäche in Händen und Füßen.

Ursprünglich wurden Pyrethroide aus den getrockneten Blütenblättern von Chrysanthemen gewonnen. Heute werden synthetische und chemisch veränderte Pyrethroide hergestellt und im Obst- und Gemüseanbau, bei der Blumenzucht, in Zimmerpflanzensprays, als Kammerjägergift und in Flohhalsbändern für Haustiere verwendet.

Diese Substanzen stehen mittlerweile in dem starken Verdacht, sich im Fettgewebe anzureichern und beim Menschen neurotoxische Wirkungen zu entfalten und damit auf

Gedächtnis und Verhalten einzuwirken. Vergiftungen können sich in Schleimhautreizungen, Kopfschmerzen und Schwindel äußern.

Unkrautvernichter
(Herbizide)

Herbizide können Krebs verursachen, was vor allem durch die Vietnamveteranen, die mit »Agent Orange« in Kontakt gekommen waren, deutlich wurde. Dioxin ist eine der häufigsten Verunreinigungen des Herbizids 2,4,5-T und kann zum Weichteilsarkom, einem bösartigen Krebs des Bindegewebes, führen, ebenso zum Non-Hodgkin-Lymphom, einem bösartigen Lymphdrüsenkrebs. In vielen Gebieten der USA und in Europa ist das Grundwasser mit Riazin-Herbiziden wie Atrazin verunreinigt, was vor allem im Maisanbau eingesetzt wird. Antrazin ist sehr mobil; das heißt, es verteilt sich leicht in Boden, Wasser und Luft.

Benzthiazuron ist ein Krebs erzeugendes Mittel, Propoxur und Carbaryl verändern daneben auch das Erbgut (»mutagene« Wirkung). Despyrol enthält Kelevan aus Kepone, das hochgiftig ist. Das Gleiche gilt für Plus gegen Krautfäule. Auch Herbizide befinden sich jahrzehntelang im Boden, wo sie sich anreichern.

Dioxine

Dioxine sind hoch chlorierte Verbindungen, die bei technischen Umsetzungen mit Chlor als unerwünschtes Beiprodukt entstehen, ebenso bei Verbrennungsprozessen wie Rauchen, Grillen und Räuchern. Sie kommen als Grundbelastung überall vor, sind also ubiquitär. Am ausführlichsten untersucht ist das Seveso-Dioxin, TCDD. Es gilt zurzeit als das giftigste, was man aber nicht genau sagen kann, da etliche noch nicht vollständig erforscht sind.

Dioxine entfalten ihre schädliche Wirkung schon in homöopathischen Dosen. Sie können zu so unterschiedlichen Gesundheitsschäden wie Krebs, zur Beeinträchtigung des Nervensystems, Störungen des Hormonsystems, des Knochenmarks, des Blut bildenden Systems, des Gehirns und zur Unfruchtbarkeit führen. Verhaltensstörungen sind eine der häufigsten Folgen, die man auch an Wildtieren beobachtet hat. Am meisten betroffen, weil am sensibelsten, sind Säuglinge.[27]

Verhaltensstörungen durch Umwelttoxine ist ein Thema, das erst allmählich ins allgemeine Bewusstsein dringt und uns dazu zwingt, ganze Wissenschaftszweige wie Psychologie und Psychiatrie neu zu überdenken. Dioxine sind sehr beständig, sie bleiben lange in der Umwelt und bauen sich nur schwer ab.

Antipilzmittel
(Fungizide)

Fungizide sind in der Regel äußerst toxisch, und fast alle sind sie Krebs erzeugend. Sie machen in Deutschland zwar »nur« etwa 20 Prozent der jährlich eingesetzten Pestizide aus, gelten aber trotzdem als äußerst gesundheitsgefährlich für den Menschen, weil sie während der gesamten Wachstumsperiode auf alle Arten von Früchten und Gemüse aufgebracht werden und daher auch durch Abwaschen nicht beseitigt werden können. In der Massentierhaltung wird zum Teil Futtergetreide aus der so genannten Dritten Welt eingesetzt, das massiv mit Fungiziden behandelt wurde.

Andere Pestizide sind Chlordimeform, das sehr toxisch auf die Blase wirkt. Eine chronische Belastung kann Blasenkrebs verursachen. Paraquat ist ein Entlaubungsmittel und Herbizid: Es kann die Lungen schädigen, zu Vernarbungen des Lungengewebes und schließlich zum Tod führen.

Gefährliche Gifte

Das Max-Planck-Institut isolierte unter den Einzelgiften in Pestiziden und ihren chemischen Verbindungen vierzehn Substanzen, die für den Anbau von Getreide, Kirschen, Erdbeeren, Zuckerrüben und Hopfen verwendet werden – und die mutagen, also erbgutverändernd, wirken. Chemische Stoffe, die lebende Organismen schädigen oder töten, sind immer auch für den menschlichen Organismus gefährlich.

Meine »Azidose-Lehrerin« Dr. Renate Collier hat in ihrem Buch *Natürliche Ernährung in der modernen Welt* (siehe Literaturverzeichnis) die Bedrohung unserer Gesundheit durch Pestizide ähnlich eindrucksvoll wie Rachel Carson in *Der stumme Frühling* beschrieben. Sie wehrte sich schon vor Jahrzehnten gegen den Großangriff der chemischen Industrie auf unsere körperliche und geistige Gesundheit.

Pestizide sind gefährliche Gifte. Jährlich begehen in Deutschland fast 500 Menschen Selbstmord durch missbräuchlichen Einsatz von Pestiziden. Viele Vergiftungen mit Pestiziden werden nicht als solche erkannt, da die Krankheitssymptome »unspezifisch« sind und alle möglichen Ursachen haben könnten. Dazu zählen unter anderem Müdigkeit, Abgeschlagenheit, Kopf- und Gliederschmerzen, Konzentrationsstörungen, Hyperaktivität, Schwächegefühl, Kreislaufstörungen, Schwindel, Übelkeit, Erbrechen, Sehstörungen, Empfindungsstörungen der Haut, Ausschläge, Hautjucken, Zittern, Ängste, Schreckhaftigkeit, Krämpfe, Schweißausbrüche und Depressionen. Die Zahl der akuten Vergiftungen durch Pestizide wird für die Bundesrepublik mit mindestens 20 000 pro Jahr angegeben.

In dem Buch *Pestizide und Gesundheit* der Herausgeber Wolfgang Bödeker und Christa Dümmler wird der Fall eines 36-jährigen Kraftfahrers beschrieben, der in einem Campingwagen ein Vernebelungspräparat eingesetzt hatte: »Er ging schlafen und erwachte schwitzend zwischen zwei und drei Uhr. Nachdem er ein Glas Wasser getrunken hatte, legte er sich wieder schlafen, um gegen fünf Uhr um Atem ringend erneut zu erwachen. Er ließ sich von einem Polizeiwagen schnellstens zum nächsten ... Krankenhaus bringen. Noch während der Fahrt konnte der Mann schweißgebadet erklären, unter welchen Umständen er erkrankt war. Nach sechsminütiger Fahrt verschlechterte sich sein Gesundheitszustand zusehends: Er litt unter Erstickungsanfällen, Schweißausbrüchen, und sein Körper versteifte sich zunächst, um beim Eintreffen im Krankenhaus völlig zu erschlaffen. Um 5.45 Uhr wurde er für tot erklärt ... Eine Untersuchung der Aerosol-Dose wies Pyrethrine (0,25 Prozent) als Insektizide nach.«[28]

Schon das im Jahr 1994 aufgelöste Bundesgesundheitsamt warnte ausdrücklich vor der Anwendung von Insektiziden in Innenräumen, zum Beispiel gegen Schaben, Fliegen und Ameisen, weil diese Giftstoffe von Wänden und Möbeln aufgenommen und noch nach Wochen oder Monaten an die Oberfläche abgegeben und in die Innenraumluft freigesetzt werden können. Das Amt sprach bereits in einer Pressemitteilung im Jahre 1989 von »Zwischenfällen, bei denen Vergiftungssymptome wie zum Beispiel Kopfschmerzen, Haut- und Schleimhautreizungen sowie Übelkeit auftraten«. Schottische Wissenschaftler haben einen Zusammenhang zwischen der Verwendung von Insektiziden und dem Auftreten von Leukämie bei Kindern festgestellt. Der Inhaltsstoff Propoxur gehört zur Substanzklasse der Carbamate, die zur Bekämpfung von Moskitos, Kohlfliegen, Motten und Käfern verwendet wird. Professor Freda Alexander von der Universität Edinburgh warnt: »Wenn ich schwanger wäre, würde ich mich von allen Pestiziden dieser Art (Carbamaten) fern halten.«[29]

1985 musste ein Drittel der US-amerikanischen Wassermelonenernte vernichtet werden, da nach dem Verzehr dieser Früchte Rückstände des Pestizids Aldicarb in über hundert Fällen zu Vergiftungen, in manchen mit Todesfolge, geführt hatten. Weltweit fanden bereits in den achtziger Jahren etwa 13 000 akute Vergiftungen durch Pestizidrückstände in Lebensmitteln statt, wiederum einige mit Todesfolge.

Es gibt praktisch keine völlig pestizidfreien tierischen Lebensmittel mehr! Viele Chlorkohlenwasserstoffe wie DDT sind wie gesagt kaum abbaubar und finden sich noch viele Jahre nach ihrem Verbot in der Nahrungskette, besonders konzentriert in der menschlichen Muttermilch. Nachstehend sind die möglichen gefährlichen Spätfolgen durch die Belastung von einigen Pestiziden zusammengefasst aufgezeigt.

Chlorkohlenwasserstoffe wie DDT, Aldrin, Endrin, Dieldrin und Lindan können Durchfälle, Allergien, schwankenden Gang und einen Kreislaufkollaps verursachen. Phosphorsäureester wie Parathion, E 605, Malathion und Diazinon können zu einer jahrelangen Lähmung von Armen und Beinen führen, zu Psychosen, Depressionen, Allergien sowie Gedächtnis- und Konzentrationsstörungen; ähnliche Symptome sind bei Carbamaten, Beispiele Aldicarb und Propoxur, möglich. Synthetisch hergestelltes Pyrethrum und Pyrethroide wie Permethrin können Allergien und Nervenschädigungen zur Folge haben. Bipyridylium-Derivate wie Paraquat und Deiquat führen mit der Zeit zu Lungen- und Herzschäden. Chlorierte Phenoxycarbonsäuren wie 2,4-D oder

MCPA verursachen chronische Vergiftungen, die sich in Form von Nervenschäden, Lähmungen, Schmerzen und Sensibilitätsstörungen manifestieren können.[30]

Trotzdem wird die Gefährlichkeit von Pestiziden vielfach immer noch beschönigt oder verschleiert. Denn es gibt ökonomische Interessen, welche Behörden wie Industrie dazu veranlassen,»den begründeten Verdacht einer gesundheitsschädlichen Wirkung der Pestizide so lange wie möglich zu leugnen«.[31] Die erheblich erhöhte Krebsrate bei landwirtschaftlichen Berufen hängt jedoch höchstwahrscheinlich mit der Verwendung von Pestiziden zusammen.

Bio-Betriebe sind, obwohl zahlenmäßig im Anwachsen begriffen, leider nur Inseln in einem Meer von Chemie. Auf 700 Hektar großen Feldern in Pulow, Nähe Greifswald, wurde Anfang September 2001 durch die Peeneland-Agrar GmbH tagelang das Pflanzengift Brasan ausgebracht. Die Folge: Auch auf dem Melissenfeld des Öko-Betriebes Kräutergarten Pommerland eG sind schwere Vergiftungserscheinungen an den Pflanzen festgestellt worden. Die Blätter des gesamten Bestandes färbten sich in kurzer Zeit weiß; ebenso sind Malve, Löwenzahn, Vogelmiere, Brombeeren weiträumig im Dorfbereich und an den Wegrändern geschädigt. Die Einwohner von Pulow litten unter Vergiftungssymptomen. Die Behörden untersagten inzwischen den Verzehr der dörflichen Obst- und Gemüseernte. Danach wurden die entnommenen Pflanzen- und Bodenproben untersucht und bei den Kindern Blutuntersuchungen durchgeführt. Es wurde eine Bürgerinitiative gebildet, die eine Lösung für die gesamte Region erarbeiten will. Eine Sprecherin:»Ob es gelingt, den Großbetrieb mit seinen 5000 Hektar Fläche, der die Umgebung des Dorfes in eine Agrarwüste verwandelt hat, zu einer naturschonenden Wirtschaftswiese zu bewegen, muss die Zukunft zeigen.«

In Japan wird die Beweislast für die Schädigung durch ein Pestizid nicht dem Opfer auferlegt, sondern der beklagte Verursacher muss den Unschädlichkeitsbeweis erbringen. Seit mehr als zwanzig Jahren funktioniert diese »Beweislastumkehr« bestens im fernen Nippon! Warum werden nicht auch bei uns Pestizide erst dann zugelassen, wenn die human- und ökotoxikologische Unbedenklichkeit der Mittel vom Produzenten glaubwürdig nachgewiesen worden ist? Hieße dies nicht, dass am besten gleich die hundertprozentige Agrarwende zu einem Landbau ohne Pestizide und andere Gifte eingeläutet würde? Solange dies nicht geschieht, wird die Bevölkerung weiterhin als Versuchskaninchen missbraucht, bis Schäden durch Pestizide so offensichtlich werden – wie zum Beispiel schon bei DDT, Aldrien oder Lindan geschehen –, dass sie auch durch noch so intensive Verdunkelungspolitik und Bagatellisierung nicht mehr zu verbergen sind und verboten werden.

Trinkwasser – Lebenselixier
oder Gesundheitsgefahr?

»Wenn man auch in der Landwirtschaft immer noch an eine Berechtigung steigender Düngeraufwendungen glaubt, die katastrophalen Verhältnisse in der Wasserwirtschaft verlangen bereits dringend, dass die Gewässer von den stickstoff- und phosphorhaltigen Abflüssen der Äcker geschützt werden.«

Nicolaus Remer

Etwa 70 Prozent unseres Körpers bestehen aus Wasser, unser Gehirn und der Körper eines Säuglings sogar zu 80 Prozent. Wasser ist die Grundlage allen Lebens auf der Erde. Wir kommen aus dem Wasser, und zwar im doppelten Sinne: Das Leben ist im Meer entstanden, und im Fruchtwasser unserer Mutter waren wir in unserem Element.

Blut enthält etwa den gleichen Salzanteil wie Meerwasser. Wir weisen ungefähr dasselbe Verhältnis von Wasser zu festem Gewebe auf wie die Erde Wasser zu Festland. Ohne Nahrungszufuhr könnten wir vierzig Tage oder länger überleben, ohne Wasser nur kurze Zeit. Allein mit einer genügenden Wasserversorgung funktionieren unser Stoffwechsel und unsere Verdauung optimal, wird der Körper von Schlacken und Giften befreit und ist unser Gehirn aktiv. Der Genuss von einem Glas qualitativ guten Wassers vor einer Klassenarbeit kann zum Beispiel dazu beitragen, die Konzentrationsfähigkeit von Kindern zu steigern und ihre Leistungen um durchschnittlich eine Zensur zu verbessern.

In allen traditionellen Kulturen und Religionen galt und gilt Wasser als heilig und Quell des Lebens. Die Christen haben das Tauf- und das Weihwasser, im Hinduismus gibt es das »heilige Wasser des Lebens«, und Millionen Inder baden jedes Jahr im heiligen Wasser des Ganges, der allerdings extrem verschmutzt ist. Große Ärzte wie Paracelsus (1493–1541) lobten das wertvolle Nass als Heilmittel. In unserer Zeit hat sich vor allem der persische Arzt Dr. med. Faridun Batmanghelidj (siehe Literaturverzeichnis) das Verdienst erworben, auf den Zusammenhang zwischen Austrocknung und Krankheiten fast jeder Art hinzuweisen. Er hat in persischen Gefängnissen etwa 3000 Insassen mit der »Wassertherapie« – dem Genuss von zwei bis drei Litern Wasser täglich – von Beschwerden jeder Art geheilt!

Der Experte Batmanghelidj plädiert dafür, dass wir im wahrsten Sinne des Wortes »über den Durst trinken«, weil das Durstverlangen – besonders bei Frauen, Kindern und vor allem auch bei älteren Menschen – zu schwach ausgeprägt ist. Man sollte über den Tag verteilt 2 bis 3 Liter reines Wasser trinken. Es nutzt nichts, Versäumtes am Abend nachzuholen. Allerdings ist auch eine Überdosierung von Wasser nicht möglich: Überschüssiges Wasser wird einfach als Urin ausgeschieden.

Mit Wasser, dem Heilmittel und Lebensmittel Nummer eins, gehen wir leider nicht sehr pfleglich um. Die rücksichtslose globale Vergeudung und Verschmutzung des Wassers hat bedrohliche Ausmaße angenommen. Das Süßwasser, auf das wir angewiesen sind, macht nur 2,5 Prozent des gesamten Wasservorrats auf der Erde aus. Gutes Trinkwasser ist zu einer Mangelware geworden. Wussten Sie, dass in den Wäldern der Erde, vor allem im tropischen Regenwald, mehr Wasser gespeichert ist als in sämtlichen Seen? Alle 10 Sekunden, Tag und Nacht, verschwinden 6 Hektar Regenwald von der Erdoberfläche, sodass bei einer Entwaldung im gleichen Tempo in diesem Jahrhundert alle tropischen Regenwälder abgeholzt bzw. abgebrannt sein würden. Der Hauptverbraucher von Wasser ist unsere Landwirtschaft, die fast drei Viertel – 73 Prozent – des gesamten Süßwassers verbraucht. Das Tragische daran: Drei Fünftel des gesamten Bewässerungswassers werden auf Grund ineffizienter, umweltschädigender Techniken verschwendet![32]

Früher wurden viele Kriege um fruchtbare Böden oder Bodenschätze geführt. Heutzutage ist der Krieg um Wasser keine unrealistische Vorstellung mehr. Schon jetzt gibt es weltweit riesige Flüchtlingsströme von Millionen von Menschen auf der Suche nach Wasser. Der Norden Haitis zum Beispiel ist nur zu 1 Prozent bewaldet, während es vor hundert Jahren noch 90 Prozent waren. Einmal freute ich mich auf der Fahrt durch den Norden, in der Ferne einen Forst zu sehen. Wie groß war meine Enttäuschung, als ich näher kam und entdeckte, dass es sich um einen »Wald« von Kakteen handelte. Die Nordhälfte Haitis ist auf regelmäßige Lebensmittelspenden angewiesen, es verhungern täglich viele Menschen. Die Entwaldung Haitis und die darauf folgenden Dürreperioden bewirkten neben den chaotischen politischen Verhältnissen, dass Millionen von Haitianern im Südosten der Vereinigten Staaten Zuflucht suchten und noch immer primitive, überladene Flüchtlingsboote an den US-Küsten stranden.

Die industrialisierte Landwirtschaft macht Wasser nicht nur knapp, sondern sie belastet es auch noch mit Giftstoffen. Mit ihrer Verwendung von Nitratdüngern, Pestiziden, Herbiziden und Fungiziden sowie der intensiven Massentierhaltung verseucht sie unser Grundwasser immer mehr mit Dünger und Spritzgiften. Der *Stumme Frühling* von Rachel Carson (siehe Literaturverzeichnis) ist aktueller denn je: Nach der Nationalen Koalition gegen den Missbrauch von Pestiziden in den USA produzieren die Vereinigten Staaten in den neunziger Jahren 13 000-mal (!) mehr Pestizide als zum Zeitpunkt des Erscheinens dieses Bestsellers in den sechziger Jahren. Selbst Regenwasser ist inzwischen mit Industriegiften, Pestiziden und Säuren belastet.

Ein Teil der Düngemittel, die auf die Felder aufgebracht werden, wäscht der Regen aus, und diese Stoffe gelangen dann in das Grundwasser und die Gewässer. Die Nitratkonzentration im Grundwasser steigt jährlich um durchschnittlich 1 bis 3 Milligramm pro Liter. Dr. Nicolaus Remer fand zum Beispiel Phosphorsäure und Ammonium in landwirtschaftlichen Brunnen. Durch diese Stoffe wird das Wachstum bestimmter Algen angeregt, vor allem durch Stickstoff, Schwefel und Phosphor. Die vergehenden Algen verzehren dann den letzten Sauerstoff in den Gewässern und hinterlassen Gifte für Fische und Säugetiere.[33]

Es gibt heute kein Wasser mehr irgendwo auf der Welt, das nicht wenigstens mit geringen Mengen von Pestiziden wie DDT belastet ist. Der russische Umweltschützer Alexei Jablokow wies nach, dass bestimmte hoch wirksame Pestizide selbst in extrem niedrigen Konzentrationen Verhaltensänderungen bei Tieren (und Menschen?) bewirken können. Das Pestizid mit dem Namen Sevin zum Beispiel beeinflusst sogar in kleinen Konzentrationen das Verhalten großer Fischschwärme: Ihre Bewegungen werden unkoordiniert.

Zur Verunreinigung des Wassers tragen neben den Schadstoffen aus der konventionellen Landwirtschaft noch andere Substanzen bei. Die weiteren Gifte, die unsere Gewässer belasten, kommen aus den unterschiedlichsten Quellen: aus privaten Haushalten, Industrieanlagen, Laboratorien, Krankenhäusern und Kraftwerken. Manche chemische Stoffe, die im Pflanzenbau verwendet werden, wirken ähnlich wie radioaktive Strahlen und verstärken noch deren Wirkung. Einige

Chemiegifte aus Landwirtschaft und Gartenbau wandeln sich in weitaus giftigere Stoffe um, und die Wirkung der Toxine summiert und potenziert sich. In Iowa haben nitratbelastete Abwässer aus der Landwirtschaft so viele Quellen vergiftet, dass die Bevölkerung in Trockenperioden zu wenig Trinkwasser bekommt. Schon während der Dürre im Jahr 1989 musste die Nationalgarde dieses US-Staats daher Wasser verteilen.[34]

Seit Chemiker in den vierziger Jahren vermehrt begannen, Stoffe in großem Stil zu entwickeln, die in der Natur nie vorgekommen waren, hat die Gefahr von belastetem Wasser für uns alle stark zugenommen. Von vielen dieser Substanzen weiß man noch nicht ausreichend, wie sie im menschlichen Körper wirken, und der Gesamteffekt der Chemikalien in Nahrungsmitteln, Luft und Trinkwasser ist nicht bekannt. Einige Flüsse sind so verseucht, zum Beispiel mit Öl, dass sie brennen, wenn man eine Zigarettenkippe hineinwirft. So geschehen mit dem Cuyahoga-Fluss in Cleveland und dem Fluss Noren in der ehemaligen UdSSR. Die Weichsel in Polen führt auf ihrem Weg nach Danzig so viel Giftstoffe mit, dass ihr Wasser nicht einmal in Fabriken als Kühlwasser eingesetzt werden kann.[35]

Oft entwickeln sich aus eigentlich als harmlos klassifizierten chemischen Substanzen unter der Einwirkung von Luft, Wasser und Sonnenlicht neue chemische Verbindungen, die hochgiftig sind. Obwohl in dieser Gegend nicht mit dem Unkrautbekämpfungsmittel 2,4-D gearbeitet wurde, fand es sich dennoch auf einer Farm nahe des Rocky Mountain Arsenal in Denver, Colorado. Dieser hochgiftige Stoff hatte sich aus anderen Substanzen selbst gebildet! Abfallbecken einer stillgelegten chemischen Fabrik waren sozusagen zu Laboratorien geworden: »In der Tat ist es eine der alarmierenden Erscheinungen der chemischen Verschmutzung des Wassers, dass hier – im Fluss, See oder Speicherbecken und damit auch vielleicht in dem Glas Wasser, das zum Mittagessen gereicht wird – chemische Stoffe vermengt sind, die im Laboratorium zu vereinen sich kein verantwortungsvoller Chemiker einfallen lassen würde.«[36]

Wahrscheinlich am gefährlichsten für unser Trinkwasser als größte Menge von Verunreinigungen sind die Millionen Kilo von Chemikalien, die auf Äcker, Wiesen und Wälder ausgebracht werden, um unerwünschte Insekten oder Nagetiere zu vernichten. Durch das Regenwasser werden diese Gifte verteilt und über das Grundwasser in den Kreislauf des Wassers eingespeist. Wenn Chemikalien irgendwo ins Oberflächenwasser gelangen, kann man davon ausgehen, dass sie über kurz oder lang auch das Grundwasser erreichen. Und wenn das Grundwasser verschmutzt ist, bedeutet dies letzten Endes eine Verunreinigung des Wassers überall auf diesem Planeten.[37]

Nach Aufbringen eines Pestizids verdunsten innerhalb eines Tages – abhängig von Witterung, Pflanze und Pestizidart – 50 bis 90 Prozent dieser Stoffe in die Luft. Sie verteilen sich überall. »Unser Regenwasser enthält vier- bis achtmal mehr Pestizide, als es die Trinkwassernormen zulassen würden.«[38] Mit einer Verzögerung von Jahren oder Jahrzehnten ist dann mit einer Verseuchung unseres Grundwassers zu rechnen. Wenn Pestizide einmal im Grundwasser angelangt sind, werden sie nicht mehr abgebaut, weil darin keine dafür nötigen Mikroorganismen mehr leben. Obwohl der Gebrauch von Pestiziden in Deutschland zurückgeht, sitzen wir also immer noch auf einer »tickenden Zeitbombe«.

In Bayern, Hamburg und Baden-Württemberg ließen sich laut einer Studie[39] schon Mitte der neunziger Jahre in 24 bis 58 Prozent der Wasserproben Pestizide nachweisen. In Nordrhein-Westfalen wurden in einem Drittel der 96 untersuchten Grundwasserproben Konzentrationen von mehr als 0,1 Mikrogramm pro Liter Wasser gefunden.

Unser Trinkwasser: vielfach verunreinigt

Leitungswasser habe Trinkwasserqualität und sei besser als Mineralwasser, wollen uns Wasserwerke bzw. Energielieferanten beruhigen. Aber die steigenden Absätze der Mineralwasserindustrie und der Hersteller von Wasseraufbereitungsanlagen zeigen, dass eine zunehmende Zahl von Verbrauchern der Qualität des Wassers aus dem häuslichen Hahn eher misstrauisch gegenübersteht. Instinktiv lehnen die meisten Wasser aus der Leitung ab. Das »Kranenberger« schmeckt einfach nicht so, dass man freiwillig auf die empfohlenen 2 bis 3 Liter Wasser pro Tag kommt. Daher haben Geräte zur Zufügung von Kohlensäure Hochkonjunktur, die allerdings nur die Geschmacksnerven überlisten und zur Azidose des Körpers beitragen.

Die für die Wasserversorgung Zuständigen versuchen, den Verbraucher in ihrer Werbung davon zu überzeugen, dass Trinkwasser aus der Leitung unbedenklich sei. Dabei handelt es sich beim Trinkwasser aus der Wasserleitung lediglich um »gift*armes*« Wasser, welches so weit aufbereitet wurde, dass es den örtlichen Trinkwasservorschriften entspricht. In letzter Zeit ist besonders die Belastung unseres Trinkwassers mit Schwermetallen wie Blei und Kupfer, Pestiziden aus der Landwirtschaft, aber auch Stoffen wie Östrogenen durch die Antibabypille und Hormonpräparate für die Wechseljahre sowie cholesterinhemmende Mittel und Antibiotika bekannt geworden. Trinkwasser ist auch mit einer Reihe von Stoffen belastet, welche ähnlich weiblichen Hormonen wirken, eben die Pestizide, PCBs und Phthalate. Die Überschwemmung der Flüsse mit hormonähnlichen Substanzen ist der Grund dafür, dass in vielen fließenden und stehenden Gewässern hauptsächlich weibliche Fische geboren werden, in der Havel sind es bereits 70 Prozent.

Ins Wasser gelangtes Nitrat, das aus konventionellem Anbau stammt, ist »sekundär« gesundheitsschädlich, weil es im Magen-Darm-Trakt zu Nitrit umgewandelt wird. Nitrit kann die Bildung von Methämoglobin bei Säuglingen behindern, wodurch es zur Zyanose – Blausucht – mit manchmal tödlichem Ausgang kommt. Das im Magen aus Nitrat gebildete Nitrit kann zusammen mit Aminen giftige Nitrosamine bilden, die zu den potentesten Karzinogenen gehören.

Ein Teil der Pestizide, die unser Trinkwasser belasten, ist chemisch mit Nervengiften und Kampfgasen verwandt. Ihre Abbaudauer reicht bis zu Jahrzehnten. Und nach Aussagen der US-Akademie der Wissenschaften (NAS) sind 90 Prozent aller Fungizide, 60 Prozent aller Herbizide und 30 Prozent aller Insektizide tumormotivierend. Die NAS schätzte schon Mitte der neunziger Jahre, dass in den USA möglicherweise mehr als 1,5 Millionen zusätzliche Krebsfälle allein durch die Rückstände von 28 Pestizidwirkstoffen verursacht wurden.[40] Bei den in der Bundesrepublik häufig verwendeten Pestiziden gibt es auch erbgutschädigende Substanzen, zum Beispiel Amitro, 1,3-Dichlorprophen und Methylpromit.

Die Europäische Gemeinschaft hat bereits 1980 in ihrer Richtlinie 80/778/EWG gefordert, dass Trinkwasser frei von menschlichen Einflüssen zu sein habe und dass deswegen Pestizide im Trinkwasser eigentlich nicht vorhanden sein dürften. Der Grenzwert für Pestizide wurde auf 0,1 Mikrogramm pro Liter für jede Einzelsubstanz und auf 0,5 Mikrogramm pro Liter für die Summe der Substanzen festgelegt. Schon jetzt sind zwischen 9,4 und 41,6 Prozent der Grund- und Quellwasservorkommen in der Bundesrepublik pestizidbelastet. Nach Inkrafttreten des Maastricht-Vertrages forderten die Pestizidhersteller, im Rahmen der Harmonisierung europäischer Rechtsvorschriften die bisher geltenden Grenzwerte abzuschaffen und stattdessen für jedes Pestizid eigene, teilweise bis zu tausendfach (!) höhere Grenzwerte in den Ländern der EU zuzulassen.

Wie schon gesagt wurde, verwendet die konventionelle Landwirtschaft zum Teil Klärschlamm zur Düngung, der mit Cadmium belastet ist. Geregelt durch die Klärschlammverordnung, darf so das Konzentrat aller Schadstoffe, das in den Kläranlagen als Abfall übrig bleibt, in regelmäßigen Abständen auf den Ackerboden entsorgt werden. Mit Billigung des Gesetzgebers dürfen durch Aufbringen von Klärschlamm bis zu 12 Kilo Blei pro Hektar Ackerland und eine ebenso große Menge Chrom in einem Zeitraum von fünf Jahren verteilt werden! Bisher ist zwar Cadmium in unserem Trinkwasser nicht in Konzentrationen aufgetreten, die den zurzeit gültigen Grenzwert von 5 Mikrogramm pro Liter überschreiten. Dennoch lässt sich eine deutliche Cadmiumbelastung unserer Abwässer beobachten, die aber bisher überwiegend zu einer Anreicherung im Sediment der Flüsse und Seen geführt hat. Dies stellt allerdings ein »Pulverfass« dar, da die sehr wirksamen Komplexbildner im Abwasser aus den Rückständen moderner Waschmittel in naher Zukunft diese »ruhenden« Cadmiumbelastungen mobilisieren könnten.

Eine nicht abschätzbare Quelle mikrobiologischer Verunreinigungen unseres Grundwassers ist die heute übliche Massentierhaltung. Die auf engstem Raum zusammengepferchten Tiere sind gefährdet, was ansteckende Krankheiten betrifft. Daher ist der vorbeugende Einsatz von Antibiotika verbreitet, die auch als Masthilfen eingesetzt werden. Langfristig entstehen dadurch therapieresistente Keime, die mit den Exkrementen in die Gülle gelangen. Gülle wird in der konventionellen Landwirtschaft als Dünger verwendet.

»Dadurch entstehen auf Dauer mikrobiologische Belastungen, denen in Zukunft der Boden mit seinen Reinigungsmechanismen möglicherweise nicht mehr gewachsen sein wird. Auch aufwändige Kläranlagen können dann die bakteriologische und virologische Verschmutzung unserer Trinkwasserressourcen nicht mehr aufhalten.«[41] Umweltmediziner verlangen daher nicht erst seit dem Auftreten von BSE, von dem auch die Bundesrepublik seit November 2000 betroffen ist, die Abwendung von der Massentierhaltung, bevor ihre »Folgeprodukte« ins Grundwasser durchgebrochen sind.

Lösungsansätze

Eine der ursächlichen Lösungen all der beschriebenen Probleme auf mittel- und langfristige Sicht wäre natürlich die sofortige 100-prozentige Umstellung der Landwirtschaft auf ökologischen Anbau! Nur eine solche Landbaumethode in Verbindung mit einer verantwortungsbewussten Viehzucht würde das Grund- und Oberflächenwasser weniger mit Nährstoffen wie Nitraten als die konventionelle Landwirtschaft belasten. Der Öko-Landbau verzichtet auf chemisch-synthetische Pflanzenschutzmittel und kontaminiert daher nicht das Grundwasser. Die Viehhaltung ist an die zu bewirtschaftende Fläche gebunden. Meist fallen daher nur so viele Nährstoffe durch Mist und Gülle an, wie die Pflanzen auf den hofeigenen Flächen auch aufnehmen können.

Wer verständlicherweise nicht bis zur Verwirklichung dieser Forderung warten will, sollte sich schon einmal mit individuellen Lösungen beschäftigen.

Wäre denn das Trinken von Mineralwasser das Richtige? Leider nein. Mineralwasser unterliegt nicht der Trinkwasserverordnung, sondern der Mineralwasserverordnung. Letztere schreibt die Kontrolle von erheblich weniger Werten vor. So sind Untersuchungen auf Pestizide und Nitrat nicht vorgesehen. Außerdem sind zum Teil weit höhere Grenzwerte als bei Trinkwasser erlaubt. Achten Sie also besonders bei der Herstellung von Säuglingsnahrung mit Mineralwasser darauf, dass der Bleigehalt deklariert ist und den Wert von 10 Mikrogramm pro Liter nicht überschreitet!

Das beste Mineralwasser, da mineralstoffarm, was zurzeit in Deutschland erhältlich ist, wird wohl das aus Südtiroler Gletscherwasser gewonnene »Plose-Mineralwasser« sein, zu bekommen in gut sortierten Getränkemärkten. Volvic, einmal das »beste« Wasser, ist nach »Plose« und »Spa« auf die dritte Stelle abgerutscht. Der Grund: Durch die starke Nachfrage fördert man jetzt Wasser aus mehr als 600 Metern Tiefe, das mit Mineralstoffen gesättigt ist. Bei stillen Mineralwassern besteht die Gefahr der Belastung durch gesundheitsgefährdende Keime, und zwar besonders bei der Aufbewahrung offener Flaschen bei Zimmertemperatur und bei Plastikflaschen auf Grund der großen Oberfläche, eine ideale Brutstätte für Bakterien.

Wasser aus Flaschen nutzt man zwar zum Durstlöschen, doch viele übersehen dabei, dass sie belastetes Trinkwasser aus der Leitung weiterhin für die Zubereitung von Getränken wie Kaffee, Tee, Säften usw. verwenden.

Als einzige sinnvolle Alternative erscheint mir zurzeit die private Lösung; das heißt, dass die Haushalte selbst für die Unbedenklichkeit des Trinkwassers sorgen. In den USA ist dies längst selbstverständlich. Kohlegranulatfilter oder Ionenaustauscher als Tisch-Wasserfilter sind bedenklich, da das Granulat als idealer Nährboden verkeimen und verpilzen kann. Die meisten Trinkwasserfilter sind dazu konzipiert, den Geschmack etwa von Gemüse zu verbessern. Nur dafür sollten sie, wenn überhaupt, auch benutzt werden.

Ein weiteres bekanntes Verfahren ist das in den USA sehr gängige System der Umkehrosmose. Doch auch hier konnte keines der angebotenen Produkte überzeugen.

Ein System, das erst seit vergleichsweise kurzer Zeit auf dem deutschen Markt vertreten ist, aber in den Vereinigten Staaten schon seit etwa drei Jahrzehnten hergestellt und dort in Fachzeitschriften regelmäßig als Testsieger auftritt, stellt eine sichere Möglichkeit zur Lösung des Trinkwasserproblems dar.

Es handelt sich um den »Multipure-Kohleblockfilter« der Firma Sanacell, bei dem das Leitungswasser vom Druck des Wassernetzes mechanisch durch einen Aktivkohleblock gepresst und gefiltert wird. Das Gerät reinigt, energetisiert und verwirbelt gleichzeitig und wertet das Wasser dadurch sowohl grobstofflich als auch feinstofflich auf. Die meisten Methoden arbeiten dagegen nur grobstofflich (wie Destillation und Umkehrosmose) oder nur feinstofflich (wie Grander-Wasser oder levitiertes Wasser). Aktivkohle aus zehn verschiedenen Quellen wie Birke und Kokospalme absorbiert Giftstoffe und Mikroorganismen. Die Reduktionswerte wurden von »NSF International«, einem Labor, das im Auftrag der Weltgesundheitsorganisation WHO weltweit arbeitet, überprüft und zertifiziert. Das Hygieneinstitut der Freien Universität Berlin bescheinigt dem so erzeugten Wasser eine hohe Qualität, es liege garantiert keine Verkeimung vor. Das kleine Tischmodell hat eine garantierte Filterleistung von 4500 Litern für alle Parameter. Die Filtrationsrate von Blei, Kupfer, Pestiziden, Chlor, Giardia lamblia usw. liegt bei fast 100 Prozent. Der Geschmack ist mit Quellwasser vergleichbar. Eine Nachverkeimung ist ausgeschlossen. Wer nitratbelastetes Wasser hat, kann einen Zusatzfilter »Nitrat Plus« vorschalten.

Durch eine »Seimeiba-Lebensenergie-Keramik« aus japanischem, natürlichen Mineralgestein oder dem so genannten »Arkanum«, das eine hohe Schwingung durch Bergkristalle und Pyramidenenergie erzeugt und auch die Information von Schadstoffen löscht, wird das Wasser energetisiert und mit dem »Arkanum« sogar verwirbelt, sodass es wieder die Schwingung von unbelastetem und lebendigem Quellwasser hat. Der Geschmack ist jedenfalls hervorragend und entspricht durchaus dem von Quellwasser im Gebirge.

Was macht man bei einem hohen Nitratgehalt im Leitungswasser? Oft ist das Trinkwasser in der Nähe von Baumschulen mit diesem Schadstoff belastet. Wer davon betroffen ist – darüber informieren die örtlichen Energieversorger –, wird mit dem Zusatzfilter »Water Pure›nitrat‹-R« gut bedient sein. Dieser Filter entfernt den Stoff zu 95 Prozent aus dem Trinkwasser. Bei einer Belastung von 5 Milligramm pro Liter kann man etwa 1300 Liter mit einem Filtereinsatz reinigen. Die Schadstoffbelastung lässt sich auch mit einem Teststäbchen zur Nitratbestimmung ermitteln. Der Filter muss nach einer vom Nitratgehalt abhängigen Durchlaufmenge regeneriert – das Regeneriermittel wird mitgeliefert – oder ausgetauscht werden. Um auch andere Schadstoffe und Gifte, wie Schwermetalle und Bakterien, herauszufiltern, kann der Filter zusammen mit dem Trinkwasser-Filter von »Multipure« zum Beispiel an der Hauptwasserleitung installiert werden. Es gibt den Nitratfilter von Sanacell als Auf- oder Untertischmodell für zurzeit (2002) etwa 400 Euro.

Der Kohleblockfilter ist etwas preisgünstiger: Das Tischmodell kostet zirka 260 Euro, und die Folgekosten pro Jahr liegen bei rund 70 Euro für einen neuen Kohleblock, hinzu kommen zur Energetisierung die Kosten für die »Seimeiba-Scheibe« – knapp 80 Euro – oder für das »Arkanum« in Höhe von 350 Euro. Man kann sich einen Filter direkt an die Hauptwasserleitung anbringen lassen. Ich empfehle das Tischmodell, weil es sich problemlos an- und abschrauben lässt und man es leicht an jeden Wasserhahn, zum Beispiel im Hotel, anmontieren kann. Ich habe beispielsweise auf Fuerteventura das stark gechlorte »Trinkwasser« mit Hilfe des Sanacell-Filters so effizient gereinigt, dass es den Geschmack von stillem Mineralwasser annahm.

Trinkwasser kann heute jedoch am Ort des Verbrauchs durch den Einsatz von Filtern von gesundheitsschädlichen Stoffen ganz oder teilweise befreit werden. Durch die richtige Auswahl erreicht man eine deutliche Qualitätsverbesserung des Wassers.

Optimal sind Geräte wie das vorgestellte, die nicht nur Schadstoffe entfernen, sondern auch deren negative Informationen löschen, das Wasser zusätzlich positiv strukturieren und durch Verwirbelung wieder lebendig machen. Je reiner und lebendiger ein Wasser ist, desto besser kann es Schadstoffe aus dem Körper lösen und die Schwingung der Körperflüssigkeiten positiv beeinflussen. Durch die Umstrukturierung des Wassers mittels des »Arkanums« verändert sich sogar der pH-Wert schlechten Wassers von 5,6 auf 6,6 – ideal in einer Umwelt, die uns durch Stress und Giftstoffe immer saurer macht.

Ich habe mich für das »Multipure«-Gerät mit »Arkanum« der Firma Sanacell entschieden. Es reinigt, energetisiert und verwirbelt gleichzeitig. Das Wasser steht immer zur Verfügung und schmeckt so gut, dass ich leicht auf die empfohlene Trinkmenge von 2 bis 3 Litern täglich komme. Schon nach weniger als einem Jahr habe ich die Anschaffungskosten für das Gerät wieder herausgeholt, weil ich die Kosten für Mineralwasser spare. Außerdem habe ich keine Mühe mehr mit dem Schleppen von Getränkekisten und leiste einen Beitrag zum Umweltschutz. (Bezugsquelle siehe Anhang.)

Vitalstoffdefizite: »Verhungern« trotz voller Töpfe

»In der heutigen Zeit ist der Bedarf des Menschen an Vital-stoffen erheblich erhöht durch Umweltbelastungen, Elek-trosmog, Stress, Passivrauchen, starke mentale oder körper-liche Leistungsanforderungen und vieles mehr. Gleichzeitig ist aber ein Rückgang im Vitalstoffgehalt vieler Lebensmit-tel festzustellen.«

Christian Opitz

Jahrzehntelang wurde in der Landwirtschaft nur auf äußere Kriterien wie Größe, Aussehen und Lagerfahigkeit einer Frucht Wert gelegt. Masse statt Klasse: »Die »Tonnenideologie« führte dazu, dass immer mehr und immer kostengünstiger produziert wurde, dies aber mit fatalen Folgen. Bei einer derartigen Überproduktion fehlen nämlich die »inneren Werte«. Hoher Düngereinsatz führt zu Wassereinlagerungen in den Pflanzen und zu Schnellwüchsigkeit auf Kosten des Vitamin- und Spurenelementegehaltes. Steigende Erträge gehen zu Lasten der biologischen Qualität. Die Nitrate aus der konventionellen Landwirtschaft machen sich zudem als »Vitaminfresser« im Magen-Darm-Trakt bemerkbar.

Ein Meter lange Rettiche, Kohlrabi in Kindskopfgröße und Paprikaschoten, so groß wie eine Grapefruit – das sind keine Merkmale von hoher Qualität, sondern von Überdüngung! Die Pflanze wird bei der Stickstoffdüngung regelrecht »gemästet«: »Friss oder stirb.« Kein Wunder, dass sie mit der Übermenge Nitrat auch viel zu viel Wasser anreichert. Der lange Supermarktrettich tropft, wenn man ihn auseinander bricht. Der kleine Radi aus dem Bio-Laden mag pro Kilo ein Drittel mehr kosten, enthält aber vielleicht doppelt so viel Vitalstoffe wie sein zwangsernährter und überzüchteter, minderwertiger Verwandter. Und über Geschmack lässt sich zwar bekanntlich streiten, im Blindversuch schneiden Bio-Lebensmittel aber grundweg besser ab als Produkte aus dem konventionellen Landbau; es ist also kein Wunder, dass auch immer mehr Gourmetrestaurants auf Lebensmittel aus dem Öko-Anbau umschwenken. Ein Beispiel ist das »Le Canard« in Hamburg.

Wenn in Lebensmitteln weniger drin ist, essen die Menschen mehr, bis sich endlich ein Gefühl von Zufriedenheit und Sättigung einstellt. Die Folge: Etwa 40 Prozent der Deutschen sind zu dick, die Hälfte davon extrem, Tendenz steigend; und weltweit gefährden 1,2 Milliarden Menschen ihre Gesundheit durch Übergewicht, während in weiten Teilen der Erde Millionen Hunger leiden.

90 Prozent der Bundesdeutschen haben ein Defizit am wichtigen Radikalfänger Folsäure, was in der Schwangerschaft zu Missbildungen beim Fötus führen kann. Junge Frauen zwischen 15 und 35 Jahren, die auch noch am Salatöl sparen, sind die am schlechtesten ernährte Gruppe der Deutschen und weisen einen signifikanten Mangel an Zink, Kalzium, Eisen, Folsäure und dem Vitamin-B-Komplex auf. Der Grund: ihr Schlankheitswahn mit den damit verbundenen Diäten. Jede zweite Vierzehnjährige hat schon eine Diät durchgeführt! Schlankheitskuren sind Mangeldiäten. Eine gesunde Alternative zu Diäten ist es, sich mehr zu bewegen und sich gesund zu ernähren.

Angesichts der fett- und zuckerreichen sowie hochkalorischen Nahrungsmittel bei gleichzeitiger Fehl- und Mangelernährung an Vital-, vor allem Mineralstoffen und Spurenelementen, sind die Menschen dabei, »an vollen Töpfen zu verhungern«, wie es auch ein Buchtitel von Hans-Günter Berner anschaulich beschreibt (siehe Literaturverzeichnis). Deutschland ist beispielsweise ein Land mit Selen- und Magnesiummangel, wie die renommierte Bertelsmannstiftung beklagt. Ich habe vor zwanzig Jahren auf einem biodynamischen Hof gelebt und gearbeitet, und schon damals wurde der Selen- und Magnesiummangel der Böden – sogar auf biodynamisch bewirtschafteten Betrieben mit der höchsten Bodenfruchtbarkeit aller landwirtschaftlichen Methoden – als Problem erkannt und auf den monatlichen Bauerntreffen diskutiert.

In nur einer Generation wurden mehr Rohstoffe, Energie und Landschaft verbraucht und mehr Abfälle jeder Art produziert als in allen vorherigen Generationen zusammengenommen.[42] Unsere Böden sind vielfach ausgelaugt und mit Schwermetallen angereichert durch Autoabgase, Verwendung von Klärschlamm und kadmiumhaltigem Thomasmehl aus der Hüttenindustrie als Dünger und die früher übliche Verwendung von mit Quecksilber gebeiztem Saatgut. Der natürliche Austrag liegt bei nur 1 Prozent in hundert Jahren, sodass wir mit der Schwermetallbelastung, selbst wenn alle Höfe auf »Bio« umstellen würden, noch generationenlang leben müssen.

Wie schon ausgeführt wurde, verschieben Überdüngung, falsche Bodenbearbeitungs- und Bewässerungsmethoden sowie der saure Regen den pH-Wert des Bodens in Richtung »sauer«. Nährstoffe in der Erde sind normalerweise an Tonteilchen gebunden. Durch die Verschiebung des pH-Werts wird diese Verbindung gelöst. Der saure Regen setzt Aluminium und andere Schwermetalle wie Cadmium und Quecksilber im Boden frei, die wir in steigenden Anteilen auch in Knochen finden.[43]

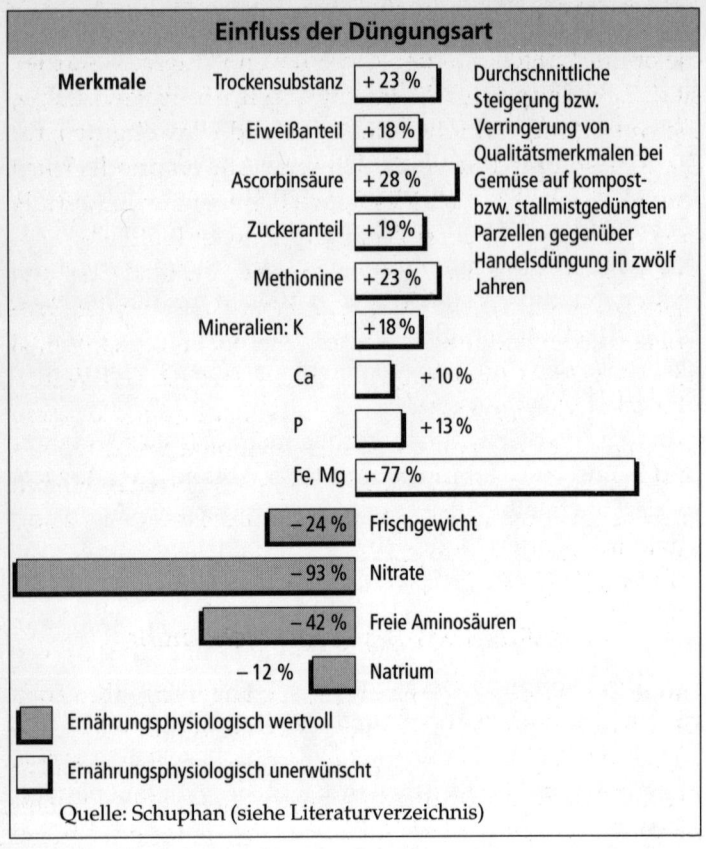

Einfluss der Düngungsart

Merkmale			
Trockensubstanz	+ 23 %		Durchschnittliche Steigerung bzw. Verringerung von Qualitätsmerkmalen bei Gemüse auf kompost- bzw. stallmistgedüngten Parzellen gegenüber Handelsdüngung in zwölf Jahren
Eiweißanteil	+ 18 %		
Ascorbinsäure	+ 28 %		
Zuckeranteil	+ 19 %		
Methionine	+ 23 %		
Mineralien: K	+ 18 %		
Ca		+ 10 %	
P		+ 13 %	
Fe, Mg	+ 77 %		
– 24 %	Frischgewicht		
– 93 %	Nitrate		
– 42 %	Freie Aminosäuren		
– 12 %	Natrium		

Ernährungsphysiologisch wertvoll

Ernährungsphysiologisch unerwünscht

Quelle: Schuphan (siehe Literaturverzeichnis)

Schwermetalle konkurrieren mit Spurenelementen wie Selen und Magnesium um die Aufnahme bei der Pflanze und besitzen bei ihr eine höhere Akzeptanz. Sie wirken indirekt oxidierend, indem sie Schwefelwasserstoffgruppen von Eiweißen, Antikörpern und anderen Substanzen blockieren. Damit begünstigen sie den oxidativen Stress. Die Pflanze kann nicht mehr genügend Spurenelemente aufnehmen, die wir, wie der Name schon sagt, zwar nur in Spuren benötigen, die aber dennoch für ein intaktes Immunsystem und für die optimale Funktion der körperlichen Prozesse essenziell sind. Zum Beispiel für die Fruchtbarkeit, die Blutgerinnung, die Ausleitung von Schwermetallen und Umweltgiften, für die Krebsprophylaxe und -therapie. Am empfindlichsten reagiert Selen, ein wichtiges Spurenelement zur Entgiftung des Organismus und zur Bekämpfung freier Radikaler.

Je schlechter der Boden ist, desto schlechter sind Obst und Gemüse. Es kann in der Pflanze an gesund erhaltenden Stoffen nur das enthalten sein, was auch im Boden vorkommt, in dem sie wächst. Ein weiteres Problem ist, dass der Wasser- und Eiweißgehalt von Gemüse und Obst durch die starke Düngung steigt. Dadurch werden Vitamine und Mineralstoffe in der Pflanze verdrängt. Und auch Pestizide wirken im Verdauungstrakt als wahre »Vitaminfresser« und Radikalenbildner.

Ein Apfel am Tag reicht nicht mehr

Lange Transportwege, unsachgemäße Lagerung, aber auch das »Totkochen« der Speisen auf dem Herd und in der Mikrowelle machen den Vitalstoffen in Lebensmitteln letztlich den Garaus. Schon Mitte der neunziger Jahre stellten Ernährungswissenschaftler vom Schwarzwaldsanatorium Obertal einen signifikanten Rückgang an lebensnotwendigen Stoffen in unserem Obst und Gemüse fest. Sie kauften auf einem Gemüsemarkt in Karlsruhe und in der Gemüseabteilung einer großen Lebensmittelkette in Freiburg stichprobenartig zwei identische Lebensmittelkörbe. Der Inhalt: Brokkoli, Bohnen, Fenchel, Möhren, Kartoffeln, Spinat, Äpfel, Bananen und Erdbeeren. Diese Lebensmittel ließ man 1996 von einem neutralen Lebensmittellabor in Karlsruhe nach ihrem Gehalt an bestimmten Vitalstoffen untersuchen. Als Vergleich zu den gefundenen Stichprobenwerten diente die offizielle Nähr-stofftabelle des schweizerischen Pharmakonzerns Geigy von 1985.

Bei fast allen Werten stellte man dramatische Vitalstoff-rückgänge in dem Zeitraum von nur elf Jahren fest. »An apple a day keeps the doctor away«: Schön wär's, wenn ein Apfel am Tag uns hinsichtlich ausreichender Vitalstoffver-sorgung immer noch auf die sichere Seite brächte. Und dabei bräuchten wir heute auf Grund der zunehmenden Stressbe-lastung in Familie, Schule und Beruf nicht weniger Vitalstof-fe, sondern mehr, um den steigenden Anforderungen ge-wachsen zu sein und unser Immunsystem fit zu halten.

Die Untersuchung fasste die schleichende, kaum bekann-te Nährstoffmisere in Zahlen: Äpfel enthalten durchschnitt-lich nur noch 20 Prozent des Vitamin-C-Gehalts wie elf Jah-re zuvor, Fenchel nur noch ein Fünftel so viel Betacarotin und ein Drittel so viel Folsäure, Brokkoli nur noch ein Drittel so viel Kalzium und nur noch die Hälfte der Folsäure, Möh-ren nur noch knapp die Hälfte so viel Magnesium. Bei ande-ren Obst- und Gemüsesorten sieht es nicht anders aus. Bei Kartoffeln liegt der Rückgang von Kalzium innerhalb von elf Jahren bei 70 Prozent, bei Spinat der Rückgang von Ma-gnesium bei 68 Prozent und der von Vitamin B_6 und C um fast 60 Prozent, Erdbeeren haben 67 Prozent weniger Vita-min C als noch elf Jahre zuvor, bei Bananen liegt der Rück-gang von Folsäure bei 84 Prozent und von Vitamin B_6 bei 96 Prozent.[44]

Die *Welt am Sonntag* berichtete im Frühjahr 2001 über ei-nen dramatischen Rückgang an Mineralstoffen und Spuren-elementen in Obst und Gemüse. Der Wissenschaftler David Thomas aus Sussex untersuchte verschiedene Obst- und Gemüsesorten auf ihre Inhaltsstoffe und verglich die Ergeb-nisse mit Daten aus den frühen vierziger Jahren. Das Ergebnis: Die Anteile lebenswichtiger Mineralstoffe sanken in rund fünfzig Jahren bei einigen Sorten um weit mehr als 50 Prozent! Brokkoli verlor rund 75 Prozent seines Kalziums, was Zähne und Knochen stärkt, Frühlingszwiebeln verloren 74 Prozent. Möhren wiesen im genannten Zeitraum einen Verlust von 75 Prozent Magnesium auf, welches den Körper vor Herz-Kreislauf-Erkrankungen, Asthma, Krebs und Nierensteinen schützt. Der Eisengehalt von Spinat nahm um 60 Prozent ab, der von Orangen sogar um 67 Prozent. Brombeeren und Himbeeren verloren mehr als ein Drittel ihres Anteils an Kalzium.

Ernährungswissenschaftler Thomas sieht die Ursachen für diese Qualitätseinbußen bei Obst und Gemüse in der modernen Landwirtschaft. »So würde immer mehr Kunstdünger auf die Felder gebracht, der das Wachstum der Nutzpflanzen fördert.« Doch Mineralien würden nicht mitgeliefert, die Böden seien in dieser Hinsicht längst ausgelaugt. Eine Studie des British Food Journal aus dem Jahr 1997 untermauert diese Studie. Der Ernährungsexperte Professor Tim Lang von der Thames Valley University kommentiert: »Der Rat der Ärzte lautet, dass wir weniger Fett, dafür aber mehr Obst und Gemüse essen sollen. Doch was hilft uns das, wenn wir die Pflanzen verändern, die ursprünglich eine vernünftige Prophylaxe gegen Herzkrankheiten und Krebs waren? Die Züchter haben Produkte entwickelt, die hübsch aussehen, gegen Krankheiten resistent und erstaunlich lange lagerungsfähig sind. Doch das Wertvollste haben sie vernachlässigt – die Mineralien und Spurenelemente.«[45]

Dr. György Irmey von der Gesellschaft für biologische Krebsabwehr in Heidelberg und Professor Dr. Heinz Liesen, Präventiv- und Sportmediziner sowie Spezialist für Ernährungsfragen, fürchten, dass mehr als zwei Drittel aller Deutschen über fünfzig Jahre zunehmend an »subklinischen Mangelzuständen« und einem geschwächten Immunsystem leiden und dadurch anfälliger gegenüber Krankheiten, auch Krebs, werden. Anzeichen sind unter anderem Müdigkeit, Konzentrationsschwäche und Schlafstörungen, eine Regeneration findet nicht mehr statt. Professor Liesen: »Es mangelt an Vitaminen, Spurenelementen, Mineralien wie Magnesium, Zink, Selen, Vitamin E. Die Liste ist endlos lang.«[46]

Besonders schlimm trifft der Vitaminmangel alte Menschen: An der Universität Heidelberg wurde der Ernährungszustand von 300 Achtzigjährigen untersucht. Das Ergebnis war erschütternd: Zwei Drittel litten unter Vitaminmangel, vor allem Vitamin A und C fehlten. Die dramatischen Konsequenzen: In den folgenden drei Jahren starben von den »Mangelpatienten« im Verhältnis doppelt so viele wie von denen, die ausreichend mit Vitaminen versorgt waren![47] Als Grund für die mangelhafte Versorgung mit Vitalstoffen von vielen älteren Menschen, besonders der Pflegeheimbewohner, macht der Verein zur Förderung der gesunden Ernährung und Diätetik (VFED), verminderten Appetit, Schluckstörungen und die schlechte Versorgung in Altenpflegeeinrichtungen verantwortlich.[48]

Eine Untersuchung an der Justus-von-Liebig-Universität in Gießen ergab, dass bei normaler Mischkost 66 Prozent der Männer und 59 Prozent der Frauen nicht die von der Deutschen Gesellschaft für Ernährung (DGE) empfohlene Menge von 300 bis 350 Milligramm Magnesium pro Tag erreichten und bereits nach vier Wochen in einer akuten Mangelsituation waren. Ein Magnesiummangel führt zu Herzrhythmusstörungen, Muskel-, Magen- und Darmkrämpfen, Depressionen, einer Abnahme der Knochenqualität, Störungen im Immunsystem und zur Beeinträchtigung des Stoffwechsels.

Auch Vitaminmangelzustände können fatale Folgen haben. Professor Dr. Hans Konrad Biesalski, Leiter des Instituts für biologische Chemie und Ernährungswissenschaften der Universität Stuttgart-Hohenheim, sagte in einem Vortrag, dass schwerer und längerer Vitaminmangel zu starken Gesundheitsstörungen und sogar zum Tod führen kann. »In einer Studie an 1801 Probanden wurde gezeigt, dass eine unzureichende Vitaminbedarfsdeckung mit einem verminderten Wohlbefinden, einer erhöhten Gereiztheit und einem gesteigerten Angstempfinden einhergeht. Trotz unserer Überflussgesellschaft gibt es breite Bevölkerungsgruppen, die nicht optimal mit Vitaminen versorgt sind.«[49]

Die Ursachen der abnehmenden Vitalstoffdichte in unseren Lebensmitteln benennt Professor Dr. Heinz Liesen, Sportmediziner und Spezialist für Ernährungsfragen: »Es sind drei Hauptursachen erkennbar. Erstens: die Auslaugung oder Überdüngung unserer Böden. Zweitens: die steigende Umweltbelastung durch Luftverschmutzung. Drittens werden die Pflanzen durch Zucht und genetische Veränderungen zu immer schnellerem Wachstum gezwungen. Sie können keine Inhaltsstoffe mehr aufnehmen oder aufbauen.«[50]

Was tun?

Die Gesellschaft für Biologische Krebsabwehr in Heidelberg empfiehlt angesichts dieser dramatischen Situation, Obst und Gemüse möglichst ausschließlich aus Bio-Anbau zu kaufen und industriell bearbeitete Waren wie geschälte Kartoffeln zu meiden. In der Küche sollte Gemüse nur kurz und unzerkleinert unter fließendem Wasser gereinigt werden. Bei kurzen Kochzeiten sollte man das Gemüsewasser mit verwenden. Die Gesellschaft empfiehlt bei Stress, anderen Belastungen und bei Krankheit zur Vitalstoffergänzung konzentrierte Lebensmittel wie Frucht- und Gemüsesäfte oder Nahrungsergänzungen natürlichen Ursprungs. Bei Lebensmittelkonzentraten ist wie gesagt besonders darauf zu achten, dass sie aus Bio-Anbau oder Wildwuchs stammen, weil sonst auch Pestizide konzentriert sind!

Professor Manfred Hoffmann schreibt angesichts der Umweltbelastung und des damit einhergehenden Stresses des modernen Menschen: »Die oxidierenden Eigenschaften der ausgenommen hoch belasteten Stoffe können nicht mehr durch die Ernährung – sei sie auch noch so optimal – ausgeglichen werden.«[51] Gesundheit sei heute nicht mehr essbar. »Den oxidativen Stress können manche Personengruppen – darunter Senioren – oftmals nicht einmal durch optimale Kost umgehen.«[52] Der Bedarf an Antioxidantien steigt ständig, während ihr Angebot in unserer Nahrung sinkt. Den elektrisch stark positiv geladenen Umweltgiften wie Chlor, Ozon, Stickoxid und Autoabgasen muss ein Gegengewicht von starken Vitaminen gegenüberstehen.[53] Auch die meisten Mineralstoffe und Spurenelemente, in Bio-Lebensmitteln ebenfalls reichlicher vorhanden, wirken als Antioxidantien und bringen den Körper außerdem ins lebenswichtige Säure-Basen-Gleichgewicht.

Es erscheint angesichts dieser Situation ein Zeichen von Naivität zu sein, dass die Mehrzahl deutscher Ärzte sowie die DGE nach wie vor davon ausgehen, dass die tägliche Vitalstoffzufuhr durch »eine ausgewogene Mischkost« konventionell hergestellter Produkte gedeckt werden kann. Sie scheinen zu verkennen, dass sich die Umwelt-, Lebens- und Ernährungsbedingungen des Menschen innerhalb der letzten nur fünfzig Jahre radikal verändert haben. Außerdem bedeutet das Vermeiden von akuten Mangelerscheinungen noch lange nicht, dass eine optimale Bedarfsdeckung besteht und damit die Voraussetzungen für wirkliche Gesundheit geschaffen sind …!

Die DGE-Richtwerte sind außerdem nach Meinung von

Experten viel zu niedrig angesetzt. Ein gesunder Nichtraucher benötigt – bei Rauchern besteht ein erhöhter Bedarf – täglich 200 Milligramm Vitamin C. Die DGE propagiert 60 bis 70 Milligramm. Die DGE geht von einem Vitamin-E-Bedarf von 12 Milligramm täglich aus, während WHO-Experten 50 Milligramm Vitamin E für erforderlich halten, um gesund zu bleiben. Auch normale Folsäurewerte wurden zu niedrig angesetzt, Untersuchungen aus den USA ergeben eine Empfehlung von 400 Mikrogramm pro Tag. Selbst wenn die Mehrheit von 10 000 untersuchten Probanden niedrige Selen- und Zinkwerte aufwies, braucht dies nicht »normal« zu sein, sondern es weist auf weit verbreitete Defizite hin.[54]

Das Wissen um die Bedeutung von Nährstoffen und Nahrungsergänzungsmitteln mit präventiven und therapeutischen Eigenschaften wächst nicht nur bei Wissenschaftlern und Buchautoren, die sich mit diesem Thema beschäftigen, sondern auch langsam in der allgemeinen Bevölkerung. Der Wille zu einem gesünderen Lebensstil ist schon erstaunlich weit verbreitet, allerdings fehlt es den meisten an Motivation, die gewonnenen Erkenntnisse auch im Alltag zu praktizieren. Bequemlichkeit und anerzogene – und durch die Werbung zementierte – Ernährungsgewohnheiten stellen bei vielen ein unüberwindliches Hindernis auf dem Weg zu einem gesünderen Leben dar.

Statt weiter Millionen in teure Krebstherapien und Diagnosegeräte zu investieren, setzt man beispielsweise in den USA heute immer mehr auf Prävention. Die bereits erwähnten »5-a-day«-Aktionen, die die Bevölkerung ermuntern sollen, »5-mal am Tag« Obst und Gemüse zu essen, sind in Schulen oder auf den Straßen weit verbreitet.

Diese Aktion wird wie gesagt neuerdings auch bei uns durchgeführt, da man erkannt hat, dass der Durchschnittsdeutsche viel zu wenig Obst und Gemüse isst, um gesund zu

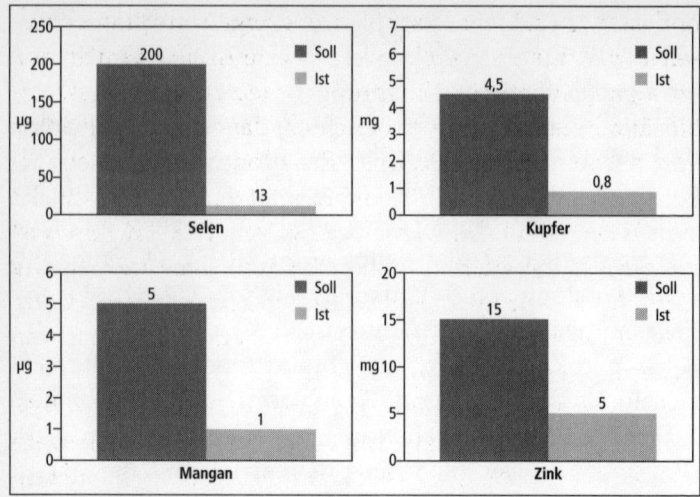

Durchschnittliche Aufnahme an den Spurenelementen Selen, Kupfer, Mangan und Zink im Vergleich zum Tagesbedarf eines Erwachsenen. Die Ergebnisse wurden in einem vierzehntägigen Lebensmittelmonitoring unter einer Mischkost ermittelt, die auch Wurst, Fleisch, Eier und Butter umfasste. Die Ist-Werte sprechen für eine marginal niedrige Versorgung. Jede Diät würde die Defizite noch verstärken.

(Quelle: Kuklinski, in Hoffmann, *Lebensmittelqualität*, siehe Literaturverzeichnis.)

bleiben. Es ist weithin bekannt, dass ein Euro, der für die Vorbeugung ausgegeben wird, sieben Euro an Therapiekosten einspart. Angesichts der Sparmaßnahmen im Gesundheitswesen wird allerdings nicht nach dieser Erkenntnis gehandelt. Doch auch der Verbraucher muss umdenken und nicht länger nur nach Billigangeboten in der Lebensmittelabteilung suchen.

Viele Menschen greifen nun angesichts solcher Informationen unkritisch zu Vitamin- und Mineralstoffpräparaten in Drogerie, Supermarkt oder Apotheke. Nach dem Motto »Viel hilft viel« schlucken die Bundesdeutschen jährlich für etwa 4,35 Milliarden Euro Vitamine, Mineralstoffpräparate und Geriatrika. Viele dieser Nahrungsergänzungsmittel weisen jedoch nur einen oder zwei isolierte Antioxidantien auf, oft sogar synthetischen Ursprungs, wie zum Beispiel Ascorbinsäure. Viele Anwender berichten, dass sie bei Einnahme von Ascorbinsäure allergische Reaktionen beobachten, bei der Einnahme von natürlichem Extrakt der Acerola-Kirsche jedoch keinerlei Beschwerden aufweisen. Rein chemisch ist die Formel für Vitamin C dieselbe, und doch reagiert der menschliche Körper anders. Künstlich hergestelltes Vitamin C wird offenbar vom Körper anders verstoffwechselt und kann zu Allergien führen.

In Pflanzen sind mittlerweile mehr als 660 Betacarotene entdeckt worden, in Betacarotin-Präparaten kann man sie hingegen an den Fingern abzählen. Außerdem gibt es Hunderte von teilweise noch nicht entdeckten Wirkstoffen in Pflanzen, die auf sehr komplexe Art und Weise zusammenwirken und gegenseitig als Katalysatoren arbeiten. Studien in den USA und Finnland, in denen ehemalige Raucher Betakarotinpräparate bekamen, mussten abgebrochen werden, weil die Beteiligten ein höheres Lungenkrebsrisiko hatten als der Durchschnitt ehemaliger Raucher.[55] Bei dem Verzehr von nur einer Möhre am Tag reduzierte sich hingegen ihr Risiko, an Lungenkrebs zu erkranken, um 40 Prozent!

In isolierten Präparaten fehlen Nährstoffe wie Vitamine, Flavonoide, Enzyme und Spurenelemente, die zu einem sich gegenseitig unterstützenden synergetischen Effekt führen oder die Funktion des Wirkstoffs überhaupt erst ermöglichen. Wer sich nur ein oder zwei isolierte Vitamine oder Mineralien zuführt, kann den gesamten Vitamin- und Mineralstoffspiegel des Körpers aus dem Gleichgewicht bringen. Lebensmittel, die in der Natur vorkommen, werden vom Körper viel besser ausgewertet, man spricht dabei von optimaler »Bio-Verfügbarkeit«.

Synthetisch hergestellte oder isolierte Vitamine und anorganische Mineralstoffe werden vom Körper möglicherweise als Fremdstoffe angesehen und der Leber zur Entgiftung weitergeleitet, wobei die Rückstände entweder durch die Nieren ausgeschieden oder in den Fettzellen als Toxine abgelagert werden. »Wie eine Geige längst kein ganzes Orchester ersetzt, machen einige Pillen auch noch keinen Antioxidantienschutz aus. Vielmehr sind alle Mikronährstoffe erforderlich, was heißt: [Gesunde] Pflanzenkost bleibt unersetzbar.«[56]

Wenn hohe Cholesterinwerte im Blut mit Niacin in Vitaminpillen synthetischen Ursprungs behandelt werden, kann eine Schädigung der Leber eintreten. Deshalb sollten Mineralien und Vitamine aus Nahrungsmitteln kommen. Mineralstoffe, wie beispielsweise in der Afa-Alge gebunden oder chelatiert, werden vom Körper viel besser assimiliert, und das ohne Nebenwirkungen. Kalzium- oder Zinkpräparate haben oft keinen Effekt, weil sie nicht wie die natürlichen Stoffe in guten Algenpräparaten durch Betakarotin und Proteine eingehüllt sind und dadurch leichter durch die Darmwände transportiert werden können.[57]

Amerikaner stehen weltweit an der Spitze der Konsumenten von Vitaminpräparaten und haben daher den fragwürdigen Ruf, den »teuersten Urin der Welt« zu produzieren. Obwohl sie für ihr Gesundheitswesen global die höchsten Ausgaben pro Kopf der Bevölkerung bestreiten, stehen sie in der Reihe der Nationen mit der längsten Lebenserwartung nur an 25. Stelle. Würde es sich um die Bilanz eines Unternehmens handeln, entspräche dieses »Verhältnis von Investition zu Gewinn« quasi einer Bankrotterklärung.

Nahrungsaufwertung in natürlicher Weise:
Gerstengras und Afa-Alge

Neben einer Versorgung mit Lebensmitteln aus Bio-Anbau sind enzymreiche Tropenfrüchte wie Ananas, Mangos und Papayas gesundheitlich ein großes Plus. Wir kommen aber in unserer Ernährung nicht an dunkelgrünen Lebensmitteln vorbei, die kaum noch auf unserem täglichen Speisenzettel zu finden sind.

Gerste ist als Getreidekorn gesund, als Getreidegras enthält es aber ein Vielfaches an Nährstoffen wie das Korn. »Entdeckt« hat das Gerstengras Dr. Yoshihide Hagiwara,[58] der nach dem »idealen Lebensmittel« für den Menschen forschte und auf seiner Suche mehr als 250 Pflanzen genau analysierte. Mittlerweile ist sein Produkt »Green Magma« in Pulver- oder Tablettenform aus amerikanischem Bio-Anbau, von ihm als »ideales Fast Food« bezeichnet, in Reformhäusern und im Versandhandel zu bekommen und avancierte in Japan zum meistverkauften Nahrungsergänzungsmittel (Bezugsquelle siehe Anhang).

Gerstengrassaft hat ein einzigartiges, für den Menschen optimales Nährstoffprofil. Es enthält alle Vitamine bis auf Vitamin D, das der Körper bei ausreichendem Sonnenlicht selbst bildet, und außerdem zahlreiche Enzyme, Mineralstoffe und Spurenelemente sowie sämtliche essenziellen Aminosäuren und zahlreiche weitere. Gerstengras enthält im Vergleich zu anderen Grünpflanzen den zweithöchsten Gehalt an Chlorophyll, nur noch übertroffen von der Afa-Alge. Das Chlorophyll im Gerstengras ist wichtig für die Sauerstoffversorgung der Zellen und für die Blutbildung.

Gerstengras liefert doppelt so viel Kalzium wie Milch, doppelt so viel Kalzium und Kalium wie Weizengras, etwa dreißigmal mehr von allen B-Vitaminen wie Milch und zusätzlich das wichtige Vitamin B_{12}, ebenso reichhaltig Provitamin A (Betakarotin) und siebenmal so viel Vitamin C wie die entsprechende Gewichtsmenge Orangen, fünfmal so viel Eisen wie Spinat und große Mengen der wichtigen Mineralstoffe Magnesium, Kalium, Kupfer und Zink. Dieses Nährstoffprofil kann wohl keine tierische Nahrung bieten. Gerstengras enthält einen hohen Anteil an essenziellen Fettsäuren wie zum Beispiel Linol- und Linolensäure, die an der Produktion von Prostaglandinen teilnehmen und das Zellwachstum beschleunigen.

Dr. Hagiwara: »Der grüne Gerstengrasextrakt kann ein Gegenmittel gegen die sich immer weiter verschlechternde Ernährung der Fast Food-Kultur sein, weil er ein ganz natürliches Fast Food ist und trotzdem einen höheren Gehalt an den fünf lebenswichtigen Nährstoffen (Mineralien, Vitamine, Proteine, Chlorophyll und Enzyme) als jedes andere natürliche Lebensmittel aufweist.« Allerdings kannte er, als er diese Sätze sprach, noch nicht die wild wachsende Afa-Alge und ihr Nährstoffprofil!

Gerstengrassaft aus »Green Magma« wird erfolgreich bei den unterschiedlichsten Krankheiten wie Diabetes, Krebs, Allergien, Hauterkrankungen und Rheuma eingesetzt, wobei das erstaunlich breite Wirkungsspektrum ähnlich wie bei der Afa-Alge darauf beruht, dass Gerstengras mit seinen Enzymen und anderen Vitalstoffen den Körper wieder in die Lage versetzt, sich selbst zu helfen.

Wer sich mit Wildpflanzen beschäftigt, weiß, dass sie wesentlich mehr Vitalstoffe als gezüchtete Kulturpflanzen enthalten und außerdem mehr Lebenskraft oder Biofotonen-Speicherkapazität. Wie etwa Franz Konz in seinem Buch *Der große Gesundheits-Konz* (siehe Literaturverzeichnis) in Tabellen dokumentiert hat, enthalten Wildkräuter wie Brennnesseln oder Malven durchschnittlich das Zehn- bis Zwanzigfache an Vitalstoffen wie unser überzüchtetes Kulturgemüse, das auf menschliche Pflege angewiesen ist.

Die Afa-Alge[59] wächst nur wild im rauen Klima mit strengen, frostreichen Wintern im Oberen Klamath-See am Fuße des Mount McLoughlin und vis-a-vis vom auch im Sommer schneebedeckten, majestätischen Mount Shasta. Versuche, die Alge künstlich anzubauen, schlugen regelmäßig fehl. Der Lake Klamath ist noch immer gesättigt von Mineralien und Spurenelementen, die auf Grund eines gigantischen Vulkanausbruchs vor etwa 7500 Jahren über die Umgebung niedergeregnet sind, und eines der reinsten und basenreichsten Gewässer überhaupt.

Die Afa-Alge besitzt das vielleicht erstaunlichste Wirkspektrum aller Lebensmittel auf der Erde (Bezugsquelle siehe Anhang). Ihre Vitalstoffdichte ist einzigartig. Was die Afa-Alge für mich und viele Millionen Nutzer, vor allem in den USA, so einzigartig macht, ist, dass sie auch eine Wirkung auf der mentalen, emotionalen und sogar spirituellen Ebene hat. Sie wurde bereits mit Erfolg bei autistischen Kindern und Menschen mit Depressionen und Alzheimer-Symptomen eingesetzt. Die Afa-Alge hilft hyperaktiven Kindern mit Aufmerksamkeitsstörungen innerhalb von nur zehn Wochen in einer Dosis von 1,5 Gramm, zu einem harmonischen und konstruktiven Verhalten zurückzufinden.

Kein Wunder, dass die Afa-Alge als neuer Stern am Horizont von wieder entdeckten natürlichen Nahrungsergänzungsmitteln gilt. Ich brauche keine prophetische Gabe, um behaupten zu können, dass diese Zeilen vielleicht das erste, aber mit Sicherheit nicht das letzte Mal sein werden, dass Sie von der Afa-Alge hören oder lesen. In den USA beträgt das Volumen verkaufter Afa-Algen bereits mehrere Hundert Millionen Dollar pro Jahr. Laut dem Arzt und Psychiater Dr. Gabriel Cousens (siehe Literaturverzeichnis), der mehrere

Untersuchungen mit dieser Alge durchgeführt hat, sind Afa-Algen aufs Gramm gerechnet das kostengünstigste, nahrhafteste und vollständigste Lebensmittel auf unserem Planeten.

Die Deutschen werden zwar statistisch gesehen immer älter. Dies aber nicht etwa deshalb, weil sie gesünder geworden sind, sondern weil sie länger krank bleiben. Wenn ein Deutscher heute stirbt, hat er durchschnittlich eine Krankheitsgeschichte von 29 Jahren hinter sich. Eine der Hauptursachen liegt in seiner jahrzehntelangen qualitativen Fehlernährung und der ständig weiter auseinander klaffenden Schwere zwischen seinem Bedarf an Vitalstoffen und seiner unzureichenden Deckung. Lebensmittel aus Bio-Anbau, in dem altbewährte, vitalstoffreiche Sorten vermehrt und der Boden gepflegt wird, sowie Nahrungsergänzungsmittel wie Gerstengras und Afa-Alge sollten nicht länger die Ausnahme, sondern die Regel sein, wenn unser Gesundheitssystem finanzierbar bleiben und dem gesundheitlichen Elend von Millionen Menschen vorgebeugt werden soll.

Teil II

Ökologischer Landbau – grundlegend anders

Die Entwicklung des Landbaus

»Alle Lebewesen haben ein angeborenes Recht auf Gesundheit. Dieses Gesetz gilt für den Boden, die Pflanze, das Tier und den Menschen. Die Gesundheit dieser vier Formen des Lebendigen ist zu einer Kette verbunden.«

Sir Albert Howard

Bis vor etwa hundertfünfzig Jahren gab es im Prinzip nur das, was wir heute als »Bio-Landwirtschaft und -gartenbau« bezeichnen würden. Dies sollten wir uns deutlich bewusst machen, wenn wir darüber diskutieren, welchen Anteil ökologisch produzierte Lebensmittel auf unserem Speisenplan haben müssten. Evolutionsgeschichtlich gesehen ist es also erst einen Wimpernschlag her, dass die mittlerweile konventionelle Landwirtschaft mit Kunstdünger, Pestiziden und Massentierhaltung sich durchsetzte. Wir sind genetisch an »Bio-Lebensmittel« angepasst, die jahrtausendelang das Einzige waren, was uns zur Verfügung stand. So gesehen sind nicht die Vertreter der biologischen Landwirtschaft »neumodisch« oder »ungewöhnlich«, sondern die industrielle Landwirtschaft ohne Humuspflege, dafür aber mit Spritzgiften, ist das Neue, das Ungewöhnliche. Statt Bio-Landwirte als weltfremde »Spinner« zu verunglimpfen, sollten sich wohl eher jene an die eigene Nase fassen, welche die Erde um jeden Preis ausbeuten (lassen) und ihren Kindern und Kindeskindern eine Wüste übergeben. Vor diesem Hintergrund ist das Experiment »konventionelle Landwirtschaft« mit bedenklichem Ausgang für Bodenfruchtbarkeit, Gesundheit von Pflanze,

Tier und Mensch und katastrophaler Öko-Bilanz so schnell wie möglich einzustellen. Es geht bei der notwendigen Agrarwende nicht um 20 Prozent Öko, sondern um eine zügige Kehrtwende zu 100 Prozent naturgemäßem, nachhaltigen Landbau, wie er sich seit Jahrtausenden bewährt hat.

10 000 Jahre Landwirtschaft

Vor etwa 10 000 Jahren, in der Steinzeit, entwickelte sich die Landwirtschaft. In der Kupferzeit, 5000 bis 2000 Jahre vor Christi, breitete sie sich explosionsartig aus. Der Ackerbau ermöglichte es den Menschen, sesshaft zu werden, was eine Voraussetzung für die Entstehung einer Zivilisation war. Die frühesten bekannten Zivilisationen entstanden im Zweistromland Mesopotamien. Die Sumerer bauten nicht nur verschiedene Feldfrüchte wie Gerste und Weizen an, sondern hielten auch bereits Haustiere. Diese wurden zur Produktion von Fleisch und zur Gewinnung anderer Materialien für den täglichen Gebrauch genutzt, etwa Leder und Horn, aber auch, um sie als Zugtiere einzusetzen. Es wurden bereits Pferde gezüchtet; die Zuchtlinien hielt man mit Keilschrift auf Tontafeln fest. Am Ende der Kupferzeit, 2000 Jahre vor Christus, hatte sich die Landwirtschaft vom Mittleren Osten über ganz Europa ausgebreitet.

Forscher vom University College in London wollen allerdings herausgefunden haben, dass die Menschen bereits 2500 Jahre früher als bisher angenommen den Ackerbau erfanden: Vor etwa 13 000 Jahren wurde eine wärmere Epoche von einem lang anhaltenden Kälteeinbruch abgelöst. Dadurch wurde es in vielen Gebieten, in denen Menschen lebten, trockener, etwa in Nordsyrien. Infolge des ausbleibenden Regens produzierten die Bäume nur noch wenige Eicheln und Nüsse, die eine wichtige Nahrungsgrundlage der damaligen

Jäger und Sammler darstellten. Um nicht zu verhungern, ergänzten sie ihre Kost durch Samenpflanzen, die sie extra aussäten und anbauten. Das zeige die Analyse von Nahrungsresten aus dieser Epoche. Allerdings waren die Steinzeitbauern noch nicht sesshaft, sie wanderten nach der Ernte weiter. Sesshaft wurden sie erst 2500 Jahre später. Diesen Forschungen zufolge haben damit Ackerbau und Sesshaftigkeit nicht zur gleichen Zeit begonnen.[60]

Die Römer wussten noch nicht, dass Anbau in Monokulturen den Boden ruiniert. Das christlich-germanische Europa hingegen wusste dies und führte die Fruchtfolge ein. Die Franken etablierten die Dreifelderwirtschaft mit Flurzwang, eine segensreiche Einrichtung, die man im 19. Jahrhundert mit Einführung der chemischen Düngemittel zerschlug. Die fränkische Landordnung entstand aus der kritischen Deutung der griechisch-römischen Landnutzung im Mittelmeerraum. Noch bis 1830 erwartete man von einem Naturwissenschaftler, dass er die *Ganzheit* des Lebens übersehe. Die Vorstellung, dass man einzelne Teile ohne ihre Eingliederung in das Gesamte erforschen könne, wirkte auf die Zeitgenossen von Goethe absurd. Es herrschte weithin die holistische Auffassung, man könne das Einzelne nicht von der Ganzheit trennen.

Die Erfolge der analytischen Chemie und die Illusion, die Natur beherrschen zu können und zu müssen, führten dann allerdings zum Ersatz Gottes durch den Zufall. Der Ausleseprozess beruhe auf den Prinzipien Arterhaltung und Kampf aller gegen alle. Leben entstehe durch ein zufälliges Zusammentreffen von chemischen Verbindungen – so wurden die Forschungsergebnisse von Charles Darwin (1809–1882) interpretiert. Die Anwendung vieler Erkenntnisse der exakten Wissenschaft hat jedoch in erheblichem Maße zur Zerstörung des Lebens auf unserem Planeten beigetragen: »Brandrodung und die wissenschaftlichen Empfehlungen zur Agrarpolitik haben zur Bodenzerstörung mehr beigetragen als technische Fehler der Landwirte früherer Jahrhunderte.«[61] Durch Mineraldünger und Herbizide sind in den letzten Jahrzehnten mehr Bodenlebewesen verdrängt und getötet worden als in den Jahrhunderten vorher durch Artenverarmung.[62]

Die Industrialisierung Mitteleuropas seit Beginn des 19. Jahrhunderts führte zu einer Mechanisierung der landwirtschaftlichen Arbeit, zu einem Produzieren für den Markt auf Grund des Anwachsens der Städte und des geldwirtschaftlichen Denkens. Friedrich Engels sagte bereits im 19. Jahrhundert, dass die Landwirtschaft in der Zukunft nur noch eine marginale Rolle in der modernen Industriegesellschaft spielen und tendenziell überhaupt verschwinden werde.[63] In die deutsche Landwirtschaft war besonders durch den Arzt Albrecht Daniel Thaer (1752–1828) ein moderner rationalistischer Zug hineingekommen. Er gilt als Begründer der systematischen Landwirtschaftswissenschaft und vertrat die Auffassung, die Landwirtschaft sei ein Gewerbe, durch vegetabilische und tierische Produktion Geld zu verdienen. Die alte, beschaulichere Art, Landwirtschaft zu betreiben, ging langsam zu Ende. Es kam zur Errichtung von landwirtschaftlichen Fachschulen, zur Gründung von Fachzeitschriften und Beratungsstellen. Technik und Chemie verbreiteten sich unter den Bauern. Mit dem deutschen Chemiker Justus von Liebig (1803–1873) setzte die künstliche Düngung durch wasserlösliche Mineralstoffe – Phosphor, Stickstoff, Kali – ein. Der Ansatz war im Prinzip richtig: Dem Boden sollte das zurückgegeben werden, was ihm entnommen wurde. Allerdings kannte man viele Stoffe wie Spurenelemente noch gar nicht, und es war nicht bewusst, dass es nicht um die Düngung der Pflanze, sondern um das Füttern des Bodenlebewesens geht. Man verkannte, dass eine Pflanze ihre Nahrungsaufnahme selbst bestimmen muss und Wasserbedarf mit Nahrungsbedarf nicht verbunden werden darf, höchstens als kurzfristige Notlösung.

Ein Teufelskreis entstand: Je mehr wasserlöslichen Stickstoff man gab, desto weniger wurde im Boden selbst hergestellt, und umso mehr muss man wiederum geben, damit die Pflanze genug hat.

Vom Zeitpunkt der von Liebig eingeführten Mineraldüngung wurde die Humuswirtschaft vernachlässigt, und damit auch die bereits erwähnten Fruchtfolgen oder gar Dreifelderwirtschaft als überflüssig angesehen. Der Fruchtwechsel war eine festgelegte Folge der Ackerfrüchte, um eine Bodenerschöpfung sowie die Vermehrung von Schädlingen etc. zu vermeiden. Die Dreifelderwirtschaft, die etwa von 800 bis 1800 in Deutschland herrschte, war ein Bodennutzungssystem, bei dem auf dreigeteilter Anbaufläche die gleiche Nutzung in einem dreijährigen Turnus wiederkehrte, und zwar in der Reihenfolge Wintergetreide, Sommergetreide, Brache.

Von Liebig hatte in jungen Jahren weitgehend Anerkennung für seine Mineralstofftheorie bekommen, aber sie am Ende seines Lebens als falsch erkannt. Er sah selbst, dass die Auffassung, die Pflanzen sollten ihre Nahrung einer Lösung entnehmen, die sich im Boden durch das Regenwasser bildet, nicht richtig war. Der ältere Liebig gab vielmehr an, die Pflanze könne von der Natur ein Vielfaches mehr an Stickstoff erhalten, als man ihr künstlich geben könne, und warnte eindringlich davor, sich in den biologischen Substanzkreislauf durch Kunstdünger einzumischen. Doch da war es bereits zu spät. Die industrielle »Dampfwalze« war längst am Rollen ...

Kritische Stimmen

Schon relativ früh gab es Gegenstimmen und -bewegungen zur industriellen Landwirtschaft. Im Jahre 1894 veröffentlichte der Agrarchemiker Julius Hensel, ein Zeitgenosse Justus von Liebigs, sein Buch *Brot aus Stein*, in dem er ausführlich über die positiven Effekte des Düngens mit Gesteinsmehl schrieb. Die Kunstdüngerproduktion war aber bereits im vollen Gange, und da Hensels Buch für diese neue Industrie eine Bedrohung bedeutete, wurden fast alle Exemplare davon ausfindig gemacht, aufgekauft und vernichtet.[64]

Rudolf Steiner legte 1924 mit seinem *Landwirtschaftlichen Kurs* (siehe Literaturverzeichnis) die Grundlage für die biodynamische Wirtschaftsweise. Gerhard Preuschen gründete 1932 eine technische Gutsberatung auf privater Basis und pachtete ein Rittergut, um ökologische Grundprinzipien im Landbau praktisch zu erproben und zu erforschen. Sir Albert Howard verkündete 1916 in Vorträgen, dass die Erhaltung der Bodenfruchtbarkeit die Basis für unsere Gesundheit darstellte und künstlicher Dünger zu Krankheiten und einer Reduktion der Artenvielfalt führe. Als er 1931 aus Indien nach England zurückkehrte, wurde er als Begründer der »organischen Bewegung« berühmt. Viktor Schauberger formulierte drastisch: »Der heutige Landwirt behandelt Mutter Erde wie eine Hure. Er vergewaltigt die Erde. Er zieht ihr alljährlich die Haut ab und vergiftet sie mit Kunstdüngerschlacken. Dies alles verdankt er der Wissenschaft, die jeden Berührungspunkt mit der Natürlichkeit verloren hat.«[65]

Schauberger entwickelte Ackerbaugeräte aus Kupferlegierungen und eiförmige Kompostbehälter zur Aktivierung des Bodenlebens.

Dr. Hans Peter Rusch gilt als »wissenschaftlicher Grundpfeiler« des organisch-biologischen Landbaus, der Dr. Hans

Müller und seine Frau Maria inspirierte, welche dieser Landbaurichtung zu Ansehen nicht nur in der Schweiz verhalfen. In Fachkreisen gilt Ruschs Buch *Bodenfruchtbarkeit* (siehe Literaturverzeichnis) als eines der wichtigsten Werke, die in den letzten Jahren erschienen sind. Rusch erkannte die ungeheuren Kräfte des Lebens, die nur indirekt in Maß und Zahl zu fassen sind und denen eine dominierende Wichtigkeit für die Gestaltung allen Lebens auf dieser Erde zukommt. Er schrieb: »Die Kristalle des Mineralreiches und die Kristalle der Lebenssubstanz umarmen einander und gehen eine Ehe ein, die der wirkliche Urgrund der natürlichen und dauernden Fruchtbarkeit ist.«

Diesen Weitsichtigen war klar, dass ein gesunder Boden keine kranken Feldfrüchte hervorbringt und daher auch keine Giftsprays gegen Insekten oder Unkrautbekämpfungs- und Antipilzmittel braucht. Mit solch gesunder Pflanzenkost gefütterte Tiere sind gesund und robust, und auch der Mensch, der sich von derartig kultivierten Pflanzen und gezüchteten Tieren ernährt, erfreut sich natürlicher Gesundheit und ist widerstandsfähig gegenüber allerlei Krankheiten.

Vor der Einführung des Kunstdüngers war organischer Landbau unter Verwendung von Rindergülle, Mist und kompostierten Gemüseabfällen etwas ganz Normales. Einige Landwirte stellten nicht auf Kunstdünger um, sondern ahnten die Folgen des Chemikalieneinsatzes und hielten sich lieber an die bewährten und vertrauten Methoden. Dadurch wurden sie zu Überlieferern des angestammten Wissens, das in der zweiten Hälfte des 20. Jahrhunderts eine Renaissance erlebte.

Heute werden 2,3 Prozent der Agrarflächen in Deutschland biologisch bewirtschaftet, der größte Anteil fällt dabei auf den organischen Anbau nach Müller/Rusch.

Mittlerweile gibt es verschiedene Richtungen des biologischen Landbaus, etwa die von dem Australier Bill Mollison und anderen entwickelte »Permakultur«, eine nachhaltige Landwirtschaft, die auch Städter einbezieht. Das Vorbild ist das Ökosystem Wald. Die Mulchgärten, in denen Flächenkompost den Boden bedeckt, sind ebenfalls dem Wald nachempfunden und streben einen nachhaltigen Gartenbau mit steigender Bodenfruchtbarkeit an.

Mit den Beschlüssen zur Agenda 2000 wurde die Ausrichtung der Agrarpolitik für die Jahre bis 2006 in ihren Grundzügen festgelegt. Die europäische Landwirtschaft solle für den Weltmarkt »fit« gemacht werden. Preissenkungen sind das Ergebnis und eine Fortsetzung des Höfesterbens nach dem Motto »Wachse oder weiche«. Der Strukturwandel wird beschleunigt. Die Chance, Subventionen konsequent an positive Leistungen für die Umwelt zu binden und den Öko-Landbau gegenüber anderen Landbaumethoden zu fördern, wurde vertan.[66] Eine grundlegende Agrarwende mit »100 Prozent Bio« im Jahr 2030, wie sie auch Franz Alt berechtigterweise fordert (siehe Literaturverzeichnis), erscheint vor diesem Hintergrund fast genauso illusorisch wie die Vorstellung von Renate Künast, die im Januar 2001 Bundesministerin für Verbraucherschutz, Ernährung und Landwirtschaft wurde, bis zum Jahr 2010 20 Prozent der Landwirtschaft auf »Bio« umgestellt zu haben. Dabei ist einem der Gedanke nicht gerade behaglich, dass weiterhin 80 Prozent der landwirtschaftlichen Betriebe konventionell wirtschaften, damit die Umwelt schädigen und alles andere als geschmackvolle und gesunde Lebensmittel produzieren.

Von einer dringend notwendigen und auch machbaren Agrarwende zu 100 Prozent »Bio« sind wir leider noch weit entfernt. Die BSE-Krise wurde als »Tschernobyl der Landwirtschaft« tituliert. Auch nach Tschernobyl hat es lange gedauert, bis bei uns ein Ausstieg aus der Atomenergie beschlossen wurde. Und selbst dieser zieht sich noch Jahrzehnte hin …

Früher wurde der Landwirt als Hüter des Lebens verehrt. Heute ist er zum Subventionsempfänger und »Parkwächter« für Erholung suchende Großstädter degradiert. Er sieht seine Aufgabe oft nur noch vordergründig als Gewinnmaximierung. Will er nicht untergehen und mit ihm die Menschheit verhungern, so sieht es Professor Gerhardt Preuschen, müsse er wieder zum Hüter des Lebens werden; dieser »Gottesdienst« werde ihm die Würde zurückbringen, mit der er seine Verantwortung tragen könne.[67]

Das Geheimnis
fruchtbarer Böden

»Humus wird aus dem Leben
vom Leben für das Leben geschaffen.«

Raoul Francé

Fruchtbare Böden sind keine Selbstverständlichkeit. Das einstmals sagenhaft fruchtbare Zweistromland zwischen Euphrat und Tigris, der heutige Irak, eine der Wiegen unserer Zivilisation, liegt mittlerweile unter vielen Metern Sand begraben. Die Menschen betrieben jahrhundertelang Raubbau an Wald und Boden, sodass die Gegend jetzt verödet und entvölkert ist. Rom musste nicht wegen der zunehmenden Bevölkerung, wie immer wieder behauptet wird, sondern wegen schonungsloser Ausbeutung der eigenen Bodenfruchtbarkeit Brotgetreide aus Afrika holen. Nach einer Studie der internationalen »Organisation für wirtschaftliche Zusammenarbeit und Entwicklung« OECD über den weltweiten Verlust von Ackerland und die anhaltende Verschlechterung der Böden gehen binnen zwei Jahrzehnten mehr als ein Drittel des bebaubaren Bodens der Erde verloren. In der offiziellen Umweltstudie der USA *Global 2000* hieß es bereits 1980, unsere Kulturböden seien in Gefahr. An warnenden Stimmen hat es also nicht gefehlt. Die Menge an Boden, die »Haut der Erde«, ist begrenzt. Die Vereinigten Staaten haben bisher 40 Prozent ihrer fruchtbaren Ackerböden verloren. Die geschädigte Landfläche ist größer als Deutschland und Frankreich zusammengenommen! Auch bei uns steht es nicht zum Besten: Der Humusgehalt der meisten Böden nimmt kontinuierlich ab.[68]

Es gibt wohl keine unterschiedlicheren Ansätze als die des biologischen Land- und Gartenbaus, der den Hof als Organismus mit dem Boden als eins seiner Organe betrachtet, und dem konventionellen Landbau, in dem der Boden höchstens als Pflanzenstandort fungiert, auf den man am liebsten noch verzichten würde, etwa beim Gemüseanbau auf Substraten – nicht nur in holländischen Gewächshäusern längst üblich! Im Wort »Mutterboden« ist noch die Vorstellung enthalten, dass der Boden wie eine Mutter ihre Kinder ernährt. Die Kinder: Das sind die Pflanzen, die Tiere und wir Menschen.

Doch was macht einen gesunden und damit lebendigen Boden aus? Ich habe bereits angedeutet, dass in einem Gramm gesunden Mutterbodens mehr Kleinstlebewesen enthalten sind, als es Menschen auf der Erde gibt. In einem Gramm Muttererde leben 2500 Millionen Bakterien, 700 000 Millionen Strahlenpilze, 400 000 Millionen Pilze, 50 000 Millionen Algen und 30 000 Millionen Protozoen.[69] Allein die fädigen Pilze in einem Gramm dieser Erde ergäben aneinander gereiht die Länge von 100 Metern und mehr. Unter einem Quadratmeter Wiesenboden leben etwa 250 Regenwürmer, 250 Asseln, 1000 Tausendfüßler, 2000 Borstenwürmer, 50 000 kleine Insekten und 10 Millionen Fadenwürmer. Das sind 2,5 Millionen Regenwürmer pro Hektar! Man schätzt, dass die Lebewesen im Boden fünfzigmal mehr wiegen als alle Menschen und Tiere über dem Boden zusammen.[70] In einem Kubikmeter Kompost befinden sich bis zu 60 000 Regenwürmer.

Angesichts dieser Zahlen wird klar, dass es niemals möglich sein wird, das natürliche Milieu »Mutterboden« auch nur annähernd im wechselnden Ablauf der Jahreszeiten künstlich nachzuahmen. Durch die Maßnahmen der konventionellen Landwirtschaft kann das Bodenlebewesen vielmehr schwer geschädigt werden. »Geschädigte lebendige Substanz vererbt aber ihre misslichen Eigenschaften weiter und wird so zum Urgrund von Unfruchtbarkeit, Anfälligkeit der Pflanzen gegen Krankheiten, Schädlingsbefall und Abbauerscheinungen.«[71]

Ein intakter Ackerboden nach biodynamischer Anbaumethode enthält mineralische und humose Bestandteile gut durchmischt. Er ist krümelig, mit Bodenlebewesen durchsetzt und für Pflanzen äußerst fruchtbar. Ununterbrochen fressen größere Bodentierchen wie Regenwürmer und Asseln die organischen Überreste von Pflanzen und Tierleichen. Unzählige Mikroorganismen zersetzen das Material weiter, bis zuletzt nur noch kleine Bausteine wie Kohlenstoff, Proteine, Magnesium und Wasser übrig bleiben. Diese Nährstoffe dienen den Pflanzen als Lebensbausteine. Die Pflanze scheidet mit ihren Wurzelausscheidungen wie Vitaminen und organischen Säuren Stoffe aus, welche wiederum die Bakterien, Algen und Pilze im Wurzelbereich ernähren. Sie werden als »Rhizosphärenflora« bezeichnet. Diese Organismen produzieren selbst Nähstoffe wie Wuchsstoffe und Vitamine, von denen die Pflanze profitiert. Außerdem schützt die Rhizosphärenflora die Pflanze vor Schädlingen und damit auch vor Krankheiten. Im Bereich der Wurzel ist die mikrobakterielle Aktivität besonders hoch. Hundert Milliarden Bakterien je Gramm Wurzeltrockensubstanz sind keine Seltenheit.[72] Es handelt sich also um eine Lebensgemeinschaft, in der alle Seiten voneinander profitieren. In der Wirtschaft heißt so etwas »Win-Win-Situation«. Es ist eine Symbiose zum Wohle aller.

Durch die Atmung der Bodenorganismen entstehen Kohlendioxid und Kohlensäure, die die winzigen Krümel auseinander treibt und den Boden mit Hohlräumen füllt. Die Algen im Boden erzeugen Sauerstoff und durchlüften ebenfalls den Boden. Der Boden wirkt wie ein Schwamm, er speichert Feuchtigkeit und wird geschützt vor Erosion durch Wind und Wasser und vor Austrocknung. Ein garer Boden ist bis zur Wurzeltiefe der Pflanzen gut durchlüftet und fruchtbar, das heißt in der Lage, dauerhaft hohe Pflanzenerträge hervorzubringen.

Die Wurzeln der Pflanzen holen sich die Nährstoffe hauptsächlich über ein Ionenaustauschsystem. Sie scheiden dabei Ionen wie zum Beispiel Wasserstoffionen aus und nehmen dafür andere, etwa Calciumionen, auf. Wenn die unzähligen Haarwurzeln der Pflanze die benötigten Nährstoffe heraufgeholt haben, werden sie durch die Gefäßbahnen der Pflanze in den oberirdischen Sprossteil geführt und in körpereigene Stoffe umgeleitet oder assimiliert. Der Kontakt zwischen Wurzeln und Boden wird über das Mucigel aufrechterhalten, eine Schleimhülle der wachsenden Wurzelspitze. Im Mucigel verlaufen regelrechte »Schnellstraßen« für den Ionenaustausch. Auch Mikroorganismen wie Bakterien und Strahlenpilze bilden im Mucigel komplexe Lebensgemeinschaften. Die Pflanze besitzt ein Auswahlvermögen für die gewünschten Pflanzennährstoffe. Diese Auswahl erfolgt über die Wurzelausscheidungen, wodurch auf die Mikroorganismen im Wurzelraum Einfluss ausgeübt wird. Mit jedem Pflanzenertrag holen Kulturpflanzen Nährstoffe aus dem Boden, die wieder zugeführt werden müssen, durch Gründüngung, organischen Dünger, Kompost oder Flächenkompost bzw. Mulch. Der Erhalt der fruchtbaren Humusschicht, Voraussetzung für Bodenfruchtbarkeit und hohe Erträge, stellt wohl eine der wichtigsten Aufgaben des biologisch-dynamischen Landwirts dar. Es dauert nämlich an die tausend Jahre, bis sich in der freien Natur eine 2,5 bis 5 Zentimeter dicke Humusschicht gebildet hat! Leider wird darauf im konventionellen Landbau viel zu wenig oder gar nicht geachtet. Der Humusanteil in deutschen Böden beträgt nur noch 2 Prozent oder weniger, und die Böden verdichten immer mehr. In Niedersachsen leiden mehr als 70 000 Hektar unter Windverwehung durch Vernachlässigung der Humuspflege.

Wie gesagt: Die Pflanze holt sich in einem gesunden Boden genau das, was sie braucht. Im Gegensatz dazu wird die stickstoffernährte Pflanze in der industriellen Landwirtschaft »zwangsernährt«. Da sie gezwungen ist, Wasser aufzunehmen, muss sie auch den darin gelösten Stickstoff aufnehmen, ob sie ihn braucht oder nicht. Dass diese »Zwangsbeglückung« nicht gesund sein kann, liegt auf der Hand.

Dabei können schon bei einem Humusanteil von nur 2 Prozent jährlich etwa 40 bis 80 Kilogramm Stickstoff pro Hektar pflanzenverfügbar gemacht werden. Frei lebende Luftstickstoff bindende Bakterien wie Azotobacter binden jährlich 20 bis 60 Kilogramm Stickstoff pro Hektar. Auch Algen und Hefen oder Pilze sind in der Lage, molekularen Stickstoff für die Pflanzenernährung zu binden, und natürlich Knöllchenbakterien der Leguminosen wie Erbsen oder Klee, die es auf jährlich etwa 300 bis 400 Kilogramm Stickstoff schaffen. Hinzu kommen noch etwa 90 Kilogramm durch absterbende Regenwurmgenerationen und 10 Kilogramm pro Hektar durch die Ausscheidungen lebender Regenwürmer.[73]

Mycorrhizapilze im Wurzelbereich übernehmen die Versorgung der Pflanze mit Phosphor sowie mit Kalium, Zink, Mangan und Bor, die sie durch Ausscheidung organischer Säuren aus dem Boden lösen und der Pflanze zur Verfügung stellen. Durch ihren Pilzmantel schützen sie die Pflanzenwurzeln vor Krankheitserregern. Im oberirdischen Teil bedient sich die Pflanze eines Pilzes, der Penicillin bildet, welches sie über die Wurzeln aufnimmt und in den Blättern ablagert. Auch die Pflanze selbst kann bei optimaler Ernährung in einem gesunden Boden Wirkstoffe wie Protocatechusäure bilden, um sich gegen Schadorganismen und Pilze zu wehren.

All diese Beispiele zeigen, dass es bei Pflanzen aus Bio-Anbau nicht allein um Giftfreiheit geht, sondern um viel mehr. Es geht darum, dass die Pflanze nur in einem gesunden Boden mit aktiven Bodenlebewesen in der Lage ist, sich optimal zu entwickeln. Wenn eine Pflanze ausreichend mit allen notwendigen Lebensbausteinen beliefert wird, kann sie sich erfolgreich gegen Schadorganismen wehren und diese Vitalität natürlich auch an uns, die wir diese Pflanze essen, weitergeben.

Die biodynamische Landwirtschaft

»Man muss die Erde direkt beleben, und das kann man nicht, wenn man mineralisierend vorgeht, das kann man nur, wenn man mit Organischem vorgeht, das man in eine entsprechende Lage bringt, sodass es organisierend, belebend auf das feste Erdige selber wirken kann.«

Rudolf Steiner

In der organischen Landwirtschaft hat man es mit einer ganzheitlichen, ökologisch orientierten Praxis zu tun. Man arbeitet mit der Natur, nicht gegen sie, und ahmt natürliche Prozesse nach in der Erkenntnis, dass die Natur weiser ist als wir. Das Ziel ist es, auf der Basis eines gesunden, lebendigen Bodens gesunde Nahrung zu erzeugen. Statt Düngesalzen nimmt man Kompost oder Mulch, statt Pestiziden natürliche Mittel wie Marienkäfer, Knoblauch- und Chilipfefferbrühen. Die biodynamische Landwirtschaft geht noch über die Ausrichtung hinaus.

Rudolf Steiner, der Begründer der Anthroposophie, hat im 7. Vortrag des *Landwirtschaftlichen Kurses* (siehe Literaturverzeichnis) die Grundlagen für ein ökologisches Verständnis der Landwirtschaft gelegt und die Ära des Bio-Landbaus eingeläutet. Er wies auf die Wechselwirkungen im Zusammenleben von Tier und Pflanze innerhalb eines landwirtschaftlichen Betriebes hin, und er bezog dabei nicht nur die Haustiere mit ein, sondern alle wild lebenden Tiere sowie den Wald und die Auen. Bei der Ausgestaltung der Landschaft gehe es zum Beispiel darum, Räume zu schaffen, in denen sich Naturwesen wohl fühlen und vielfältige Beziehungen miteinander pflegen können. Es gehe um die Erkenntnis der Zusammenhänge zwischen der Natur (dem Makrokosmos) und dem Menschen (dem Mikrokosmos).

Wichtig sei auch, mit welcher Einstellung ein Mensch den Boden bearbeite, was er dabei fühle und denke. Diese Bewusstseinserweiterung über den gewöhnlichen Grad des Bewusstseins hinaus, Geistesschulung genannt, sei ein Bestandteil der biodynamischen Methode. Das Gärtnern und Bauern wird Dienst an der Erde. Gesunde Nahrung ergibt sich bei diesem Prozess wie von selbst.

Nur in einer harmonisch gestalteten Landschaft sei letztlich auch die umfassendste Voraussetzung gegeben für das Hervorbringen von Nahrung für den Menschen in höchstmöglicher Qualität, meint Dr. Thomas van Elsen von der Universität Kassel, Fachgebiet Ökologischer Landbau in Witzenhausen. Und Rudolf Steiner sagte, dass in der richtigen Verteilung von Wald, Obstanlagen, Strauchwerk und Auen in einer gewissen natürlichen Pilzkultur das Wesen einer günstigen Landwirtschaft liege, selbst wenn man dafür die nutzbaren Flächen des landwirtschaftlichen Bodens etwas verringern müsse.

Im *Landwirtschaftlichen Kurs* wird auf die »Verwandtschaft« von Vogelwelt und Pflanzenreich aufmerksam gemacht, ebenso auf die Beziehung zwischen Regenwurm und Kalk als Voraussetzung der Bildung von Humus und Dauerfruchtbarkeit unserer Kulturböden. Steiner forderte ein tiefes Naturverständnis von den Bauern und zum Beispiel Raum für ein gesundes Pflanzenwachstum auf den Feldern und das Wohlergehen unserer Haustiere. Ohne eine gesunde Nahrung, und dabei wird nicht nur das Materielle oder Stoffliche betrachtet, können wir uns auch nicht seelisch-geistig weiterentwickeln. Steiner sprach vom »nach innen gewendeten Sein des Tieres« und dem »Nach-außen-Verströmen der Pflanze« als dem »Geben und Nehmen der Natur.«

Rudolf Steiner hat 1924 mit seinen Vorträgen über die *Geisteswissenschaftlichen Grundlagen zum Gedeihen der Landwirtschaft* in einem ganzheitlichen Ansatz die Zusammenhänge der uns umgebenden physischen Natur mit einer unserem Alltagsbewusstsein verborgenen »geistigen Welt« geschildert und die Landwirtschaft aufgefordert, diesen Zusammenhängen Rechnung zu tragen. Als ich vor zwanzig Jahren ein Jahr lang auf einem biodynamischen Hof in Schleswig-Holstein lebte und arbeitete, nahm ich regelmäßig teil an den monatlichen Treffen der biodynamisch wirtschaftenden Bauern in diesem Bundesland. Neben Hofbegehungen und Diskussionen über neue landwirtschaftliche Forschungsergebnisse wurde auch aus dem *Landwirtschaftlichen Kurs* vorgelesen und über jeden Satz diskutiert. In vieler Hinsicht gilt dieses Grundlagenwerk immer noch als »kaum erschlossen« (Dr. Thomas van Elsen).

Eine Schlüsselstellung in der biodynamischen Landwirtschaft nehmen die so genannten »Präparate« ein, vergleichbar in etwa mit homöopathisch wirkenden Medikamenten, und die Berücksichtigung von kosmischen Rhythmen. Der biodynamisch arbeitende Gärtner oder Landwirt sieht sich als »Alchimist«, welcher der Natur neue Kräfte und Impulse vermittelt. Zu den Kompostpräparaten, welche die Leistungsfähigkeit eines Standorts aktivieren, gehören Hornkiesel, Schafgarbe, Kamille, Brennnessel und Eichenrinde. Im Arbeitsheft Nr. 1, *Anleitung zur Herstellung der biologisch-dynamischen Feldspritz- und Düngerpräparate*,[74] heißt es zu einem der Präparate, dem Hornkieselpräparat: »Zur Herstellung des Hornkieselpräparates werden Quarz in kristalliner Form und wohlgeformte Kuhhörner mit mehreren Kälberringen benötigt.

108

Im Wasser eine Stunde lang verrührt und auf die Pflanze gesprüht, vermittelt dieses Präparat durch die Sommer-Prozesse im Boden verwandelte Lichtwirkungen. Diese Lichtenergie fördert und ordnet den Pflanzenstoffwechsel.«

Im biodynamischen Land- und Gartenbau bekämpft man nicht unerwünschte Schädlinge, auch nicht mit biologischen Mitteln, sondern man unterstützt die Gesundung von Feldern und Gärten durch Tierschutz, Humuspflege, Anlegen von Hecken, Teichen und Mischwäldern und ähnliche Maßnahmen. Man schult sich in der genauesten Beobachtung, damit jeder Eingriff in natürliche Prozesse positive Kräfte unterstützen kann. Der landwirtschaftliche Betrieb wird als geschlossener Organismus betrachtet, in dem die Förderung von Boden, Pflanze und Tier durch den Menschen im Mittelpunkt steht.

Vielfach wird der biodynamischen Wirtschaftsweise der Vorwurf entgegengehalten, es handele sich um eine Weltanschauung im Widerspruch zur herrschenden Naturwissenschaft. Dazu erklärt Dr. Hans Heinze in der Zeitschrift *Lebendige Erde:* »Der Vorwurf weltanschaulicher Gebundenheit trifft also gerade diejenigen, die den Vorwurf erheben und gar nicht bemerken, dass sie die Ergebnisse der mit beschränkten Fragestellungen arbeitenden naturwissenschaftlichen Forschung als ein allgemein gültiges Weltbild verbreiten, es damit zu der beherrschenden Weltanschauung gemacht haben und nun der Meinung sind, dass sie in der Wahrheit eines weltanschauungsfreien naturwissenschaftlich begründeten Weltbildes leben.«[75]

Kosmische und terrestrische Kräfte, wie sie durch Verwendung der Hornmist- und Hornkieselpräparate genutzt werden oder durch die Berücksichtigung der Aussaattage nach Maria Thun, die Unterscheidung von Wurzel-, Blattoder Blüten- und Samenfrüchten führen zu einer Stärkung der Lebensprozesse im landwirtschaftlichen oder gärtnerischen Betrieb, in dem möglichst wenig Stoffe von außen zugekauft werden. Die Ergebnisse: Der Boden lässt sich leichter bearbeiten, die Anfälligkeit von Pflanze und Tier gegenüber vielen Krankheiten geht deutlich zurück, und die Gesundheit und Widerstandsfähigkeit von Pflanze, Tier und Mensch werden gestärkt.

Vor vielen Jahren half ich auf einem biodynamischen Hof auf der Insel Sylt beim Reinigen des Roggens von Mutterkorn. Es handelte sich um das gleiche Saatgut, wie es ein organisch-biologisch wirtschaftender Nachbarbetrieb verwendet hatte. »Unser« Getreide glänzte aufgrund des Kieselsäurepräparates, während das auf dem Nachbarhof geerntete Getreide stumpf und glanzlos war. Wenn man sich überlegt, dass eine winzige Menge des Präparates für etliche Hektar Verwendung fand, kann man von einer stofflichen Wirkung wohl kaum noch sprechen; sie ist vielmehr energetisch. Wer irdische Stoffe als reine Materie ansieht, gibt sich offenbar einer Täuschung hin. Steiner sagte im *Landwirtschaftlichen Kurs*, die Kräfte der Erde und des Kosmos wirkten innerhalb der Landwirtschaft durch die Stoffe der Erde … Sogar Justus von Liebig forderte in seinen *Chemischen Briefen* eine ähnliche Betrachtungsweise: »Die Wahrheit (zwischen Naturphilosophen und Materialisten) liegt in der Mitte, die sich über die Einseitigkeiten erhebt und ein formbildendes Prinzip, eine herrschende Idee in und mit den chemischen und physikalischen Kräften für das organische Leben anerkennt.«[76]

Die biodynamische Wirtschaftsweise berücksichtigt die kosmische Verflechtung irdischen Geschehens und hat damit als einzige Landwirtschaftsmethode einen ganzheitlichen Ansatz. Mangelnde Tatkraft und Durchführung geistiger Impulse ist nämlich auch ein Ernährungsproblem. »So wie die Ernährung heute gestaltet ist, gibt sie den Menschen gar nicht mehr die Kraft, das Geistige im Physischen manifest zu machen … Die Nahrungspflanzen enthalten gar nicht mehr die Kräfte, welche sie den Menschen geben sollten.« Das schrieb Rudolf Steiner 1924, als es noch keine genmanipulierten Pflanzen gab, Cola-Getränke hier zu Lande nicht verbreitet waren und auch noch kein Junk Food und kaum Fertigprodukte existierten! Die nur stoffliche Erklärung bei der Erzeugung von Lebensmitteln führt zu falschen Maßnahmen, die dem Leben entgegengesetzt sein können. Derartige Unterschiede in der »Lebenskraft« lassen sich nicht mit den üblichen Messinstrumenten wahrnehmen. Subtile Methoden wie Chromatographie, Steigbildmethode oder Kristallisation machen sie sichtbar. Die Wirksamkeit der irdischen und kosmischen »Kräfte« kann aber jeder im Geschmack, Aroma, bei der Bekömmlichkeit und in der Haltbarkeit überprüfen.

Die biodynamische Landwirtschaft fördert auch die Entwicklung widerstandsfähiger Pflanzensorten, die besonders nährstoffreich sind, wobei sie nicht nur dem leiblichen Wohl des Menschen optimal dienen, sondern auch seine seelischen und geistigen Fähigkeiten fördern soll. Hybridzüchtungen, bei denen die Reproduktionsfähigkeit einer Pflanze aufgrund von Inzucht auf der Strecke bleibt und eine Hypertrophie – Übergröße und Überwachung – bewusst in Kauf genommen wird, werden abgelehnt. Die Pflanzenzüchtung des konventionellen Landbaus setzte sich in den letzten Jahrzehnten das Ziel, die Aufnahmefähigkeit der Pflanze für leicht lösliche Stoffe zu vergrößern und dadurch den Ernteertrag zu steigern, Quantität vor Qualität. Dieser Sichtweise ist die biodynamische Landwirtschaft diametral entgegengesetzt.

Biodynamische Förderung
der Pflanzengesundheit

Die biodynamische Landwirtschaft spricht statt von »Unkräutern« von »Beikräutern«, Steiner bezeichnete zum Beispiel die Brennnessel als »Königin der Beikräuter«, und auch das Wort »Schädling« oder »Ungeziefer« gehört nicht zum anthroposophischen Wortschatz. Insekten und Wildkräuter werden nicht als »Feinde« betrachtet, die man wie in einem Krieg vernichten und ausmerzen muss. Die Verwendung von so genannten »Pflanzenschutzmitteln« synthetischer Herkunft, die man bestenfalls als »Schutz*gifte*« bezeichnen könnte, wird kritisiert. Jedes Lebewesen hat in der biodynamischen Betrachtungsweise seine Aufgabe oder seinen Daseinsgrund. So gibt es Wildkräuter, die als Zeigerpflanzen auf ein Ungleichgewicht hinweisen, wie zum Beispiel Franzosenkraut oder Vogelmiere als »Stickstofffresser« auf einen Stickstoffüberschuss. Viele »Unkräuter« treten massenweise auf als Folge von falscher Bodenbearbeitung. Auf verhärtetem Boden erscheint zum Beispiel vermehrt die Echte Kamille, eine alte Heilpflanze und wertvolle Präparatepflanze. Verdient sie den Wortzusatz »Un ... «?! Im Übrigen: Je fruchtbarer der Boden ist, desto mehr geht die Besiedelung von Beikräutern zurück! Die biodynamische Landwirtschaft ergreift bei Überhandnehmen von Bei- oder Wildkräutern keine Kampfmaßnahmen, sondern reguliert die Regenerationsfähigkeit dieser Pflanzen und wählt die Kulturpflanzen und ihre Fruchtfolge bewusst aus.

Nach biodynamischer Sichtweise tritt ein starker Befall durch Insekten bei Monokulturen auf und bei Wachstumsstörungen der Pflanzen auf Grund eines falschen Standortes. Insekten und Kleintiere fressen alles, was nicht mehr lebensfähig ist. Mistkäfer, Ameisen und viele andere Tiere stellen eine Art Gesundheitspolizei der Erde dar, ohne deren Arbeit wir im Unrat ersticken würden. Wenn wir gesunde, widerstandsfähige Pflanzen züchten und ihnen optimale Wachstumsbedingungen verschaffen, werden sie nicht von Insekten dahingerafft werden. »Schädlinge« sind eigentlich Nützlinge mit der Aufgabe, das Schwache und Kranke zu eliminieren, damit sich das Starke und Gesunde fortpflanzen kann. Aufgrund von zu viel oder falschem Dünger oder einem falschen Standort kann es auch zu Pilzbefall, zum Beispiel im Getreide, kommen. Die konventionelle Landwirtschaft aber interessiert sich nicht für die Ursachen, sondern setzt Fungizide ein, die sich dann als Rückstände in den Lebensmitteln finden. Die biodynamische Landwirtschaft kritisiert, dass es bereits Obstsorten gibt, die durch Schutzstoffe immun gegen Pilzbefall und die meisten Schädlinge geworden sind, aber fast keine Vitamine mehr enthalten und damit vom gesundheitlichen Standpunkt aus wertlos sind.

Die biodynamische Landwirtschaft kennt neben der Stärkung des Immunsystems der Kulturpflanzen durch Kompost, Kompostpräparate, Beachtung kosmischer Gesetzmäßigkeiten, Auswahl geeigneter Fruchtfolgen, der Förderung von Fressfeinden bestimmter Insekten auch viele pflanzliche Mittel, die aber nicht den Charakter von synthetischen Giften haben und keinen massiven Eingriff in die Kreisläufe der Natur bedeuten. Biodynamische Agrikultur ist wirklich nicht einfach, sondern anspruchsvoll, aber *sinn*voll, und kann durch ihren ganzheitlichen Ansatz sehr befriedigend sein. Der biodynamische Gärtner oder Landwirt ist eingeladen, sich ständig Gedanken zu machen, der Natur dort zu helfen, wo sie zur Kultur umgewandelt wurde, um uns zu ernähren.

Die biodynamische Landwirtschaft kritisiert die Fehlentwicklungen im konventionellen Landbau grundsätzlich und mit klaren Worten: »Wenn falsche Standorte, falsche Maßnahmen der Bodenbearbeitung oder Düngung mit der fehlenden Resistenzkraft durch Sorteneigenschaft zusammenkommen, wird die Pflanze angegriffen, weil die Qualitätseigenschaften fehlen, die das volle Leben ausmachen. Insekten und Pilze sind ständig am Werk, nicht voll lebensfähige Pflanzen dem Vererdungsprozess zuzuführen.«[77] Pestizide und Fungizide sind nach Auffassung der konventionellen Landwirtschaft nötig, um eine kranke Pflanze zu schützen, die ansonsten nicht überlebensfähig wäre. Dass von diesen halb gesunden oder halb kranken Pflanzen keine strahlende Gesundheit für den Menschen zu erwarten ist, liegt auf der Hand.

Biodynamische Milchviehhaltung

In der biodynamischen Landwirtschaft hat die Kuh eine zentrale Rolle inne, und zwar als Lieferant qualitativ hochwertiger Nahrung, wertvollen Düngers und als Mittler von kosmischen und irdischen Kräften, zum Beispiel in den biodynamischen Präparaten, für die eine Substanz in Kuhhörnern heranreift.

Auf biodynamischen Höfen wird eine sehr gute, aber nicht übermäßige Milchleistung erzielt; es galt schon immer »Klasse vor Masse«. Der biodynamisch wirschaftende Bauer nutzt in der Regel nur Futtermittel aus der eigenen Landwirtschaft. Auf Futter aus konventionellem Anbau wird verzichtet. Denn durch Stickstoffdüngung werden feine Kräuter unterdrückt, welche durch Knöllchenbakterien Stickstoff selbst herstellen und speichern können. Die chlorierten Kohlenwasserstoffe aus »Pflanzenschutzmitteln« in konventionellem Futter sind fettlöslich und fänden sich daher im Fett der Milch wieder. Stoffe wie HCB, Hexa-Chlor-Benzol, fänden

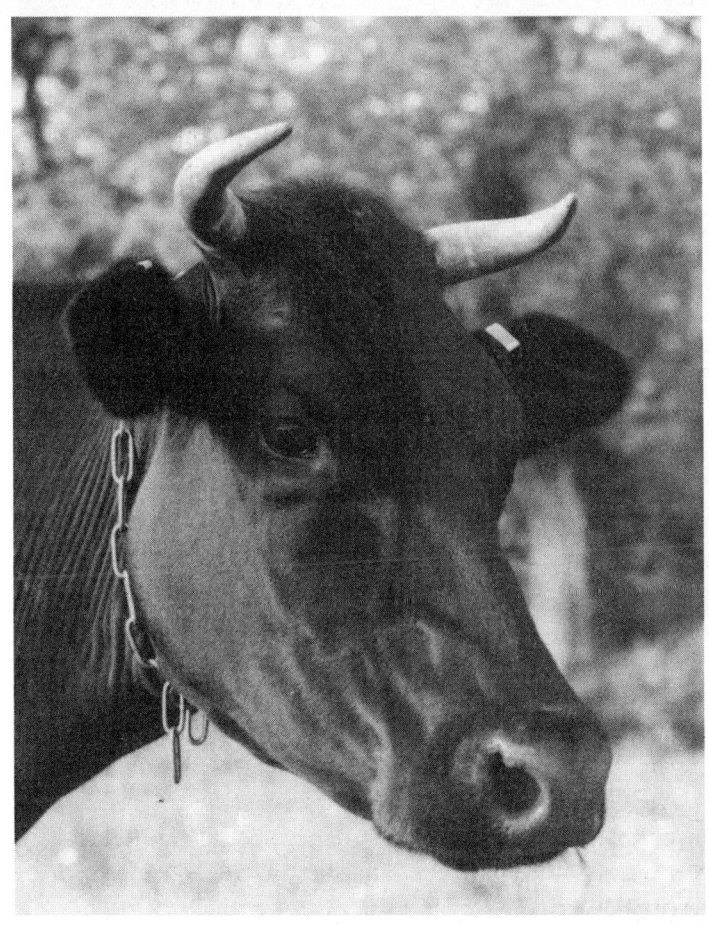

sich in geringen Spuren in der Milch, und in konzentrierter Form im Butterfett.

Rudolf Steiner forderte von der Landwirtschaft eine »in sich geschlossene Individualität« mit entsprechendem Viehbestand. Der Viehbestand auf Demeter-Höfen ist beispielsweise auf eine »Großvieh-Einheit« pro Hektar beschränkt.

Bei einer richtigen Fruchtfolge mit vielen Schmetterlingsblütlern wie Klee kann ein biodynamisch wirtschaftender Bauer auf mineralischen Dünger und den Zukauf von Futtermitteln verzichten. Indem er treibendes Kraftfutter meidet und nur gesundes, selbst erzeugtes Futter einsetzt, kann er zwar keine Höchstleistung an Milchmengen erzielen, aber eine Milch von hoher Qualität; und er sorgt für eine längere Lebensdauer seiner Kühe und damit auch eine höhere Lebensleistung. Kälber, Rinder und Kühe auf biodynamischen Höfen zeichnen sich durch eine hohe Widerstandskraft und nur selten auftretende Krankheiten aus.

Die Nachfrage nach Demeter-Produkten steigt. In mittlerweile 63 Ländern weltweit ist das Demeter-Zeichen angemeldet. Es werden auch in Deutschland immer mehr Höfe, die nach biodynamischen Richtlinien wirtschaften. Es sind die Öko-Bauern, die sich in den anderen Verbänden nicht mehr wohl fühlen, weil ihnen dort Idealismus nicht mehr genug gefragt ist.

Ein vorbildlicher Organismus: der Bauckhof

Auf unseren Bauerntreffen, die abwechselnd auf den biodynamischen Höfen in Norddeutschland stattfanden, hat mich am meisten der Bauckhof beeindruckt. Es geht eine Harmonie von den Höfen, den Tieren, den Mitarbeitern und der behutsam und liebevoll gestalteten Landschaft aus, die jeden Besucher berührt. Damals informierte uns der kompetente Wissenschaftler Dr. Nicolaus Remer, mittlerweile verstorben, über die Bedeutung der Waldameisen und des Bodenlebens für einen gesunden Hof-Organismus.

Auf diesem Demeter-Hof, der eigentlich aus drei Höfen besteht, auf dem mittlerweile 127 Mitarbeiter arbeiten, wird die natürliche Düngerproduktion für die Anregung des Pflanzenwachstums genutzt, und die hofeigene Futtererzeugung für die Haustiere führt zu einer Steigerung der Bodenfruchtbarkeit und der Pflanzen- und Tiergesundheit. Es werden insgesamt acht Nutztierarten gehalten und neben anderen Dexter-Kühe gezüchtet, die kleinste Kuhrasse der Welt.

Der Pflanzenbau ist durch seine Vielseitigkeit gekennzeichnet. Verschiedene Pflanzenarten und -familien unterstützen sich gegenseitig. Bei Aussaat und Pflege werden kosmische Rhythmen und Gesetzmäßigkeiten berücksichtigt, um die Gestaltung und die Inhaltsstoffe in den Nutzpflanzen günstig zu beeinflussen.

Es gibt eine eigene Mühle, eine sozialtherapeutische Gemeinschaft mit Behinderten, eine Bäckerei, einen Hofladen, eine Töpferwerkstatt, eine Windmühle, ein Blockheizkraftwerk zur Stromgewinnung aus Rapsöl, einen Versand mit Demeter-Fertigwaren – mehr als hundert Produkte! – und eine Pension für achtzig Gäste, mehrere Ferienwohnungen und Seminarräume. Alle Abwässer werden mit Hilfe von Schilf, Binsen und Schwertlilien geklärt. In der Molkerei wird die Milch zu Sahne, Quark, Butter und Käse verarbeitet. Jedes Jahr kommen etwa zehn Schulklassen, um die Zusammenhänge in der Landwirtschaft und der Natur durch Mitarbeit kennen zu lernen. Im Winter finden Kurse statt, außerdem Gesprächsabende und kulturelle Veranstaltungen. Es gibt Lehrlinge und Praktikanten.

Insgesamt wurden 11 500 Meter Hecke mit 24 verschiedenen Baum- und Straucharten gepflanzt, für Vogelschutz, als Brutstätte für Vögel und Insekten, als Bienenweide und Lieferant von Beeren, Nüssen und Obst für Mensch und Tier. Es werden neunzig Ameisennester in Hecke, Wald und Waldweide geschützt. Auf dem Bauckhof wurden 84 Vogelarten gezählt, und sogar die offiziell ausgestorbene Ringelnatter ist dort heimisch. Es sind drei Waldweiden für Rinder, Pferde, Sauen, Ziegen und Schafe angelegt worden. Im Wald wurden auf 25 Hektar unter siebzigjährigen Kiefern über sechzig verschiedene Baumarten gepflanzt. Zur Bodenverbesserung wurden große Kiefernwälder mit Buchen unterbaut.

Der Bauckhof ist, wie viele biodynamische Höfe, nicht mehr im Privatbesitz, sondern wird als »Gemeinnützige Landbau-Forschungsgesellschaft« geführt. Der Grund: Die Höfe seien damit aus dem Erbstrom herausgenommen. Es solle immer biologisch-dynamisch gewirtschaftet werden. Was mich am Bauck-Hof beeindruckt, ist, mit welchem Idealismus die Mitarbeiter und ehrenamtlichen Helfer sich für das Gedeihen dieses Hoforganismus einsetzen, verbunden mit hohem Sachverstand und großer Erfahrung – Idealismus, weil die Mitarbeiter zeitweise nur 100 Mark Taschengeld bekamen. Für Verpflegung, Wohnen und Transport war allerdings gesorgt. Jetzt hat man diese Regelung wieder abgeschafft, aber Bescheidenheit ist immer noch Trumpf: Einige Mitarbeiter werden manchmal von anderen daran erinnert, dass wohl mal wieder eine neue Hose fällig sei …

Und beeindruckend ist auch der Forschungsgeist und Wille, Neuland zu erobern und die Erkenntnisse von Rudolf Steiner weiterzuentwickeln. 1960 wurde ein eigenes Labor zur Untersuchung von Pflanzen, Humus und Boden eingerichtet, um die zahlreichen Feldversuche wissenschaftlich zu untermauern. Sechs Bücher hat der Bauckhof mittlerweile herausgebracht. Für seine Verdienste um die Entwicklung des biologischen Landbaus bekam der Bauckhof im Januar 2002 den 2. Umweltpreis, gestiftet von Bundeslandwirtschaftsministerin Renate Künast. Mehrmals im Jahr reisen Fernsehteams an, um das Leben auf dem Bauckhof zu filmen. Die Menschen hier sind stolz darauf. Und können auch zukünftig Unterstützung gebrauchen: für die Finanzierung vieler weiterer Projekte Spenden, die als gemeinnützig von der Steuer absetzbar sind, und zinsgünstige Darlehen, außerdem ehrenamtliche Mitarbeit, Pensionsgäste mit engem Kontakt zu Pflanze und Tier, Praktikanten, rüstige Rentner, Zivildienstleistende und Lehrlinge. Nach Meinung der Bauckhof-Mitarbeiter sollte »jeder junge Mensch – ob er Arzt, Lehrer oder Verkäufer wird – einige Monate in der Landwirtschaft verbracht haben, um ein Verhältnis zur Natur zu bekommen, um zu erleben, wie die Lebensmittel entstehen. Wie wolle man die Welt verändern, wenn man von den Grundlagen des Lebens nichts wisse?«

Beispielhaft: Pioniere einer neuen Agrarkultur

»Dein Körper vergisst keinen Tag seines Lebens,
Gehe achtsam mit ihm um,
du hast nur einen,
gib ihm frische, lebendige Lebens-Mittel
voller natürlicher Lebendigkeit.
Er wird es dir danken,
morgen und in zwanzig, dreißig Jahren.«

Karl Ludwig Schweisfurth

»Herta – wenn's um die Wurst geht« – wer kennt nicht diesen Werbeslogan des erfolgreichsten Fleischimperiums in Deutschland, Symbol der Massentierhaltung und -vermarktung? Karl Ludwig Schweisfurth, der das Unternehmen von seinem Vater übernommen und zum erfolgreichsten Fleischkonzern Europas gemacht hatte, mit 5000 Mitarbeitern und einem Jahresumsatz von 1,6 Milliarden DM (zirka 0,82 Milliarden Euro), verkaufte die Firma 1984 an Nestlé, um seinem Lebensweg eine völlig neue Richtung zu geben. Er hatte sein diffuses Unbehagen während einer Fastenzeit in Spanien in Worte gefasst und klar erkannt, dass Erfolg und Reichtum, mit dem Leiden zahlloser Tiere erkauft, nicht glücklich macht. Seine Vision war die Förderung der Wege zu einem ganzheitlichen und erfüllten Leben in besserem Einklang mit der Natur. Als Mann der Praxis ließ er es nicht zu, dass diese Vision Utopie blieb.

Schweisfurth war immer schon ein Tierfreund und hielt

auf seinem Grundstück eine Herde Rinder, um die sich seine Söhne kümmerten. Er machte sehr gute Erfahrungen damit, dass sich seine drei Kinder – seine Tochter hielt mehrere Pferde – täglich mit den Tieren beschäftigten. »Tiere können etwas leisten, was Menschen nie schaffen.« Schweisfurth plädiert dafür, den Umgang mit Tieren in Erziehungsprogramme für Jugendliche einzubauen, »man bräuchte dann kaum akademisch gebildete Verhaltenstherapeuten«. Er ist davon überzeugt, dass man schwierige Klippen wie Drogenkonsum, Rauchen und Alkoholprobleme durch die Arbeit mit Tieren überwinden kann.

Auf seinem Grundstück in Herten, Westfalen, merkte Schweisfurth bei einer Musikprobe des mit ihm befreundeten Dirigenten Anton Rickenbacher, damals Leiter des Westfälischen Symphonieorchesters Recklinghausen, im Stall, dass sowohl Rinder als auch Pferde auf das Violinkonzert auf seinem Kräuterhof deutlich positiv reagierten. »Die Bullen standen bewegungslos, aber an ihren Augen konnte ich sehen, dass sich etwas bei ihnen veränderte. Die Pferde reagierten, indem sie einen immer längeren Hals machten. Ich hatte eine derartige Veränderung an meinen Tieren zuvor noch nicht bemerkt.«

Inspiriert von diesem Erlebnis, bat er seinen Freund Rickenbacher, im kommenden Sommer ein richtiges Konzert für die zweihundert Mutterkühe auf der Weide zu geben. Gesagt, getan. Es wurde die »Symphonie Nr. 8« von Beethoven und anschließend »Die Moldau« von Smetana gespielt. Die Zugabe waren »Blitz und Donner« von Johann Strauß. Die Kühe kamen auf Ruf des Bauers herbei und standen regungslos, um dem Konzert zu lauschen. Innerhalb der nächsten Stunden kamen sechs Kälber zur Welt, und Schweisfurth ist bis heute überzeugt davon, dass die Musik diese Geburtsserie angeregt hat.

Schweisfurth hat einen Hang zum Schönen und zur – auch zeitgenössischen – Kunst. Er brachte die Kunst in seine Fabrikhallen, aber auch später in seine landwirtschaftlichen Modelle. Schweisfurth: »Schönheit ist ein ganz wichtiger Bestandteil menschlichen Lebens. Schönheit ins Leben zu bringen, ist nicht eine Frage des Geldes, sondern von Achtsamkeit und Liebe.« Achtsamkeit lernte er auf den ausgedehnten Himalaja-Reisen in buddhistische Länder, die er mit seiner zweiten Frau durchführte.

Mitte der siebziger Jahre hatte sich Schweisfurth Gedanken gemacht, wie die vielen tausend Schweine, Rinder und Kälber gehalten wurden, wie ihr Dasein aussah, bevor sie getötet und in seinem internationalen Konzern zu Wurst und anderen Fleischprodukten verarbeitet wurden. Er bat einen Einkäufer seiner Betriebe, mit ihm ein paar Tage lang all jene Orte zu besuchen, woher seine Firma die Tiere jede Woche zu Tausenden bezog.

Diese Reise hinterließ einen unauslöschlichen Eindruck. Schweisfurth lernte Bauern kennen, bei denen Tiere keine »Sache« oder »Material« waren, sondern die sich verantwortlich um jedes Tier wie ein Familienmitglied kümmerten. Er lernte aber auch Betriebe kennen, in denen viele tausend Schweine gehalten wurden, je tausend in einem riesigen Stall ohne Licht mit gerade so viel Platz, dass sich das Schwein einmal wenden und hinlegen konnte, auf einem Spaltboden ohne weiches Stroh. Das Futter wurde automatisch herangebracht. Er lernte Fabrikanten kennen, denen das Tier und seine Würde als Lebewesen völlig gleichgültig war.

»Es bedrängte mich das atavistische Gefühl eines Frevels, den wir mit den Tieren trieben. Mir war schlagartig klar, dass Fleisch von derart gequälten Tieren keine lebensfördernde Nahrung für uns Menschen sein kann.«

Was Schweisfurth zusätzlich bedrängte und bedrückte, war das mangelnde Unrechtsbewusstsein vieler Beteiligter. Und er bekam Schuldgefühle: Sorgte er doch mit seinem Unternehmen dafür, dass diese armen Tiere tatsächlich auch gekauft wurden. Er war nicht mehr länger bereit, dazu beizutragen, dass sich der rasende technische Fortschritt auf dem Rücken der Tiere weiter so betreiben ließ, dass Tiere in unerträglicher – und für kultivierte Menschen unwürdiger – Weise »draufzahlen«.

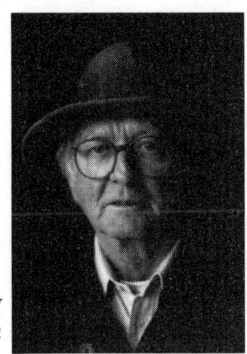

Karl Ludwig Schweisfurth

Für Karl Ludwig Schweisfurth war die Zeit reif für vernetztes Denken und Wirtschaften: »… dass Ackerbau, Viehzucht, Be- und Verarbeitung von Pflanzen und Tieren und deren Vermarktung nicht mehr in unsinnigen, voneinander getrennten Einzelhandlungen stattfinden durften, die zu technischer Hochspezialisierung, aber auch zu hohen Kosten für Lagerung, Transport und Entsorgung führten, sondern dass alles wieder neu zusammengefügt werden musste unter der Nutzung von Synergieeffekten.«[78]

Ihm war klar geworden, dass er ganz neu beginnen und etwas ganz anderes tun würde. Er wusste, dass er sich auf unsere Wurzeln mit der Natur zurückbesinnen und wirkliche Lebensmittel – Mittel zum Leben – herstellen wollte, die diesen Namen verdienen. »Das Ziel war, wieder in besseren Einklang mit der Natur zu kommen, damit Menschen und Tiere auf dieser Erde überleben können.«

Im Jahr 1984, mit immerhin 54 Jahren, einem Alter, in dem viele andere schon an ihre wohlverdiente Rente denken, begann Schweisfurth, seine Vision in die Tat umzusetzen. Durch den Verkauf seiner Firmen war er liquide. Sein Anliegen war es, in beispielhaften Projekten Menschen die Möglichkeit wiederzugeben, mit sich und der Natur eins zu sein und vernünftigen technischen Fortschritt dabei einzubeziehen. In Herrmannsdorf und Sonnenhausen nahe München schuf er Modelle einer Welt von morgen, Muster-Güter oder »Archen«, wie er sie nennt, natürliche Inseln, auf die der Mensch zurückgreifen kann, wenn sich seine bisherige Lebensweise als Irrweg erweist und er nach Alternativen sucht.

Eine gemeinnützige Stiftung in München fördert Wege zu ganzheitlichem und erfülltem Leben, indem Arbeit und Technik wieder in Einklang mit der Natur gebracht werden. Die Stiftung wurde am 12. November 1985 gegründet[79] und erforscht das, was Leben ausmacht, und die Zusammenhänge von Lebensmitteln, Ernährung und Gesundheit. Im Zentrum steht ein ganzheitlicher Begriff von Gesundheit, Mittelpunkt der Schweisfurth-Stiftung wie auch der Lehrwerkstätten Herrmannsdorf und Sonnenhausen. Schweisfurth: »Bis heute ist das Anliegen ›Gesundheit‹ wie ein großer Schirm über allen Bemühungen zu verstehen. In diesem Sinne ist Gesundheit ein umfassender Begriff, der das Wohlbefinden als ganzheitliche Einheit von Körper, Geist und Seele versteht.«

Wichtig ist Schweisfurth die Verbindung zwischen Kultur und Landwirtschaft. Denn schon das seit dem 17. Jahrhundert bezeugte Wort »Kultur« geht auf das lateinische Substantiv *cultura* zurück, das »Landbau; Pflege (des Körpers und des Geistes)« bedeutet. Ein Agrarkulturpreis, der 1989 erstmals verliehen wurde, unterstützt Projekte, die diesen Gedanken in die Tat umsetzen, und fördert eine Landwirtschaft, die Menschen gesund ernährt, die Umwelt schont und das Land als Kulturraum stärkt. Statt »immer mehr und immer billiger« sollen Qualitäten wie »immer umwelt- und gesundheitsverträglicher« im Vordergrund stehen. Schweisfurth ging es um einen sorgfältigen, wertschätzenden Umgang mit allem Leben: dem Boden, dem Wasser, den Pflanzen, den Tieren, den Menschen und schließlich auch mit sich selbst.

Die ersten Projekte der Stiftung waren eine fortlaufende Gesprächsrunde zwischen Bauern, die auf ökologischen Landbau umgestellt hatten, mit Wissenschaftlern und ein Zuschuss für eine mechanische Kartoffelkäfer-Sammelmaschine, die den Einsatz von Chemie auf dem Feld überflüssig machen sollte. Seit 1990 wird im zweijährigen Rhythmus ein »Preis für artgemäße Nutztierhaltung« vergeben, durch den Nachwuchswissenschaftler ermutigt werden, sich wissenschaftlich mit diesem Thema zu beschäftigen, und seit 1998 auch ein »Forschungspreis für Ökologische Ökonomie«. An der Humboldt-Universität in Berlin hat die Schweisfurth-Stiftung einen Lehrstuhl für Agrarkultur finanziert.

Mit den Gedanken zur Arbeit in der Schweisfurth-Stiftung eng verbunden ist die Gestaltung der Herrmannsdorfer Landwerkstätten bei München und Hannover und des Lerngutes Sonnenhausen. In den Landwerkstätten wird der Leitgedanke der Stiftung –»langsamer, näher, weniger, schöner« – praktisch umgesetzt, und es werden Wege zu einem ganzheitlichen und erfüllten Leben in Einklang mit der Natur erprobt.

Der Gedanke »Wenn einer träumt, dann ist es nur ein Traum, wenn viele träumen, dann ist es der Beginn einer neuen Wirklichkeit« wurde Schweisfurth dabei zur Maxime. Der Grundgedanke war, Lebensmittel zu erzeugen, die auf natürliche Weise im Wesentlichen von Hand und vom einzelnen Menschen gefertigt werden. Schweisfurths Überzeugung: Ökologischer Landbau umfasst viel mehr als ökologische Erzeugung, sondern auch die Be- und Verarbeitung der ökologisch erzeugten Pflanzen und Tiere nach gleichen Grundsätzen und auch deren Vermarktung. Statt als Landwirt sieht sich Schweinsfurth dabei als »Kulturwirt«: »Wer Bauer sein will, der hat den umfassendsten Beruf auf dieser Welt.«

Es gibt mittlerweile Herrmannsdorfer Werkstätten nicht nur bei München, sondern auch – als Expo-Modell! – am Kronsberg in Hannover, beides richtige Dörfer mit artgerechter Tierhaltung, Lebensmittel-Werkstätten für Schinken, Wurst, Käse und Brot, einem Hofmarkt und einem Wirtshaus mit selbst gebrautem Bier.

Der Weg dorthin war nicht immer leicht, sondern oft steinig. Mit dem veredelten Landschwein erlebten Schweisfurth und seine Helfer zum Beispiel eine Katastrophe: In die (Bewegungs-)Freiheit entlassen, wurden nicht nur viele Ferkel von ihren Muttern »totgelegt«, sondern zum hellen Entsetzen der Züchter fraßen die Sauen auch ihre Kinder! Die Lösung waren naturnahe, nicht zu hoch gezüchtete Rassen. Man fand in den schwäbisch-hallischen Schweinen, die zur Obergruppe der Sattelschweine gehören und deren Vorfahren vor 150 Jahren aus China importiert wurden, die ideale Lösung. Ihr Fleisch ist geschmacklich nicht zu vergleichen mit dem von turbogemästeten und gequälten Tieren, sondern saftig, zart und voller Wohlgeschmack.

In seinem *Buch vom guten Fleisch* (siehe Literaturverzeichnis) präzisiert Schweisfurth die Ziele der Herrmannsdorfer Werkstätten: »Wir sorgen für gesundes Wachstum unserer

Tiere in artgemäßer Haltung mit natürlich gewachsenem Futter aus der Region und ohne Kadavermehl, das beschönigend ›Tierkörpermehl‹ genannt wird. Wir sorgen für natürliches Saat- und Zuchtgut, frei von gentechnologischen Manipulationen. Wir sorgen für werterhaltende, schonende Verarbeitung, möglichst weitgehend naturbelassen.« Das Buch ist voller Bilder von glücklichen Tieren, die auf Wiesen und Weiden tollen und liebevoll von Menschen betreut werden. Das Futter besteht aus Gras, Getreide oder Mais aus eigenem Bio-Anbau.

Nichts ist im Spiel, was das Wachstum der Tiere beschleunigt. Ochsen werden erst mit dreieinhalb Jahren geschlachtet, das Fleisch konnte so in Ruhe reifen. Schweisfurth: »Entscheiden Sie, was Ihnen das alles wert ist: der Erhaltung der Natur und den Tieren zuliebe und weil Sie ethnische Gründe haben und weil Sie gesund und voller Wohlbefinden für Körper, Geist und Seele leben und in Ehren alt werden wollen.« Der Genuss von Fleisch ist für Schweisfurth etwas Besonderes, nicht Alltägliches; so war es früher, und sollte es wieder werden; und das Steak oder die Wurst auf dem Teller sollten mit Dankbarkeit verzehrt werden.

Auch für die Bereiche Milchwirtschaft und Käserei, Fleischerei, Vollkornbäckerei und Bierbrauerei fand Schweisfurth idealistische und traditionsbewusste Meister ihres Handwerks. Toni Daxenbichler und Bernhard Stadler, Milchbauern aus der Nachbarschaft, hatten ein beeindruckendes Erlebnis nach der Umstellung auf »biologisch«. Ihre Kühe wurden gesünder. »Ein Schlüsselerlebnis für Toni Daxenbichler war, dass einige Zeit nach der Umstellung der Tierarzt zur Trächtigkeitsuntersuchung kam und nach der Untersuchung der letzten Kuh sagte: ›Toni, wenn alle Bauern so wirtschaften würden wie du, wäre ich arbeitslos. Alle deine Kühe sind tragend; das gibt es sonst nicht.‹« In den Herrmannsdorfer

Landwerkstätten haben die Kühe und Kälber regelmäßig Auslauf an der frischen Luft. Spaltenböden existieren hier nicht, und man betreibt die freie Haltung der Kälber statt der sonst üblichen »Einzelhaft«. Heute zählen solche Bedingungen zu den Standardregeln für den ökologischen Landbau.

Das Vollkorngetreide wird in den Herrmannsdorfer Landwerkstätten frisch auf Tiroler Steinmühlen gemahlen und in einem Steinofen verbacken. Der Rohmilchkäse reift in einem Gewölbe aus soliden Ziegelsteinen. In einem echten Butterfass wird gebuttert. Das Wirtshaus hat im berühmten Restaurantführer Gault Millau etliche »Kochmützen« bekommen und wurde als »bestes und interessantestes Gasthaus in Deutschland« ausgezeichnet. Das hauseigene Bier aus ungespritztem Hopfen und Malz wird in Kesseln aus Gusseisen gebraut, natürlich ohne so genannte technische Hilfsstoffe. Da kann man wirklich von Einhaltung eines »Reinheitsgebotes« sprechen! Symbol des »Schweinsbräus« ist ein Schwein, das mit seinen beiden Vorderbeinen über eine Stalltür lugt und eine Perlenkette trägt, als Symbol für die Wertschätzung dieses Nutztieres.

Im November 2001 habe ich die Herrmannsdorfer Landwerkstätten bei Hannover besucht. Wir – meine Familie und ich – waren begeistert von der Anlage auf insgesamt 150 Hektar, den anscheinend glücklichen Kühen, Hühnern und Schweinen, der köstlichen Mahlzeit im Restaurant und den gekauften Waren im Öko-Supermarkt »Marktstraße«, der seinesgleichen an Größe und Angebotsvielfalt sucht. Es gibt einen Bauerngarten, eine Biogasanlage, ein Windrad, Sonnenkollektoren, Schafe auf Extensivgrünlandflächen, komfortable Ställe für Schweine, Rinder, Hühner, Schafe und Ziegen, eine Pflanzenkläranlage, ein Gästehaus, Wohnhäuser für die Mitarbeiter, ein Bildungswerk, eine Schlachterei und Werkstätten wie Metzgerei, Imkerei, Brauerei und Bäckerei, in denen Lebensmittel höchster Qualität verarbeitet werden. Zu dieser Zeit war noch eine Käserei geplant.

Es finden ganzjährig Seminare zu ökologischen Themen mit viel Praxisbezug statt, zum Beispiel Kochkurse und Gartenbau; und Schulklassen können Praktika absolvieren. Auch die Bildung ist ganzheitlich ausgerichtet und spricht alle Sinne an, Kopf, Herz und Hände werden als gleichrangig betrachtet. Die Devise der Produktion von Lebensmitteln heißt »Aus der Region für die Region«, will sagen: Brot, Fleisch, Wurst, Schinken, Honig, Käse und Bier und vieles mehr werden frisch und direkt an den Endverbraucher vermarktet. Auch öffentliche und private Unternehmen werden mit Lebensmitteln beliefert, und es besteht ein Catering-Service. Durch Sonnenkollektoren, Biogas und Windkraft wird sogar so viel Energie erzeugt, dass der Überschussstrom ins öffentliche Netz gespeist werden kann. Etwa hundert Menschen bieten die Herrmannsdorfer Landwerkstätten am Kronsberg sinnvolle und befriedigende Arbeit.

Schweisfurths Söhne, die sich von ihrem Vater distanziert hatten, als er noch Fleischfabriken betrieb, und mit den Grünen sympathisierten, leiten jetzt die Werkstätten in Herrmannsdorf und Sonnenberg. Vater und Söhne, deren Lebensziele einst kaum noch Berührungspunkte hatten, sind in ihren Aktivitäten versöhnt, und der Vater weiß sein Werk in guten Händen und übt nur noch die Rolle des Beraters im Hintergrund aus.

Schweisfurth wird in meinen Augen als Pionier und Vordenker für eine gesunde Ernährungs- und Lebensweise in die Geschichte eingehen. Er bat mich in einem persönlichen Brief, in meinem Buch darauf hinzuweisen, dass Bio-Anbau und qualitätsbewusste Verarbeitung nicht nur eine Sache der Vernunft, sondern auch der Ethik sei. Dem Wunsch komme ich an dieser Stelle gerne nach.

Die hohe Kunst der Bio-Landwirtschaft ohne tierischen Dung: Vegetarismus konsequent

Die Bergpredigt lehrt, dass der Frieden den Frieden gegenüber der Natur und den Tieren mit einschließt. Welche Ernährungsweise verwirklicht ein solches Konzept der Friedfertigkeit, das den achtungs- und liebevollen Umgang mit allem Leben, mit den Pflanzen, Tieren und Mitmenschen, einschließt? Gibt es eine Lebensweise, die einen Baustein für diese friedfertige Alternative zu leben darstellt? Wo gibt es heute schon Pioniere, die einen wachsenden giftfreien Lebensraum schaffen, auf dem künftige Menschen- und Tiergenerationen zusammenleben können?

Bisher hatte ich die biodynamische Landwirtschaft immer als »hohe Kunst« des Bio-Anbaus verstanden mit ihrem ganzheitlichen Ansatz, den biodynamischen Präparaten, ihrem ausgeprägten Qualitätsbegriff und den positiven Erfahrungen, die ich selbst damit machen durfte. Ich bin dem großen ganzheitlichen Visionär Rudolf Steiner dankbar für die Wurzeln des Bio-Landbaus, die er so früh gelegt hat. Auf sein geistiges Erbe greifen heute Tausende von Bio-Bauern nicht nur der biodynamischen Landbaumethode zurück. Steiner sah unsere geistige Entwicklung gefährdet, wenn wir nicht anfingen, qualitativ gute Nahrung mit einer hohen Schwingung zu essen. Ohne Rudolf Steiner wäre der Bio-Land- und -Gartenbau nicht dort, wo er heute ist.

Was mich als Tierliebhaberin, langjährige Vegetarierin und Veganerin in den meisten biodynamischen Landwirtschaftsbetrieben immer gestört hat, war, dass mit den Nutztieren hier zwar sorgfältig und liebevoll umgegangen wird – dass um den Weg zum Schlachter aber auch sie nicht herumkommen. Jedes Mal hatte es mir auf Hof Springe das Herz zerrissen, wenn Schweine zum Schlachthof gebracht wurden. Wer denkt, diese Tiere bekämen nicht mit, was ihnen bevorstehe, befindet sich in einem gewaltigen Irrtum. Schweine sind intelligent und wissen sehr wohl, wohin die Reise geht! Wenn wir sie im Hänger von einer Weide zur anderen brachten, blieben sie ganz ruhig. Wenn es zum Schlachthof ging, gerieten sie in Panik.

Vor kurzem bin ich nun über Produkte vom »Lebe-gesund!«-Versand »gestolpert« und habe mir welche bestellt (Bezugsadresse im Anhang). Von ihrem Geschmack und dem Wohlgefühl nach dem Essen war ich begeistert, ebenso von der Qualität von Obst, Brot, Gemüse und veganen Produkten.

Die Produkte stammen von den Gütern »Neu Jerusalem«, die von einer umstrittenen Glaubensgemeinschaft betrieben werden, welche sich Urchristen nennen (»Universelles Leben [UL]«). Sie geraten immer wieder in die Schlagzeilen; und man braucht sich nicht zu wundern, dass sie – vor allem von der etablierten Kirche – als Sekte eingestuft werden, wenn man sich ein wenig mit ihrem Gedankengut befasst und die Berichte über sie liest. An dieser Diskussion möchte ich mich hier allerdings nicht beteiligen. Vielmehr will ich mich auf das Wesentliche für unser Thema beschränken, nämlich die Art des Wirtschaftens der Güter, von den Betreibern als »friedfertiger Landbau« bezeichnet. Vielleicht haben wir mit diesem ganzheitlichen Ansatz, der Tiere als unsere Freunde respektiert und wie unsere Vorväter durch Dreifelderwirtschaft den Boden pflegt, eine konsequente Fortentwicklung des Bio-Anbau-Gedankens vor uns, der zwar bisher nur auf knapp tausend Hektar realisiert wird, aber ein Modell auch für andere sein kann.

Was heißt »friedfertiger Anbau«? Als Anfang der achtziger Jahre auf Höfen am Rande des Spessarts mit einer Landwirtschaft ohne Nutztierhaltung und ohne Mist und Gülle begonnen wurde, tat man dies der Gemeinschaft zufolge in erster Linie aus Liebe den Tieren gegenüber, die man nicht schlachten wollte. Nur wenige ahnten damals, dass dieser »friedfertige« Getreide-, Gemüse- und Obstanbau nicht nur den Tieren – darunter auch den zahlreichen Bodenlebewesen – zugute kommen würde, sondern ebenso den Menschen, indem er Angelpunkt einer Produktion von gesunden Lebensmitteln werden würde.

Diese Pioniere bezeichnen sich als Menschen, die die Natur lieben und die Gebote Gottes ernst nehmen. Sie betrachten Pflanzen als Lebewesen und kommunizieren mit ihnen liebevoll in diesem Bewusstsein. Wesentlich beim friedvollen naturgemäßen Anbau sei, dass die Menschen, die den Boden bearbeiten, die die Früchte des Feldes betreuen und ernten, die Wiesen und Wälder pflegen und für die kleinen und großen Tiere sorgen, dies in Achtung und Wertschätzung gegenüber den Lebensformen der Natur täten, in dem Bewusstsein, dass die Kraft des Allgeistes in allem das Leben sei. Die logische Konsequenz: »Wir lieben unsere Naturprodukte.« Die Zehn Gebote und die Bergpredigt, die Liebe zum Mitmenschen fordert, seien für die Menschen der Güter »Neu Jerusalem« keine Utopie, sondern praktische Lebensregeln.

Niemandem soll eine Überzeugung aufgedrängt werden, aber der geistige Hintergrund, vor dem Lebensmittel produziert werden, ist sicherlich für die Qualität dieser Produkte sehr wichtig, weil er sich auf energetischer Ebene überträgt.

Nach der Auffassung der Urchristen ist die bäuerliche Landwirtschaft der letzten fünfzig Jahre gewalttätig. Sie sei nicht nur brutal gegenüber Millionen von Schweinen, Rindern und Hühnern, die sie auf barbarische, inhumane Art in Massentierställen mäste, auf endlosen Tiertransporten quäle und »unter ohrenbetäubenden Angstschreien der

Opfer schlachtet«, sie sei auch gewalttätig gegenüber Natur und Landschaft, die sie jährlich mit tonnenweise Kunstdünger und Pestiziden traktiere.

Die Ergebnisse kennen wir: Die Ackerböden laugen aus, Monokulturen zerstören unsere kleinräumige Kulturlandschaft, das Ammoniak aus der Gülle verwandelt sich in sauren Regen und zerstört unsere Wälder.

Die Bauern auf den Gütern »Neu Jerusalem« sehen Pflanzen wie gesagt als Lebewesen, mit denen sie kommunizieren. Pflanzen haben ihrer Auffassung nach ein Bewusstsein und können durch schlechte, lieblose Behandlung in »Stress« geraten. In der Hinsicht unterscheidet sich diese Landwirtschaft nicht nur von der konventionellen, die Gemüse und Obst achtlos als Materie behandelt, sie mit Insektiziden und Kunstdünger traktiert und sie als Massenware auf den Markt wirft, sondern auch von den meisten Bio-Landwirten, welche die Kommunikation zwischen Mensch und Natur ausblenden und ihre Feldfrüchte mit Jauche und Gülle überschütten. Werfe man Obst und Gemüse herum, erhöhe sich ihr Stoffwechsel, was die Haltbarkeit verringere. Gehe man behutsam mit ihnen um, verbessere und erhalte sich ihre Zellstruktur. Gemüse und Früchte seien Geschenke Gottes und das Herzstück aller Nahrungsmittel. Wer viel Gemüse esse, lebe gesünder – vorausgesetzt, dass er gesundes Gemüse isst. Warum ist das Gemüse des »Lebe-gesund!«-Versands gesund? Es werde nicht mit Nitratdünger und auch nicht mit Mist und Gülle hochgepuscht! Als Dünger bekommen die Felder etwas Urgesteinsmehl, Spelzen von der Mühle und Mulch. Auf einigen Brache-Feldern wird Wildklee ausgesät.

Die Pflanzen und Früchte auf diesen Gütern dürfen sich Zeit lassen, um sich nach der Uhr der Natur und ihren Wachstumskräften zu entwickeln, im Einklang mit den natürlichen Kräften von Erde, Wasser, Luft und Sonne. Dann stimmten Wasserhaushalt, Zellstruktur und Aroma der Pflanzen. Das sei die Lebenskraft, die man schmecke. Zufriedene Kunden bestätigten dies: »Sie verdienen die Bezeichnung ›Lebensmittel‹. Ihre Erzeugnisse sind eine Offenbarung im Vergleich zu konventionell hergestellter Nahrung«, erzählt eine Frau aus Halle. »Obwohl ich aus ethischen Gründen seit zwölf Jahren Rohkost-Vegetarierin bin und mich längst an Bioland- und Demeter-Produkte gewöhnt habe, musste ich feststellen, dass ihre Erzeugnisse mir noch besser schmecken«, attestiert eine andere den Urchristen.

In den Augen der urchristlichen Bio-Bauern sind die Bio-Richtlinien zu lasch. Bis zu 10 Prozent der Rinder und 20 Prozent der Schweine dürfen Bio-Bauern aus konventioneller Haltung dazukaufen. Woher weiß man, was diese Tiere mitbringen, vielleicht BSE oder Maul- und Klauenseuche oder TBC? Was ist, wenn Mist und Gülle dieser Tiere Acker und Wiesen mit Prionen impfen, die zum Rinderwahnsinn führen? Nur dort, wo keine Nutztierhaltung mehr stattfinde und kein tierischer Dünger auf die Felder käme, könne man sicher sein, dass Kartoffeln und Karotten, Salate und Tomaten wirklich BSE-frei seien. Bis Mitte Dezember 2000 durfte auch im »ökologischen Landbau« mit Blut- und Knochenmehl gedüngt werden. Eine Stickstoff-»Zwangsernährung« der Pflanzen mit Mist und Gülle wird abgelehnt.

Dass chemischer Dünger die Milliarden von Kleinstlebewesen in einem gesunden Boden lähmt und tötet, ist bekannt. Doch was man zu wenig beachte, sei, dass auch die scharfe Gülle die Bodenbakterien schädige und aus dem Gleichgewicht bringe. Vor allem der Harnstoff des Urins wirke genauso wie der künstliche Harnstoff des Kunstdüngers: Er gehe direkt in den Pflanzenkreislauf und zwinge die Pflanze, mehr Wasser aufzunehmen, als sie dies von Natur aus täte. Dadurch werde Getreide, Gemüse usw. schwerer, aber die vom Bodenleben gelieferten Spurenelemente würden nicht mehr aufgenommen; die Pflanze verarme also. Dies äußere sich in einem wässrigen Geschmack, einer höheren Krankheitsanfälligkeit und in einem niedrigeren Nährwert für die Menschen.

»Bei uns wird das Bodenleben durch schonende Düngung mit reinen Naturstoffen und Mineralien ernährt«, so die Eigendarstellung. Es gebe kein Ausbeuten, nur ein Geben und Empfangen in gegenseitiger Achtung. Im Gegensatz zur sonstigen Landwirtschaft sei die Düngung kein ständiger Treiber, der Boden werde nicht genötigt, einen möglichst hohen Ertrag zu liefern. Die Erde werde als ein lebendes Wesen gesehen und behandelt. »Die Gesundheit des Bodens überträgt sich auf die Pflanzen, deren Wachstum und Bekömmlichkeit und kommt damit der Gesundheit des Menschen zugute.«

Tiere werden als Freunde betrachtet, es leben aber Pferde, Hunde, Katzen, Gänse und Enten »in einer großen Hoffamilie mit uns zusammen. Doch wir halten die Tiere nicht, um sie zu schlachten und aufzuessen.« Gott habe ein gesundes Miteinander zwischen Mensch, Natur und Tieren vorgesehen. Es gehe im friedfertigen Anbau der Güter auch darum, »für die Tiere einen Lebensraum zu schaffen, in dem sie ein Leben führen können, das freier Gottesgeschöpfe würdig sei, in dem sie sich, ihrer Arbeit gemäß, frei und in Frieden bewegen können, ohne Angst, verfolgt und gequält zu werden; in wachsender positiver Verbindung zu Menschen, die ihnen mit Hilfe und Fürsorge entgegenkommen, ihnen Achtung, Wertschätzung und Freundschaft in Gefühlen, Gedanken und in der selbstlosen Tat entgegenbringen.«

Die Gemeinschaft garantiert einen friedvollen Umgang mit den Feldern, ob beim Säen, Pflegen und Ernten, und auch die »fürsorgliche Lagerung« von geernteten Früchten, Getreide und Gemüse.

Das Ziel vom »Lebe-gesund!«-Versand ist es, Delikatessen zu kreieren, die selbst »eingefleischten Wurstessern« das Wasser im Munde zusammenlaufen lassen. Feinschmecker loben die Hokkaido-Kürbissuppe als unnachahmlich, aber auch das vegetarische Zwiebelschmalz und weitere köstliche Brotaufstriche. Die Kräuter für die grünen Soßen sind nicht erhitzt und ohne Antioxidantien, dabei im Kühlschrank über Monate haltbar. Die Pesto- und Bärlauchsoßen sind ein Gaumenschmaus, zum Beispiel zu Frischnudeln oder Kartoffelgerichten, und auch die Lebkuchen, Kekse und Schokoaufstriche ohne Zuckerzusatz für Kinder. Naturrein und köstlich sind ebenso die Obst-, Beeren- und Gemüsesäfte, die nicht aus Konzentraten hergestellt sind, sondern direkt gepresst und in Flaschen abgefüllt werden. Fruchtweine wie Sauerkirsch- oder Johannisbeerwein werden angeboten und erfrischender Apfel-Cidre. In einem eigenen Qualitäts-Markensiegel »für Ihre Gesundheit« werden folgende Merkmale zugesagt: »ohne Mist und Gülle, ohne Nutztierhaltung, ohne Klärschlamm, ohne Pestizide, ohne Herbizide und Fungizide, keine Genmanipulation und dadurch erstklassige Qualität«.

Im Katalog des Versands stellt sich eine Spessart-Kartoffel vor: »Der Boden, auf dem ich groß geworden bin, ist ein gesunder Boden. Ich habe weder Pestizide noch Herbizide gesehen und wurde auch nicht mit chemischen Düngerbomben zu unnatürlichem Wachstum gezwungen. Auch Mist, Gülle oder Klärschlamm musste ich nicht schlucken. So musste keiner meiner Freunde, kein Regenwurm, kein Käfer und keines der winzigen Kleinstlebewesen sterben, sondern alle waren munter beschäftigt, den Boden zu lockern und mir die Nahrung bereitzustellen, die ich zum Wachstum brauche. Ich trage die Freundschaft und die Friedfertigkeit in mir, die ich von den Landwirten in meiner Wachstumsphase erfahren habe. Sie haben mich mit viel Liebe aufgezogen, so behutsam wie möglich geerntet und sorgfältig eingelagert. All diese Gaben darf ich Ihnen weiterreichen. Probieren Sie mich – und schmecken Sie den Unterschied!«

Dietmar May – Bauer mit Leib und Seele: Ein Bio-Bauer erzählt

Dietmar May, von dem dieses Kapitel stammt, bewirtschaftet zusammen mit seiner Familie (drei Generationen) einen 70 Hektar großen Bio-Hof zwischen Rhön und Grabfeld im nördlichen Unterfranken.

»Nach abgeschlossenem Betriebswirtschaftsstudium entschied ich mich zur Übernahme des elterlichen Betriebes. Als zweiter und zugleich jüngster Sohn der Bauernfamilie May aus dem Dorf Junkershausen (120 Einwohner) absolvierte ich 1987 die Prüfung zum Landwirtschaftsmeister und wollte gleich mein Meisterprüfungsprojekt in die Tat umsetzen: den Bau eines modernen Schweinemaststalls mit 400 Plätzen auf Spaltenboden. Doch nach der Besichtigung einer Mastanlage in Holland für 40 000 Tiere, die größer als mein Heimatdorf ist, ließ ich den Bauplan in der hintersten Schublade verschwinden – ich sah keine Chance für mein Vorhaben im europäischen Wettbewerb um die billigsten Schweine und suchte nach einer Alternative. Als Marktnische fand ich ›Auslaufschweine‹, für die ich auf dem ehemaligen Hühnerstallgelände einen Auslauf mit Elektrozaun errichtete. Die ›Duroc-Pietrain‹-Einkreuzung sorgte für ›bunte‹ Schweine.

Nach einigem Hin und Her, verbunden mit Existenzangst und katastrophalen Prophezeiungen von Seiten der Eltern, entschied ich mich 1989, auf Öko-Landbau umzustellen. Ich trat dem Naturland-Verband bei und wirtschafte seither nach dessen Richtlinien. Der Muttersauenstall mit dreißig angebundenen Sauen wurde um einen Auslauf erweitert und der Bestand um die Hälfte reduziert. Der Maststall für hundert Tiere bekam einen überdachten, planbefestigten Allwetterauslauf und ein freies Wühlareal, welches mit Holzhäcksel eingestreut und alle fünf Jahre abgeschoben wird. Um die Verwurmung in Grenzen zu halten, wird dieser Auslaufabschnitt bei mehrtägigen Regenfällen nicht genutzt.

Die tägliche Stroh- und Dinkelspelzeinstreu und die Heuzugabe sorgen für Beschäftigung und Bewegung. Neben der hofeigenen Getreide-Erbsen-Mischung – mit 2 bis 4 Prozent Kartoffeleiweiß, 2 Prozent Bierhefe und 1,5 bis 3 Prozent Mineralfutter aufgewertet – gibt's im Winter Klee-Gras-Silage und ansonsten frisches Grünfutter, das von Eltern und Tante (rüstige »Siebziger«) alle zwei Tage mit dem Geräteträger gemäht und per Hand aufgeladen wird.

Beim Ackerbau wurde der Zuckerrüben-Anbau von 12 auf 2 Hektar reduziert, nachdem das Ökozucker-Projekt von der Südzucker AG 1999 leider beendet worden war. Der zwischenzeitliche Möhrenanbau für Babykost und Öko-Säfte wurde von 5 auf einen halben Hektar reduziert, da ›Hipp‹, ›Eden‹ und andere Großabnehmer für die Bio-Möhren weniger zahlen als Pferde- und Kaninchenhalter oder Jäger.

So bildet nun der Getreidebau den Schwerpunkt innerhalb der siebengliedrigen Fruchtfolge:

1. Jahr: Brotweizen, Dinkel,
2. Jahr: Wintergerste, Triticale (für Schweine),
3. Jahr: Erbsen, Ackerbohnen, Hafer-Wicken-Vermehrung,
4. Jahr: Roggen,
5. Jahr: Braugerste,
6. Jahr: Brauweizen,
7. Jahr: Grünbrache: Luzerne, Weiß- und Rotklee als weiterwachsende Untersaat.

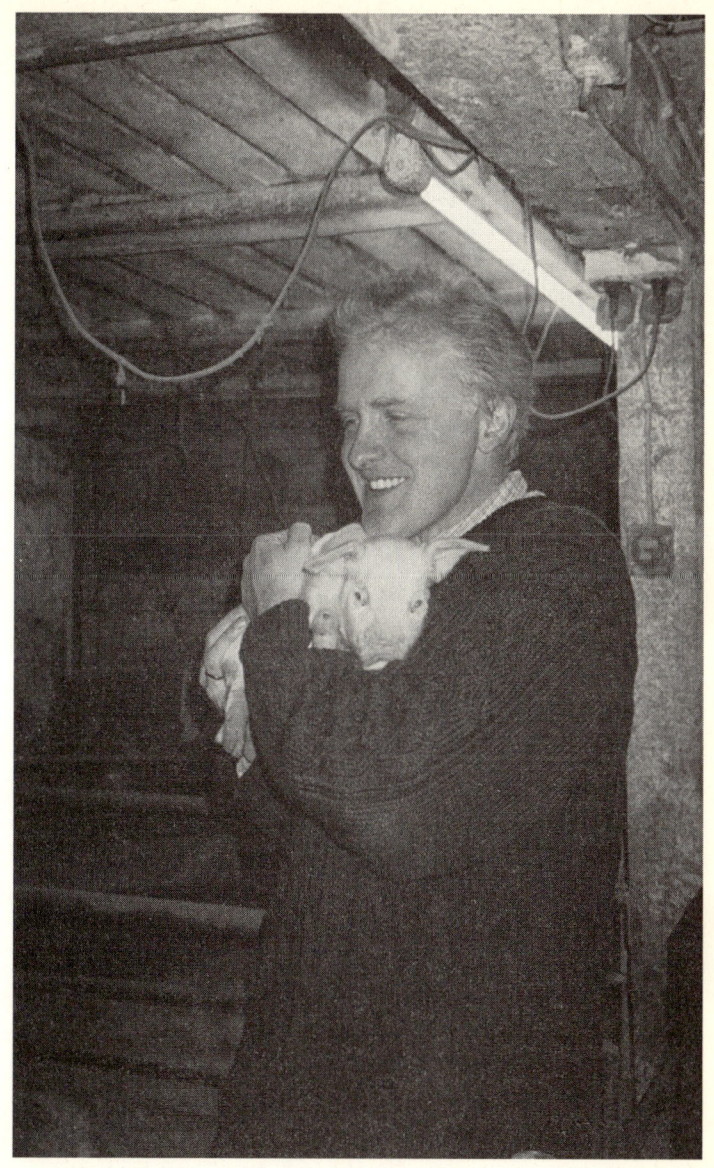

139

Zur Grundbodenbearbeitung wird flach, nur zirka 15 Zentimeter tief, gepflügt. Grünbewuchs wird zuvor geschlegelt und flach eingescheibt. Zur Saatbettbereitung dient die Ackeregge oder, bei grobscholligem Acker, die Kreiselegge, zum Teil auch in Kombination mit der Sämaschine. Die Hauptbodenbearbeitung überlasse ich den Pflanzen selbst: den Untersaaten und, bei deren Ausfall, den Zwischenfrüchten. Dabei wird mit Klee, Wicken und Futtererbsen gleichzeitig Stickstoff angereichert. Während eines Brachejahres wird bis zu sechsmal gemulcht, um den Klee zum Bestocken anzuregen, Ausfallsamen zu vermeiden und das Distelwachstum einzuschränken. Die Winterungen werden bereits Ende August gedrillt, um den anschließend ausgesäten Untersaaten (mit einer 9 Meter breiten pneumatischen Sämaschine aus Eigenbau) ein Wachstumsstadium zu sichern, das ein Erfrieren verhindert. Wenn das Getreide vor dem Winter zu hoch ist, kürzen wir es mit dem Mulchgerät ein.

Die gepflügten Felder für den Sommerbau werden im Herbst nicht eingeebnet, damit der Boden im Frühjahr schneller abtrocknet und das Abschwemmen am Hang vermindert wird. Der Keuper- und Muschelkalk-Ausgangsboden ist entweder tonig oder mit einer Lössschicht überlagert. Die mittlere Jahrestemperatur beträgt 8,7 Grad Celsius und die durchschnittliche Niederschlagsmenge 590 mm; der Hof liegt 280 Meter über dem Meeresspiegel.

Zusammen mit den ›Rhönhöfe‹-Bauern vermarkten wir das Brotgetreide. Braugerste und -weizen gelangen über die ›Rhönmalz‹ an die ›Rother-Bräu‹ in der Rhön. Etwa 3 Prozent des Getreides werden innerhalb eines handwerklichen regionalen Netzwerkes im Nachbardorf vermahlen (Dorfmühle mit Wasserkraft) und nach ökologischen Verarbeitungsrichtlinien verbacken. Dieses Getreide erzielt über die Weiterveredlung einen höheren Preis.

Zwei Drittel der Schweine werden an die Rhöner Öko-Metzgerei ›Leist‹ in Hilders verkauft, der Rest wird von einem Lohnmetzger im benachbarten Dorf geschlachtet, zerlegt und verwurstet (›Hausmacher-Art‹).

Unsere Erzeugnisse setzen wir im Hofladen, per Lieferdienst (vom Vater), auf dem Wochenmarkt in Bad Neustadt (Ehefrau) sowie an Wiederverkäufer ab, wobei die jeweiligen Erlöse zwar bescheiden ausfallen, das Gesamtergebnis aber zum Überleben ausreicht. Das Hofladensortiment wird durch die Eier der eigenen hundert Legehennen ergänzt, die mit ihren beiden Hähnen einen großzügigen, grünen Wechselauslauf genießen. Außerdem liefert Cousin Albert ›Bioland‹-Kartoffeln und -Nudeln. Obst von Streuobstwiesen, Säfte und Bier in Öko-Qualität dürfen natürlich auch nicht fehlen.

Als Betriebsleiter (und als Vater dreier Kinder) will ich vor allem jungen Menschen den Öko-Landbau näher bringen. Sie sind die Verbraucher von morgen, die mit entscheiden, wie die künftige Landwirtschaft in Mitteleuropa aussehen wird – ob vielleicht eines Tages die Tierfabriken wieder abgerissen werden; wo leidende Mitgeschöpfe wie Hühner und Schweine in reizarmen, dunklen Ställen eingepfercht sind, zwischen Beton und Gitter über stinkender Gülle. Dabei werbe ich als Bauer bei den Jugendlichen auch für einen neuen Lebensstil.

Die Umweltkrise ist eine Folge der Inweltkrise des Menschen. Viele Menschen streben nach Anerkennung durch andere, bauen teure Häuser, fahren teure Autos und tragen teure Kleider als Statussymbole. Auch das häufige Flüchten in entfernte Urlaubs›paradiese‹ gehört dazu. So benötigen sie immer mehr Geld und haben dadurch immer weniger Zeit.

Die fehlende Zeit für ihre vor den Fernseher ›geparkten‹ Kinder wird durch übertriebenen Kauf von Spielzeug und

Süßigkeiten kompensiert. Und den Erwachsenen dienen Alkohol, Nikotin, Koffein und andere Drogen und Seelentröster als Dopingmittel, um den Alltagsstress zu bewältigen. Die so geplünderten Geldbeutel können nur noch durch sparsamsten Essenseinkauf von Billigangeboten vor dem absoluten ›Leerzustand‹ bewahrt werden, und das zu Lasten unser aller Mitwelt. Aber die ›Billig-Landwirtschaft‹, die sowieso nur durch unsere Subventionen so billig erscheint, kommt uns auf Dauer sehr teuer zu stehen. Man denke nur an die Trinkwasseraufbereitung wegen Nitrat- und Pestizidbelastungen, jeder dritte Brunnen in Unterfranken hat zu hohe Nitratwerte. Oder an das kleine Dorf Burgwallbach in der Rhön, das bereits zum zweiten Mal innerhalb kurzer Zeit von einer Schlammlawine heimgesucht worden ist. Millionen sind alljährlich vom Steuerzahler für Hochwasserschäden oder das Ausbaggern von Flusssohlen aufzubringen, ganz zu schweigen von den Mehrkosten im Gesundheitsbereich auf Grund des Verzehrs degenerierter Nahrungsmittel.

Der Mensch wird zur Besinnung kommen, wenn der Leidensdruck ihn dazu zwingt; hoffentlich noch bevor die fatalen Auswirkungen einer missbrauchten Genforschung das biologische Gleichgewicht auf der Erde zunichte gemacht haben.

Auch wenn es finanziell enger geworden ist und ich noch gegen den Strom schwimmen muss, empfinde ich Freude, Spannung und Erfüllung in meinem sehr vielseitigen Beruf. So nach und nach ist mir bewusst geworden, dass wirklicher Reichtum nicht mit Geldbesitz zusammenhängt. Auch die Arbeit als freier Mensch in und mit der Natur, das immer wieder neue Kennenlernen von Boden, Pflanzen, Tieren und Menschen, bei dem angesichts der kaum erforschten Zusammenhänge eine gewisse Faszination nicht ausbleibt, machen mich reich. Als Bio-Bauer kann ich nach der Aussaat des unbebeizten Kornes nur noch alles Wesentliche dem Herrgott überlassen: das Keimen des Samens und das Fruchtbringen; Wind, Regen, Sonne, der Insektenflug, das Assimilieren und Atmen der Pflanzen, der Zellauf- und -abbau in der Wurzelmasse, der Fleiß der Regenwürmer. Alles das sind Vorgänge, die der Mensch nicht bestimmt, sondern höchstens beeinflusst.

Gerade wir Bio-Bauern haben die Aufgabe, dem entwurzelten Menschen zu helfen, sich wieder zu verankern – wer kann das sonst in unserer Gesellschaft? So wünsche ich mir, dass ich weiter mit Leib und Seele meinen Beruf mitten in Gottes Garten ausüben kann, begleitet von Jahresernten und abgeschlossen in der Ernte des Lebens.«

Teil III

Die Qualität unserer Nahrung

Im Guten wie im Schlechten:
»Der Mensch ist, was er isst«

»Keine Inflation der Welt galoppiert so schnell wie der Raubbau des ›Menschen‹ an sich und der Erde.«

Karlheinz Baumgartl

Schon in der Bibel heißt es: »Der Mensch lebt nicht vom Brot allein«, und 1850 hat der Philosoph Ludwig Feuerbach den Satz geprägt: »Der Mensch ist, was er isst.« Ein anderes »geflügeltes Wort« lautet: »Essen und Trinken hält Leib und Seele zusammen.« Doch leider ist das meiste von dem, was der Mensch heut zu essen bekommt, ungeeignet als Seelennahrung. Denn wenn schon der Körper ernährungsbedingt chronisch krank ist, kann sich die Geistseele des Menschen kaum über ihn erheben.

»Die heutige Nahrung ist hinsichtlich ihrer Beschaffenheit weltweit so geartet, dass die Menschheit auf dem besten Weg ist, sich in ein allgemeines Siechtum hineinzuessen.«[80] Man kann eine ungeheure Zunahme der chronischen Erkrankungen und Allergien beobachten. In Deutschland wird zurzeit mehr als ein Viertel des Gesundheitsetats für ernährungsbedingte Folgeschäden ausgegeben. Von Fachleuten wird mit dem wahrscheinlich eintretenden Durchbruch der Gentechnik eine fortschreitende konstitutionelle Schwächung und somit ein »allgemeines, schwer diagnostizierbares Siechtum« erwartet.[81]

Es wurde in Teilen schon beschrieben, wie die Nahrung entsteht, die solch destruktive Wirkungen zeitigt. »Der Materialismus feiert wohl auf kaum einem anderen Gebiet größere Triumphe als gerade auf dem Felde der Landwirtschaft.«[82] Die Nahrung wird als etwas rein Stoffliches betrachtet und während ihrer Produktion stufenweise denaturiert. Es beginnt bei der Wahl des Saatguts, was möglichst hybrid oder neuerdings genmanipuliert sein dürfte. Dieses in der Regel gebeizte Saatgut wird in einen Boden gesät, der durch Stickstoffgaben auf ein Nährstoffüberangebot eingestellt ist und dessen Lebendigkeit und Fruchtbarkeit aus eigener Kraft längst auf der Strecke geblieben sind. Durch Herbizide werden Unkräuter in Schach gehalten. Während des Pflanzenwachstums folgen dann Fungizide und Insektizide und, um leichter ernten zu können, noch Totalherbizide zum »Totspritzen« der Kulturen. Konservierungsmittel halten das Erzeugnis auf langen Transportwegen »frisch«, und bei der Verarbeitung werden alle möglichen Zusätze wie Farbstoffe, Emulgatoren, Verdünnungsmittel, Geschmacksverstärker, Aromen und Vitamine zugesetzt. Dass ein solches Lebensmittel nicht mehr lebensfördernd, sondern bestenfalls lebenserhaltend und schlimmstenfalls krank machend ist, liegt auf der Hand. Doch wie soll etwas so Unlebendiges erst die seelisch-geistige Entwicklung des Menschen fördern?

Ein Nahrungsmittel, das uns wirklich ernährt, und zwar auf allen Ebenen – Körper, Seele und Geist –, muss verschiedene Kriterien erfüllen. Eine Nahrung, die unsere Sinne durch eine aufeinander abgestimmte Folge verschiedener Geschmacksverstärker zugleich reizt und betäubt, ist dafür ungeeignet. Die Voraussetzung für das Entstehen eines wahrhaft nährenden Lebensmittels ist nach Steiner die gleiche, und zwar physisch, geistig wie seelisch, die das Werden und Gedeihen eines lebendigen Organismus ausmacht. Schließlich soll die Nahrung den menschlichen Organismus in seinen Funktionen erhalten und fördern. In diesem Zusammenhang könnte man einen landwirtschaftlichen Betrieb als vernetztes System oder als einen ganzheitlichen Organismus betrachten. Der Landwirt sollte sich also fragen, wie er seinen Hof erden-, pflanzen-, tier- und menschengerecht gestalten kann.

Ein Organismus hat verschiedene Teilbereiche. Der physischen Organisation des Menschen kann man den Boden und seine Bearbeitung zuordnen. Seine Lebensorganisation hat eine Entsprechung in den Pflanzen; der Bauer sollte hier für eine große Vielfalt sorgen. Die Seelenorganisation des Hofes hat ein Äquivalent in den Tieren, nicht nur in den so genannten Nutztieren, sondern auch in den Kleinstlebewesen sowie den Würmern im Boden, den Insekten und den Vögeln in der Luft. Das vierte Wesenglied des Hofes, sozusagen seine Ich-Organisation, bildet die Menschengemeinschaft, die dort lebt und arbeitet.

Im Idealfall macht das Zusammenspiel dieser vier Kräfte die über das Physische hinausgehende Nahrhaftigkeit eines Lebensmittels aus. Schon Angelus Silesius sagte: »Das Brot ernährt uns nicht, was uns im Brote speist, ist Gottes ewiges Wort, ist Leben und ist Geist.« Es entsteht im Idealfall also eine Symphonie, ein harmonisches Kunstwerk aus der Komposition der einzelnen Stoffe und Kräfte, ein Zusammenklang. Oder auch das Gegenteil – etwas »Dissonantes«, eine »Fehlkomposition«, eine Kakophonie –, wenn etwa Nitrat im Getreidekorn vorhanden ist. Massentierhaltung und Monokulturen missachten das Prinzip des Organismus und des geschlossenen Betriebskreislaufes. Stickstoffsalze sind Explosivstoffe und Gewaltmittel, die Stickstoffdüngung ist damit ein brachiales Mittel zur Durchsetzung des wirtschaftlichen Erfolgs in der Landwirtschaft. In der Pflanze findet ein Entfremdungsprozess von den Kräften und Rhythmen von Erde und Kosmos statt. »Dieses Aufschwellen der Wurzel-, Stängel-, Blatt- und Samenfrüchte ist teuer erkauft. Die Früchte sind gezwungen, immer weiter zu wachsen, auch dann, wenn sie nach außen hin scheinbar reif aussehen. Sie bleiben aber physiologisch unreif. Das Eiweiß kann sich nicht ›mustergültig‹ ausbilden. In der Verdauung findet die Leber nicht den idealen Bauplan des Kohlenstoffgerüstes des pflanzlichen Eiweißes für die körpereigene Eiweißsynthese. Willensschwäche, Immunschwäche, Allergien, chronische Erkrankungen sind die Folge.«[83]

Statt Stickstoff kommt allenfalls die Düngung aus der belebten Natur in Form von Kompost in Frage, die Düngung aus der beseelten Natur, zum Beispiel durch Regenwürmer, aber auch durch Vogeldung und Kuhmist, und als dritte Stufe die »Düngung« aus dem Geiste des Menschen, seine guten Gedanken und seine Tüchtigkeit. Im biologisch-dynamischen Anbau kommen dann noch die bereits erwähnten Präparate zur Förderung der Dauerfruchtbarkeit hinzu, welche die Wirkung des pflanzlichen und tierischen Düngers fördern. Diese wichtige Kulturarbeit geht alle Menschen an und erfordert in Zukunft wieder Verständnis und Einsatzwillen. Biologisch aktive Nahrung ist lebendig, sie belebt, minderwertige Lebensmittel belasten und zerstören. Und zwar Körper, Seele und Geist.

Der moderne Mensch hat viel Faktenwissen, aber über das Ganze oder unsere Bedeutung im Kosmos weiß er so viel wie nichts. Wir brauchen wieder eine Landwirtschaft, die Lebensmittel erzeugt, welche ihren Namen verdienen und es uns ermöglichen, uns auf allen Ebenen zu nähren und weiterzuentwickeln.

Vom Lebendigen in Lebensmitteln

»Ich möchte behaupten, dass die Naturwissenschaftler noch keineswegs die verborgenen Möglichkeiten der unzähligen Samen, Blätter und Früchte erkannt haben, um der Menschheit die maximal mögliche Ernährung zu verschaffen.«

Mahatma Gandhi

Was macht diese »Lebendigkeit« von Nahrungsmitteln nun im Einzelnen aus? Gibt es Lebensmittel, die besonders viel Lebenskraft oder »Lichtspeicherkapazität« haben? Warum sind diese Nahrungsmittel so gut für unsere Gesundheit und haben sogar verjüngende und lebensverlängernde Wirkungen?

Mit derartigen Fragen beschäftigen sich seit einigen Jahren Forscher wie Walter Ostertag und Professor Fritz-Albert Popp. Wenn alles Energie bzw. Schwingung ist, wie die moderne Physik es beschreibt, so gibt es in unseren Nahrungsmitteln sicher noch mehr zu entdecken als grobstoffliche Substanzen wie Enzyme, Bio-Flavonoide und Spurenelemente. Da wir eine »Körper-Seele-Geist-Einheit« sind, muss auch die Nahrung, die wir zu uns nehmen, unserer Gesundheit und unserer Weiterentwicklung auf allen diesen Ebenen dienen!

Wer biologisch gezogenes Obst und Gemüse isst, weiß, dass solche Lebensmittel im Allgemeinen nicht nur besser und intensiver schmecken, sondern auch mehr »Power« geben als konventionell gezogene Agrarprodukte und offenbar mehr Lebenskraft besitzen. Wenn sie dann noch frisch gepflückt werden, kann man das kleine Wunder erleben, dass man sich von einer Cocktailtomate aus dem eigenen (Bio-)Garten geschmacklich befriedigt und »in good spirits«, gut gelaunt und bereichert, fühlt. Wildkräuter und -früchte haben sogar noch mehr Lebenskraft als biologisch angebautes Obst und Gemüse. Woran liegt das?

Makromoleküle und Biophontonen

Walter Ostertag, Münchner Biologe, ist unter Mitarbeit des Wildkräuterexperten und Buchautors Erich Heiß dieser Frage nachgegangen und stieß dabei auf »lebende Makromoleküle« (LM).[84] Er versteht darunter »alle von Pflanzen, Tieren und Menschen erzeugten Molekülverbände zwischen tausend und mehreren Millionen Atomen Umfang, die teilweise oder ganz eine *spiralige* Struktur besitzen. Mit ihrer Hilfe sind sie in der Lage, kosmische Lebensstrahlung aufzunehmen, umzuwandeln und wieder abzustrahlen sowie durch Photonenemission Kontakte mit allen anderen LM ihrer Umgebung aufrechtzuerhalten.«[85] In diesen komplexen Biopolymeren herrsche eine so extrem hohe Informationsdichte, dass sie Milliarden Mal höher sei als die heute technisch erreichbare Komplexität organischer oder anorganischer Substanzen. Hierin könne das Geheimnis der Fähigkeit von Lebensmitteln, Informationen weiterzugeben, liegen. Ostertag weist darauf hin, dass immer mehr Stoffe in pflanzlichen und tierischen Zellen chemisch identifiziert würden, während gleichzeitig die Zahl der chemisch-physiologisch nicht erklärbaren Phänomene in diesen Zellen zunehme.

Dass nicht die chemische Reaktion, sondern andere Faktoren in der gesunden Ernährung eine entscheidende Rolle spielen könnten, taucht schon 1955 bei Hans-Peter Rusch in seinem Buch *Naturwissenschaft von morgen* auf (siehe Literaturverzeichnis). Und er führt diesen Gedanken 1975 in seinem Grundlagenwerk zum biologischen Land- und Gartenbau *Bodenfruchtbarkeit* weiter aus. Den entscheidenden Durchbruch in dieser Betrachtungsweise erzielte aber Professor Fritz-Albert Popp, der 1974 in einem Aufsatz in der Münchner *Medizinischen Wochenschrift*[86] auf die strukturbedingte *Strahlungsfähigkeit* gewisser Proteine und Nukleinsäuren hinwies. Popp sagt, biologische Materie ordne sich im Sonnenlicht in einem solchen Ausmaß, dass die mit der Ordnung ansteigende Lichtspeicherfähigkeit eine höhere Ordnung bedinge.

Fritz-Albert Popp ist mittlerweile international anerkannt ob seiner physikalischen Forschungen. Er entwickelte einen neuen, ganzheitlichen Aspekt zur Bewertung der Nahrungsqualität, und er wies gleichzeitig als einer der Ersten auf die Gefahr der Degeneration der Manipulation von Lebensmitteln hin. Mit seiner Biophotonenanalyse schuf er eine wissenschaftliche Ergänzung für die oft wenig aussagekräftige Einzelstoffanalytik und erlaubte damit erstmalig eine ganzheitliche Bewertung von »Qualität«. Von Zelle zu Zelle findet durch Photonen oder Biosignale eine Art Verständigung statt. Lebende Zellen senden so etwas wie gebündeltes Laserlicht aus. Allerdings gibt Popp zu, dass selbst die subtile Biophotonenananlyse, die das Licht einer Kerze noch in 10 Kilometer Entfernung (!) sichtbar machen kann, ein Lebensmittel bei weitem nicht so umfassend erfasst wie der Konsument mit seinem höchst sensiblen Antennensystem.[87] Das ist, was ich meinte, als ich am Kapitelanfang von der Cocktailtomate sprach.

Allerdings blieb Popp anfangs die wissenschaftliche Anerkennung versagt. Bei Forschern, die dem veralteten mechanistischen Paradigma verhaftet sind, war er als »Spinner« verschrien, so wie auch das Metaphysische generell bei vielen so genannten Realisten als Humbug abgetan wird; und er verlor aufgrund des Einflusses dieser Kräfte vorübergehend sogar seinen Lehrstuhl. Heute ist Popp der weltweit anerkannte führende Kopf der von ihm im Westen initiierten Biophotonenforschung, die schon Jahrzehnte zuvor Gegenstand sowjetischer Untersuchungen gewesen war.

1975 beauftragte er seinen damaligen Doktoranden Bernhard Ruth, Licht aus biologischen Systemen nachzuweisen. Alexander Gruwitsch, ein russischer Forscher, hatte schon in den dreißiger Jahren auf schwache ultraviolette Strahlung aus Zwiebelwurzeln und anderen Pflanzen und Organismen hingewiesen und wurde dafür als »Okkultist« lächerlich gemacht. 1976 war Ruth der erste Physiker, der in Deutschland den Beleg für die Existenz von»Biophotonen« erbrachte. Mit seinen Mitarbeitern baute Popp 1980 bis 1982 in Flörsheim bei Worms und bis 1985 am Lehrstuhl für Zellbiologie in Kaiserslautern und danach in der eigenen Firma hoch empfindliche Messgeräte, mit denen er das vermutete »Licht in allen lebendigen Zellen« anhand der von diesem Licht verursachten Ausstrahlung exakt nachweisen konnte. Mittlerweile gibt es weltweit Dutzende von Forschergruppen, selbst in Japan, die sich mit Biophotonenmessung beschäftigen. Allein zwischen 1989 und 1994 setzte die Tohoku-Universität in Sendai/Japan umgerechnet etwa 100 Millionen Euro für Biophotonenforschung ein.

Der Ursache einer solchen Ausstrahlung von Lichtteilchen, die eine lebendige Zelle in unterschiedlichem Ausmaß aussendet, gab Popp den sinnvollen Namen »Biophotonen«, was wörtlich »Lebenslichtkörperchen« heißt. Es handelt sich nach Popp um Photonen aus biologischen Systemen, die sich von der gewöhnlichen »Bio-Lumineszenz« unterscheidet. Schon Goethe experimentierte mit Licht und gelangte zu der Erkenntnis, das »eigentliche Etwas« des Lichts sei etwas Übersinnliches und was wir wahrnehmen könnten, seien nur die »Taten und Leiden«. Unfreiwillig kommt auch die Physik dieser Sicht der Dinge nahe, wenn sie Licht mal als »Welle«, mal als »Teilchen« oder Korpuskel definiert und damit den Gedanken an eine Schöpferkraft nahe legt, die beides verursacht.

Popp sieht den Menschen nicht primär als Kalorienkonsumenten, sondern als »Ordnungsräuber und Lichtsäuger«.[88] In seinem Buch *Die Botschaft der Nahrung* legt er dar, dass Eier von Freilandhühnern eine wesentlich höhere Biophotonenstrahlung und damit Lichtspeicherkapazität aufweisen als solche von Batteriehühnern,[89] dasselbe trifft für natives, unbehandeltes Sonnenblumenöl im Vergleich zu raffiniertem zu.[90]

Auch Popp empfiehlt so wenig Fertigprodukte wie möglich zu verzehren, auf frische Lebensmittel möglichst aus Bio-Anbau zurückzugreifen, keine Diätprodukte zu verzehren und Genmanipuliertes abzulehnen. Tiefgefrorenes sei zu vermeiden, weil es nach Popp je nach Art der Nahrung und Einfriermethode moderate bis katastrophale Qualitätsverluste erleidet.[91]

Unter dem Einfluss von Chemikalien oder Gift nimmt die Kohärenz der Biophotonen schlagartig ab. Gleichzeitig nimmt die Intensität der Strahlung zu, ein Zeichen, dass das Sterben der Zelle einsetzt. Statt etwa 100 Photonen pro Sekunde gibt ein solcherart belastetes Lebensmittel etwa 100 000 Photonen in der Sekunde ab. Dies wird von Erhard Hennig als »Schwanengesang der sterbenden Zelle«[92] bezeichnet. Schon nach wenigen Stunden beginnt die Strahlung abzunehmen und ist nach einigen Tagen gänzlich erloschen. Gesunde Zellen geben eine schwache, geordnete Strahlung ab, kranke hingegen – zum Beispiel Krebszellen – eine viel stärkere, im Allgemeinen chaotische, eine Strahlung ohne Kohärenz.

Viele Forscher sind mittlerweile der Meinung, das LM und nicht pflanzliche und tierische Zellen die kleinsten Bausteine des Lebens sind. Die Entwicklungsspanne zwischen den LM und der so genannten Urzelle betrage vermutlich ein Mehrfaches der Entwicklungsspanne zwischen der Urzelle und den pflanzlichen und tierischen Mehrzellern der Gegenwart.[93]

Offenbar komme es nicht auf den Kaloriengehalt der Nahrungsmittel an, um Menschen gesund zu erhalten, was etwa erkläre, dass zum Beispiel trotz kärglicher bzw. Unterernährung eines Teils der mexikanischen Bevölkerung diese Menschen keine Mangelerscheinungen aufwiesen.[94] Die Konsequenz solcher Beobachtungen könne nur heißen, dass es nicht auf den Kaloriengehalt der Nahrungsmittel ankomme, sondern auf ihre Naturbelassenheit. »Nur sie garantiert ein Höchstmaß an jenem geheimnisvollen Lebenselixier, für dessen Anwesenheit Vitamine, Spurenelemente und Mineralsalze lediglich Indikatoren sind.«[95]

Schon Dr. Ralph Bircher[96] habe über den bemerkenswerten Gesundheitszustand der Quiché-Indios bei kärglicher, aber naturbelassener Kost berichtet. Berühmt wurden auch die Tarahumara-Indios in Nordwestmexiko, die bei fast nur vegetabiler Ernährung nach W.R. Hood von der University of Oklahoma zu den »gesündesten und physisch eindrucksvollsten Menschen der Erde gehören und »Fußballrennen« abhalten, während deren zwei Mannschaften im Wettbewerb 24 bis 48 Stunden lang ohne Rast einem Ball raue Gebirgspfade hinterherlaufen und dabei 150 bis 300 Kilometer zurücklegen.

Ostertag sieht in den »lebenden Makromolekülen« einen belebenden und verjüngenden Faktor, wobei er herausgefunden hat, dass es weniger auf die chemische Zusammensetzung der LM als auf ihren morphologischen Aufbau ankomme: »Je höher der Spiralanteil, desto höher die Strahlkraft und desto höher die Lebendigkeit!«[97] Die Spiralstruktur sei danach das Hauptkriterium für den Grad der Lebendigkeit eines LM und seinen Einfluss auf einen optimalen Zellaufbau- und Regenerationsstoffwechsel, damit also für seine Bedeutung in einer gesunden Ernährung.

»Wildwuchs«: am vitalsten

Mit seinen nichtchemischen Diagnose- und Messmethoden, etwa dem Fruchtbarkeitstest nach Rusch, der Kupferchloridkristallisation nach Pfeiffer, der Steigbildmethode nach Renzenbrink und der Biophotonen-Messung von Popp, kommt Ostertag zum Ergebnis, dass Wildpflanzen zehnmal so viele LM pro Raumeinheit wie chemisch gedüngte Kulturpflanzen und immer noch doppelt so viel wie biologisch gezogenes Obst und Gemüse enthalten[98]. Das Zahlenverhältnis der Konzentrationsdichte von LM beträgt also 10 zu 5 zu 1. Handelsübliche Nutzpflanzen haben demnach nur ein Fünftel so viel LM in ihre Zellen eingebaut wie biologisch gezogene und nur ein Zehntel der Konzentrationsdichte von Wildpflanzen.

Wo liegt nun das Handicap bei unseren hochgezüchteten Nutzpflanzen und Haustieren? Alle von Ostertag genannten Methoden zur biologischen Qualitätsprüfung von Nahrungsmitteln ergeben eindeutig, dass die biologische Wertigkeit von Wildpflanzen, und noch mehr die von Einzellern, der von biologisch gezogenen Nutzpflanzen ganz eindeutig überlegen ist und diese wiederum den mit Kunstdünger und Herbiziden, Pestiziden und Insektiziden behandelten Gartenpflanzen und Feldfrüchten. Die industrielle Landwirtschaft engt das Spektrum der hochgezüchteten Pflanzen immer mehr ein, wodurch das Angebot an spezifischen LM immer kleiner wird. Unter diesem Gesichtspunkt ist es bedeutsam, dass sich die Verbände für biologischen Anbau für alte, widerstandsfähige Haustierrassen und Kulturpflanzen einsetzen, zahlreiche Zentren zum Erhalt alter Sorten gegründet haben und viele Bio-Bauern und -Gärtner als Hobby alte Sorten pflegen und vermehren.

Die Vitalstoffdichte der Pflanzen nimmt auf Grund von Stickstoffdünger-Gaben und dem damit verbundenen Ansteigen des Wassergehalts entsprechend ab. »Was auf den ersten Blick als gesundes, üppiges Wachstum [der Kulturpflanzen] erscheint, erweist sich bei genauerem Zusehen, nämlich unter dem Mikroskop, lediglich als Zellvergrößerung und Einlagerung von Wasser und biologisch inaktiven Speichersubstanzen.«[99] Die Vermehrung der biologisch aktiven LM konnte mit diesem »Aufblähprozess« nicht Schritt halten, zunehmende Befallsanfälligkeit und abnehmende Fruchtbarkeit sind die Folgen.

Die nur auf Fett-, Eiweiß- und Kohlehydratgewinn hingezüchteten pflanzlichen und tierischen Lebewesen des konventionellen Anbaus sind fürs Überleben auf die Fürsorge des Menschen angewiesen und haben in ihren Stärke-, Fett-, Eiweiß- oder Fleischdepots nur noch wenig LM gespeichert. Leider macht diese Entwicklung auch vor der biologischen Landwirtschaft nicht Halt. Der Biohof, der wirtschaftlich mit den Produkten aus Kunstdüngerbetrieben mithalten will, bedient sich oft auch der hochgezüchteten Kalorienlieferanten unserer modernen Saat- und Tierzuchtanstalten. Gott sei Dank sprechen etliche hochgezüchtete Pflanzensorten auf die Methode des Bio-Anbaus nicht an: Sie gehen ein. Wir sind als Konsumenten gefordert und sollten beim Einkauf im Bio-Laden, in der Bio-Ecke vom Supermarkt oder auf dem Bio-Markt nach alten Sorten fragen und die Erwartungshaltung, dass Bio-Obst und -Gemüse ähnlich aussehen müsse wie herkömmliche Supermarktware, aufgeben. Wir sollten uns auch, was Sortenwahl anbelangt, an das Postulat des Arztes und Ernährungsforschers Professor Werner Kollath erinnern, der forderte, die Nahrungsmittel so natürlich und unverändert wie möglich zu lassen. Halten wir uns vor Augen, dass die wilde Urhenne in Indien jährlich acht bis elf Eier legte und die moderne, hochgezüchtete – auch artgerecht gehaltene – Legehenne 300 Eier im Jahr produziert. Gerste, das kieselsäurehaltigste Getreide, hat innerhalb der letzten Jahrzehnte etwa 40 Prozent ihres Gehaltes an dieser Substanz verloren »und damit wohl auch an LM.«[100]

In Pflanzensorten für den Bio-Anbau sollten Wildarten eingekreuzt werden. Bei Wildpflanzen funktioniert nämlich der natürliche Übertragungsmechanismus von Bio-Energie zwischen Mineralsalzen und LM noch im Gegensatz zum degenerierten und mit Kunstdünger zum schnellen Wachstum stimulierten Kulturgemüse: Die etwa zehnmal so LM-reichen Wildpflanzen zeigen bei ausgeglichenem Wachstum zugleich eine üppige Fruchtbarkeit und Robustheit. Sie befinden sich noch, so Ostertag, »in einem ausgewogenen Gleichgewicht zwischen Mineralsalzangebot und LM-Zufuhr, das sie in die Lage versetzt, das einem echten Wachstum angemessene Maß an Bio-Energie von der anorganischen auf die organische Substanz zu transformieren«.[101]

Dass Wildpflanzen eine ungewöhnlich hohe Vitalität und damit LM-Konzentration entwickelt haben, überrascht nicht, wenn man sich vor Augen hält, dass sie sich vieler Konkurrenten erwehren und bei ihrem Überlebenskampf nicht auf die Hilfe und Unterstützung der Menschen angewiesen ist. Wenn man Kulturpflanzen nicht hegt und pflegt, gehen sie in kurzer Zeit in »Unkräutern« bzw. viel vitaleren Wildkräutern unter. Wildpflanzen haben sich im Gegensatz zu Kulturgemüse ihren idealen Standort selbst »ausgesucht«.

Eine hohe Konzentration von LM findet sich in pflanzlichen Einzellern wie physiologischen Bakterien und Hefepilzen, in Sexual- und Embryonalgewebe wie Samenanlagen, Blütenpollen und Keimlingen, darüber hinaus in pflanzlichem Assimilationsgewebe wie dem Chlorophyllkörper besonders von Wildpflanzen, außerdem dem pflanzlichen Streckungs- und Wachstumsgewebe wie Vegetationspunkten, Knospen, Spross- und Wurzelspitzen und den essbaren Schutzhüllen an pflanzlichen Speicherorganen wie Apfel- und Getreideschalen. Relativ wenige LM finden sich im Depotgewebe wie im Fruchtfleisch oder im Mehlkörper und im pflanzlichen Stützgewebe.

Auch im Tier finden sich LM, gehäuft zum Beispiel in tierischen Embryonen, Leberzellen, Knochenmark, Gehirn und dem Blut und der Milch wild lebender Tiere. Da der Mensch von Natur nicht für den Fleischverzehr eingerichtet ist – zum Beispiel spricht sein langer Pflanzenfresserdarm dagegen – und Fleischverzehr nachweislich negative Auswirkungen auf die Gesundheit wie Übersäuerung, Verschlackung des Darms mit Eiweißrückständen und Entstehung einer unphysiologischen Darmflora durch Überhandnehmen von Fäulnisbakterien hat, sollte für eine optimale Versorgung mit LM auf Tierfleisch verzichtet werden. Es gibt eine Fülle von pflanzlichen Lebensmitteln mit mindestens gleichwertiger LM, für die der menschliche Körper seit Jahrmillionen programmiert ist. Auch ethische Gründe sprechen für eine rein vegetabile Ernährungsweise.

Täglich sollten bei einer LM-orientierten Ernährungsweise Wildkräuter auf dem Speiseplan stehen, am besten selbst gesammelt. Wer einen Bio-Garten besitzt, den ich dringend empfehle, ist auch mit Wildkräutern gut versorgt. Bei Kulturgemüse aus Bio-Anbau sollte man auch die Schalen zum Beispiel von Äpfeln und Kohlrabis mitessen, da hier eine höhere Konzentration von Abwehrstoffen und damit auch LM zu finden ist. Die Schalen sollten, zusammen mit dem Kerngehäuse, roh verzehrt werden. Auch Sprossen und Keimlinge enthalten besonders viele LM.

Wer nicht jeden Tag Wildkräuter sammelt und verzehrt bzw. schonend getrocknete Wildkräuter zum Kaufen findet, kann auf die Afa-Alge ausweichen, von der schon die Rede war (siehe auch die Bezugsquelle im Anhang). Biophotonen-Messungen nach Professor Popp sowie andere neue Messmethoden zeigen, dass diese Alge eine erhebliche stärkere Biophotonen-Strahlung als andere Algen besitzt, die zum Teil als Kulturgemüse in großen Becken angebaut werden.

Neben den beachtlichen Inhaltsstoffen wie der seltenen EPA-Fettsäure oder Vitamin B_{12} spielt bei der Wirkung der Afa-Alge sicherlich auch die hohe Energie des Wassers und der Umgebung eine Rolle, da nach Popp sowie dem Physiker und Nobelpreisträger Erwin Schrödinger Informationen von Nahrungsmitteln an den Konsumenten weitergegeben werden, was die Botschaft der Nahrung ausmacht. Hohe Qualität bedeutet nach Popp, dass die Nahrungsaufnahme die Ordnung des Systems verbessert, niedrige Qualität führt zu »Dissonanzen«. Das sei die Botschaft der Nahrung.

»Ordnung trinken«

Schrödinger, von Popp als »einer der größten Geister unseres Zeitalters« bezeichnet, schreibt in seinem bereits 1945 erschienenen Buch *Was ist Leben?* (siehe Literaturverzeichnis), der Kunstgriff, mittels dessen ein Organismus sich stationär auf einer ziemlich hohen Ordnungsstufe (einer ziemlich tiefen Entropiestufe) halte, bestehe in Wirklichkeit aus einem fortwährenden »Aufsaugen von Ordnung aus seiner Umwelt«. Er bezeichnet den lebenden Organismus als »feinstes

Meisterwerk nach den Leitprinzipien von Gottes Quanten-physik«, der aus einer geeigneten Umwelt »Ordnung trinkt«, einen Strom von Ordnung auf sich zieht und damit dem Zer-fall in atomares Chaos erfolgreich ausweicht. Er spricht von einem »kostbaren Etwas in unserer Nahrung«. Feinstoffliche Informationen in Lebensmitteln bringen uns Schrödinger zu-folge also in Kontakt mit einer höheren Ordnung, was eine regenerierende und ordnende Wirkung auf unseren Orga-nismus hat, sich sogar auf der emotional-mentalen Ebene positiv auswirkt und unsere spirituelle Entwicklung fördert.

Auch Marco Bischof hat sich angesichts neuester und älte-rer Forschungsergebnisse mit der immer mehr verschwim-menden Grenze zwischen Physik und Metaphysik beschäf-tigt, in seinem Buch mit dem Titel *Biophotonen – Das Licht in unseren Zellen* (siehe Literaturverzeichnis), zu dessen 38 Ka-piteln solche wie über »mitogenetische Strahlung«, »Bioin-formatik elektromagnetischer Wechselwirkungen«, aber auch »Das Biophotonenfeld – Mittler zwischen Körper und Seele?« gehören. Bischof begegnet der Forschung von Popp mit Hochachtung: Sie habe das Zeug in sich, zu einem neu-en Paradigma der Wissenschaft zu werden.

Popp hat die Gedanken Schrödigers fortgesetzt und durch die mittlerweile sehr subtilen Untersuchungsmethoden be-legt: »Letztlich hängt alles von der ›Information‹ ab, die das Nahrungsmittel an den Konsumenten überträgt, von der Botschaft der Nahrung.[102] Die Biophotonen-Analyse erzählt nach Popp die Geschichte der Nahrung, sie bringt ans Licht, ob ein Nahrungsmittel eine frohe Botschaft liefert und damit in der Lage ist, innere Ordnung aufzubauen.

Popp empfiehlt, der Qualität der Nahrung mehr Bedeu-tung zuzumessen als der Quantität. Die Ergebnisse würde jeder wahrnehmen können: Behaglichkeit nach dem Essen statt Völle und dem Gefühl, nicht richtig satt zu sein. Durch hochqualitative Nahrung aus Bio-Anbau oder Wildwuchs, die nicht teuer sein muss, weil wir mit wesentlich weniger auskommen, können wir ihm zufolge unsere »Antennensysteme« schärfen. Popp geht so weit, einen Effekt auf unser Zusammenleben und auf die ganze Welt anzunehmen: Durch eine objektive hohe Qualität von Lebensmitteln verbessern sich die mitmenschlichen Beziehungen und die Einstellung zu den Mitmenschen. »Wir wollen nicht übertreiben, wenn wir darauf hinweisen, dass die extrem schwachen, bei einmaligem Verzehr noch nicht unbedingt spürbaren Signale der Nahrung durch ihre Langzeitwirkungen ›eine Welt bewegen können‹: So können gesunde, verantwortungsbewusste Mitmenschen aus einer Gesellschaft erwachsen, die sich richtig und optimal zu ernähren versteht.«[103]

Ostertag empfiehlt neben Wildkräutern und Getreidegrassäften aus Bio-Anbau noch weitere Lebensmittel mit hoher LM-Konzentration. Besonders LM-reich ist auch die Rohmilch von frei lebenden Tieren wie Bergschafen sowie Blütenpollen und Gelée royale. Blütenpollen enthalten etwa fünfzig Vitalstoffe und damit den Rekord unter allen für den Menschen geeigneten Lebensmitteln aus unseren Breiten. Blütenstaub oder Pollen können die Krebs erregende Wirkung von Benzypren neutralisieren.

Nach Ostertag ist ein Überkonsum an Eiweiß in Form von Milch nach neuesten Erkenntnissen unschädlich, wenn diese von frei lebenden Tieren stammt und von den LM-reichen Milchsäurebakterien zum Beispiel zu Langmilch vergoren wurde. Das Futter der Milchtiere sollte aus einer breiten Palette von Gräsern, Wildpflanzen und Heilkräutern bestehen. Heilwirkungen waren ursprünglich auch in der Kuhmilch enthalten, haben aber mit Einführung der Stallhaltung, Steigerung der Milchleistung auf mehr als das Zehnfache und Fütterung mit Silage in der konventionellen Landwirtschaft kontinuierlich abgenommen. Nur mit Milchprodukten aus Bio-Anbau kann man sich also reichlich mit LM versorgen.

Ein LM-reiches Lebensmittel ist auch die Bierhefe, gewonnen aus dem einzelligen Hefepilz Saccharomyces cerevisiae, einer Kulturpflanze, die sich um das Jahr 1500 in Bayern eingebürgert hat. Vor einigen Jahren brachte man untergärige Bierhefe auch in flüssiger Form auf den Markt – ein Beispiel ist PK 7 im Reformhaus –, weil sich herausstellte, dass man mit dem nicht erhitzten flüssigen Substrat noch eine viel größere Heilwirkung erzielen kann. PK 7 schützt vor Infektionen, verbessert die schulischen Leistungen von Kindern und gibt auch Erwachsenen Kraft und Energie für den anstrengenden Alltag.

Ostertag bezeichnet es als Irrtum, zu glauben, eine Krankheit sei durch bestimmte chemische Inhaltsstoffe einer Pflanze heilbar. »Wie sonst wären Heilungen der gleichen Krankheit durch ganz verschiedene Heilpflanzen, aber mit gleich strukturierten, wenn auch chemisch unterschiedlichen LM zu erklären?« Ostertag weist in seinem Buch nach, dass mutationsbedingte Unfruchtbarkeit bei Tier und Mensch durch bisher für unmöglich gehaltene Genreparaturen an Chromosomen mit Hilfe von LM aus Grünblattsäften von Wildpflanzen beseitigt und sogar Mongolismus gebessert werden. Professor Mommsen gelang es, den Gesundheitszustand von mongoloiden Kindern durch Behandlung mit LM-reichen Lebensmitteln aus Wildwuchs und Bio-Anbau auffallend zu verbessern.[104]

Die Menschen der Frühzeit haben sich wahrscheinlich von einer vielseitigen »Mischkost« aus dem LM–»Spitzenangebot« der Natur ernährt, die aus Knospen, Spross- und Wurzelspitzen, Samen und Nüsschen bestand, außerdem aus Früchten (die vor allem Lockmittel waren) und LM-reichen Knollen, frischen Blättern und vielleicht hin und wie-

164

der ein paar Vogeleiern. Wir können es ihnen nachtun und möglichst viele essbare Pflanzen aus der freien Natur ernten und roh verzehren.

Wir können aus dem Gesagten erkennen, dass es nicht in erster Linie auf die analysierten Einzelstoffe in unseren Nahrungsmitteln ankommt, sondern auf ihr naturbelassenes komplexes Gefüge. Ostertag: »Die Natur hält überall, wo man ihr nicht ins Handwerk pfuscht, rund um den ganzen Erdball in jedem unverfälschten essbaren Produkt pflanzlicher Herkunft alle für unsere Gesundheit wichtigen Faktoren in optimaler Kombination bereit. Jeder, der in ihre Ordnung zurückkehrt, kann den ganzen Chemiekram unbeschadet über Bord werfen.«[105]

Nur wenn wir uns wieder dem Natürlichen zuwenden, hat die Natur eine Chance, uns wirksam zu unterstützen. Ein Weg jenseits von Schulbuchwissen und herkömmlichen Ernährungsschulen mit dem Mut zu eigenen, authentischen Erfahrungen und zur Offenheit gegenüber Neuem ist oft einsam, steinig und doch am Ende lohnend. Strahlende Gesundheit und ein Alter ohne Krankheit ist unser Geburtsrecht, das wir uns zurückerobern dürfen.

Geschmackssache: Tiere würden »Bio« kaufen

»Eva war die erste Feinschmeckerin, Adam der erste Fein-schmecker und die Erkenntnis des Guten und des Bösen of-fenbar weiter nichts als die Erkenntnis dessen, was gut und was schlecht schmeckt.«

Rudolf Habs

Wenn Meerschweinchen, Kaninchen und andere Haustiere frei wählen können, bevorzugen sie durchweg Bio-Kost. Dies fand Alberta Velimiroy vom Ludwig-Boltzmann-Institut für ökologischen Landbau in Wien heraus. Ratten wie auch Hühner wandten sich der Bio-Kost zu, selbst wenn man die Futterbehälter mit Äpfeln, Möhren oder Rüben vertauscht hatte. 65 Prozent der Laborratten entschieden sich für Bio-Äpfel. Unsere Katzen lieben das Eigelb von Bio-Eiern, lassen aber das von konventionellen Eiern, auch aus Bodenhaltung, einfach stehen. Eine Freundin hat eine Hausratte, die nur Bio-Äpfel frisst. Andere Äpfel lässt sie liegen.

Dass Bio-Lebensmittel besser schmecken, hat sich mittlerweile freilich nicht nur bei den Tieren, sondern – wie gesagt – auch bei Nobelrestaurants herumgesprochen, die zunehmend Ziegenkäse, Kartoffeln und Fleisch aus Bio-Betrieben ordern. Gourmets und Reformhauskunden schwören schon seit langem auf dieses Qualitätsmerkmal. Wer einmal ein Mittagessen im Restaurant der Herrmannsdorfer Landwerkstätten goutiert hat (siehe Seite 128), weiß, wovon ich rede.

Die internationale Initiative »Slow Food« propagiert aus Geschmacks- und Gesundheitsgründen Öko-Produkte für frisch zuzubereitende und mit Genuss zu verspeisende Mahlzeiten. Im kulinarischen Eldorado Italien stellt »Slow Food« bereits eine ökogastronomische Lobby und politische Macht dar. Das römische Kulturministerium genehmigte ohne Einwände die von Slow Food vorgeschlagene Einführung eines Geschmacksunterrichts an verschiedenen Schulen des Landes, was bei uns noch Zukunftsmusik ist.[106] Immerhin hat Slow Food den zweitgrößten Landesverband in Deutschland.[107]

In einem Geschmackstest[108] mit neun verschiedenen Eissorten schnitt das naturbelassene aus Bio-Zutaten besser ab. Bei fünf Eissorten wurde es als lecker empfunden, bei zwei Sorten gleich gewertet, und nur bei zwei Sorten war das konventionelle im Geschmack besser. Den Einsatz von Aromen und Farbstoffen kann man also als Täuschung der Verbraucher betrachten. Bei Naturkost in Bio-Qualität sind statt Aromen natürliche Früchte geschmacksbildend.

Schon Anfang der sechziger Jahre wurden von dem finnischen Agrarwissenschaftler Toivo Rautavaara Freilandversuche durchgeführt, um herauszufinden, welche Auswirkungen verschiedene Anbaumethoden auf die Qualität verschiedener Gemüsearten haben.[109] Die Geschmacksprüfung wurde von Verbrauchern, Lehrerinnen und Schülerinnen einer Hausfrauenschule vorgenommen. Allgemein wurden die meisten Punkte den biologisch-dynamisch gedüngten Produkten gegeben. Besonders die biologisch-dynamischen Möhren und Radieschen schnitten gut ab. Meistens waren die Unterschiede klein, weil auch die Mineraldüngung immer ausgeglichen war und keine geschmacksverderbenden Pflanzenschutzmittel gegeben wurden. Allerdings sind Letztere im konventionellen Landbau üblich.

Bei einer Untersuchung an der University of California[110] ging es um den sensorischen Test an Kopfsalat, grünen Bohnen, Brokkoli und Möhren. Generell wurden »organisch« gekennzeichnete Proben von den Testpersonen, je 25 Studentinnen und Studenten, besser bewertet als »kommerziell« bezeichnete. Tatsächlich organisch gedüngtes Gemüse wurde etwas bevorzugt.

In einer Studie der University of Delaware in Newark, USA,[111] wurden vergleichende Anbauversuche mit Tomaten durchgeführt. Die Tomaten gehörten zur gleichen Sorte und wurden unter gleichen Umweltbedingungen in benachbarten Parzellen angebaut und bei Erreichen eines vergleichbaren Erntegrades geerntet. Dabei wurden die Tomaten aus organischer Erzeugung von den Geschmacksprüfern hochsignifikant bevorzugt. Die konventionell angebauten Produkte beurteilten sie im Vergleich zu den organisch gedüngten insbesondere als »matschiger« nach dem Konservieren. Neben der deutlichen Bevorzugung der organisch angebauten Dosentomaten auf Grund ihrer Textur wurden gleichsinnige hochsignifikante Präferenzunterschiede auch in Bezug auf das Erscheinungsbild, die Farbe sowie das Aroma der Erzeugnisse festgestellt.[112]

In einer anderen Studie wurden Blumenkohl und Möhren hinsichtlich ihrer sensorischen Eigenschaften untersucht. Bei Blumenkohlproben war eine deutlich bessere sensorische Qualität der biologisch-dynamisch angebauten Erzeugnisse gegenüber konventionell angebauten zu verzeichnen.

Um noch einmal auf die am Anfang dieses Kapitels erwähnten Tiere zurückzukommen: Warum sie Bio-Ware bevorzugen, ist noch nicht ganz geklärt. Es kann sein, dass sie die Reste von Pestiziden und Nitraten schmecken und daher konventionell Produziertes ablehnen. Man hat auch festgestellt, dass Tiere, die mit Bio-Ware gefüttert werden, schneller und gesünder wachsen als die konventionell ernährte Kontrollgruppe. Wiener Wissenschaftler vom Ludwig-Boltzmann-Institut[113] fanden heraus, dass die Bio-Gruppe von Tieren weniger Totgeburten hatte, die mit Bio-Körnern gefütterten Hühner mehr Eier legten und das Eidotter im Durchschnitt größer und schmackhafter war.

Merken die Tiere »intuitiv« am Geschmack, dass die Qualität ihrer Nahrung nicht durch zugesetzte Vitamine, sondern durch Futter aus Bio-Anbau gesteigert werden kann? Jedenfalls wäre ihr Gaumen dann ein verlässliches Prüfinstrument auch für das, was ihnen gesundheitlich gut tut. Denn eine Studie zur Physiologie und Hygiene der Haustiere an der Universität Bonn[114] ergab unter anderem, dass die mit Bio-Waren gefütterten Tiere eine höhere Fruchtbarkeit haben. 86 Prozent der Stallhasen, denen man leckeres Futter aus biodynamischem Anbau gab, wurden trächtig – im Vergleich zu nur 59 Prozent der Stallhasen, die mit Futter aus konventionellem Anbau gefüttert wurden. In der zweiten Generation hatten die »Bio-Hasen« acht Tage nach der Befruchtung »statistische« 10,8 Embryonen, in der dritten Generation durchschnittlich noch 9,7. Die Vergleichszahlen der mit konventionellem Futter gefütterten Hasen: in der zweiten und dritten Generation nur durchschnittlich 6,3 Embryonen. Bei den mit Bio-Futter verwöhnten Tieren traten keinerlei Infektionen auf, bei den mit konventionellem Futter versorgten bei 33 Prozent. In weiteren Doktorarbeiten wird übereinstimmend der positive gesundheitliche »Langzeiteffekt« von ökologisch angebauten Futtermitteln auf Versuchstiere nachgewiesen.[115]

Sollten wir nicht besser von den Tieren lernen, die in Hinblick auf ihre Mahlzeiten offenbar wählerischer als die meisten Menschen sind und dabei quasi automatisch »etwas für ihre Gesundheit tun« – auch wenn die Steigerung der Fruchtbarkeit nicht unser dringendstes Anliegen ist …?

Thema Fleisch: Der Umgang mit Nutztieren

»Der Mensch muss wieder lernen und sich bewusst sein, dass das Tier keine Sache ist, mit der er beliebig umgehen kann. Tiere haben ihr eigenes Recht. Sie werden es einklagen und es sich zurückholen, so oder so – und wahrscheinlich mit Mitteln, die wir nicht kennen.«

Karl Ludwig Schweisfurth

Weit weniger erfreulich sind die Fakten, über die wir nun im Zusammenhang mit Tieren sprechen müssen. So hat es mich denn auch viel Überwindung gekostet, für dieses Kapitel zu recherchieren. Nur in »homöopathischen Dosen« konnte ich mich mit der entsprechenden Literatur und dem Fotomaterial beschäftigen. Oft wurde mir übel, oder mir kamen die Tränen. Mein Fazit: Die Massentierhaltung ist noch viel schlimmer, als man sich das vorstellen kann! Die Fantasie reicht normalerweise nicht aus, sich die Leiden der Tiere auszumalen sowie die Grausamkeit und Kaltherzigkeit derer, die sie quälen. Verdrängung aber hilft nicht weiter. Damit lassen wir unsere Tierbrüder und -schwestern, beseelte Gottesgeschöpfe wie wir, im Stich.

Wer gegen Tiere grausam sei, könne kein guter Mensch sein, sagte schon Arthur Schopenhauer im 19. Jahrhundert. Wer von Grausamkeiten gegen Tiere weiß und nichts dagegen tut, sondern seine Augen vor ihrem Elend verschließt und wegschaut, ist wohl auch nicht viel besser. Man braucht nicht gleich Vegetarier oder gar PETA-Aktivist[116] zu werden,

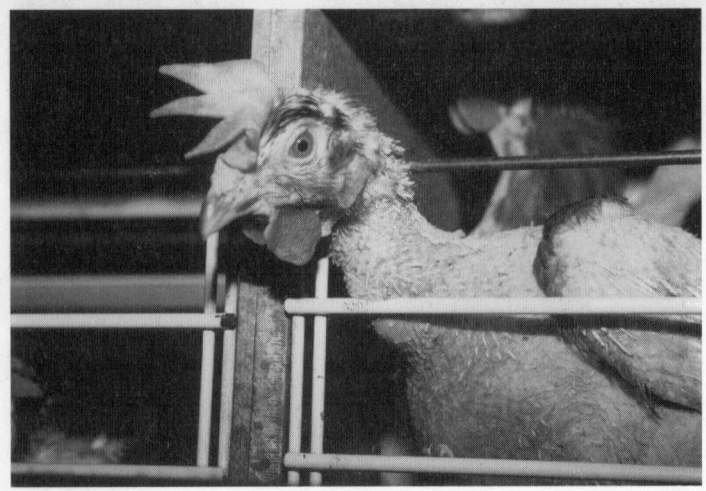

© R+D Vier Pfoten

aber man kann zum Beispiel seine Kaufentscheidungen bewusster treffen und sich bemühen, den Kindern ein Vorbild zu sein. Denn auch wir selbst leiden nicht nur körperlich, sondern ebenso seelisch an der Pein, die tagtäglich Millionen von Tieren zugefügt wird, ob wir das nun wissen oder nicht. Die BSE-Krise sowie ständige Skandale um Antibiotika oder Hormone im Fleisch oder im Fisch zeigen dem Verbraucher, dass Tiere nicht artgerecht gehalten und gefüttert werden. Wo es nur um »Masse statt Klasse« geht, bleiben nicht nur die Tiere auf der Strecke, sondern ist auch unsere Gesundheit bedroht. Wenn Tiere nicht artgerecht gehalten werden, sind sie wesentlich anfälliger gegen Krankheiten und stehen unter Dauerstress. Die Folge: Ihr Immunsystem wird schwach. Tiere bekommen in der konventionellen Landwirtschaft schon vorbeugend Antibiotika; immer mehr Krankheitserreger entwickeln damit Resistenzen gegen derlei Medikamente, sodass diese Waffe gegen Infektionskrankheiten immer stumpfer wird. Bei einer Kreuzresistenz kann die Resistenz auf andere Bakterienstämme überspringen. Es gibt bereits die Immunität gegenüber Salmonellen. Diese können Typhus, Paratyphus, Magen- und Darmentzündungen sowie Lebensmittelvergiftungen verursachen.

Was wir säen, ernten wir. Wir stehen am Ende der Nahrungskette. Tiere reichern Giftstoffe wie Pestizide und Schwermetalle wesentlich stärker an als Pflanzen. Daher wird zum Beispiel Schwangeren dringend geraten, auf Innereien von Tieren zu verzichten, ebenso auf den Verzehr von Seefischen. Die darin enthaltenen Gifte würden über die Plazenta ans Ungeborene weitergegeben und schaden der Leibesfrucht. Vom Fleisch halb gesunder oder halb kranker Tiere, die am Tropf der Chemie hängen, können wir keine strahlende Gesundheit erwarten, genauso wenig wie von halb gesunden oder vielmehr halb kranken Pflanzen, die ohne Fungizide und Pestizide gar nicht lebensfähig wären.

Dr. Renate Collier schreibt in ihrem Buch *Natürliche Ernährung in der modernen Welt* (siehe Literaturverzeichnis), Fleisch sei neben Eiern nach wie vor die beste Eiweißquelle, aber infolge des Massenkonsums und der Stallhaltung zu einem der giftigsten Nahrungsmittel geworden. Hormone im Fleisch können, neben Antibiotika, ebenfalls die Gesundheit gefährden.

In der konventionellen Tierhaltung werden immer noch Schilddrüsen- und Geschlechtshormone zur Mastbeschleunigung eingesetzt, um den Fleischansatz zu forcieren. Das Tier wird in der Massentierhaltung nur als »Produktionsfaktor« betrachtet, der möglichst schnell Profit abwerfen soll, nicht als fühlendes Lebewesen und Mitgeschöpf. Zwar sind diese Hormone bei uns im Gegensatz zu den USA offiziell verboten, bei Kontrollen werden aber immer wieder Hormonrückstände entdeckt. Beim Menschen kann der fragwürdige Genuss solchen Fleisches zu einer Störung des Hormonhaushalts und zu Gebärmutter- und Hodenkrebs führen.

Tranquilizer werden in der Viehzucht verwendet, um den Bewegungsdrang der Tiere zu reduzieren, als Beruhigungsmittel für den Weg zum Schlachthof, zur besseren Verwertung des Futters und gegen die Wertverminderung des Fleisches durch längere Transporte. Beruhigungsmittel werden erst frühestens nach 24 Stunden von den Tieren ausgeschieden. Oft liegen zwischen Spritzung und Schlachtung allerdings nur wenige Stunden. Nach vier Stunden hat die Wirkung des Medikaments gerade mit 22 Prozent ihren Höhepunkt erreicht! Kontrolleure stehen vor kaum überwindbaren Mauern, denn Anti-Stress-Medikamente sind schwer nachweisbar. »Bis die Sau von der Steiermark da ist, ist das Stresnil fort. Nur abgebrochene Injektionsnadeln in einem Stück Bündner Fleisch oder einem Stück Salami wurden hier und da als Beweismittel gefunden.«[117] Eine »normale« Portion dieses Fleisches enthält genau die für den Menschen übliche Tagesdosis. Nicht nur die Fahrtüchtigkeit kann dann eingeschränkt sein, sondern es können Dr. Renate Collier zufolge auch Nebenwirkungen wie Krämpfe der Nackenmuskulatur und Parkinsonismus auftreten.

Rund 20 Prozent des Tierfutters in der konventionellen Tierhaltung ist mit Schimmelpilzen kontaminiert. Kraftfutter wie Sojaschrot kommt in der Regel aus Ländern der so genannten Dritten Welt, denen wir dadurch das Essen vom Teller nehmen. Um tierische Nahrung zu erzeugen, braucht es nämlich die sieben- bis zehnfache Fläche wie bei der Erzeugung von Pflanzennahrung. Durch Schimmelpilze können besonders junge Menschen und Tiere in ihrer Entwicklung geschädigt werden. Aflatoxine können in Leber und Nieren der Tiere geraten, in Milch und Eier. Die Milch ist im Winter, wenn die Rinder vorwiegend Milchleistungsfutter bekommen, zu 70 Prozent aflatoxinhaltig, die Sommermilch »nur« noch bis zu 20 Prozent. Milch ist die wichtigste Säuglingsnahrung, und Kleinkinder sind daher besonders gefährdet. Lebensmittel werden nur völlig unzureichend stichprobenhaft nach Schimmelpilzen untersucht. Schädigungen durch Aflatoxine umfassen Leber-, Wachstumsstörungen, Blutveränderungen, Nierenschäden, hormonelle Störungen, Schädigung der Erbstruktur und Krebs.

Wie sieht es mit dem Tierschutz aus?

Niemand, sagt das deutsche Tierschutzgesetz, darf einem Tier Schmerzen, Leiden oder Schäden zufügen, es sei denn, er habe einen »vernünftigen Grund« dafür (Paragraph 1). Dieser unbestimmte Rechtsbegriff schützt allerdings noch nicht einmal Nerze vor der barbarischen Haltung in Nerzfarmen und der Tötung durch Vergasen, nur um Modegelüsten eitler Damen zu dienen. Tierquälerei ist bei uns verboten. Wer seinen Mitgeschöpfen dennoch Leiden zufügt, muss dies durch einen Wert für den Menschen rechtfertigen, der das Leiden der Tiere aufwiegt. Was ist daran »vernünftig«, Eintagsküken zu vergasen oder lebendig in den Fleischwolf zu stecken, bloß weil sie das falsche Geschlecht haben? Kritiker nennen das Tierschutzgesetz daher auch sarkastisch »Tierverwertungsgesetz«.

Jährlich fallen über 200 Millionen Tierleichen in der landwirtschaftlichen Intensivhaltung an, von den herdenweise abgeschlachteten und verbrannten Rindern im Zusammenhang mit der BSE-Krise und der Maul- und Klauenseuche gar nicht erst zu reden: Die Gesamtsumme des von Menschen verursachten Tierleids ist offenbar kein Maßstab für die Regelung des deutschen Tierschutzgesetzes, sondern das Motiv, also der »vernünftige Grund«. Ist eigentlich die

Tatsache, dass einige Tiere den Menschen gut schmecken, ein »vernünftiger Grund«, ihnen »Schmerzen, Leiden oder Schäden« zuzuführen? Ich ernähre mich seit 25 Jahren vegan, bei bester Gesundheit; und renommierte Ernährungswissenschaftler wie Claus Leitzmann (siehe Literaturverzeichnis) propagieren die vegetarische Vollwertkost für ein langes und beschwerdearmes Menschenleben. Es gibt weder einen zwingenden medizinischen noch ernährungsphysiologischen Grund, Fleisch zu essen.

Schopenhauer schrieb schon im 19. Jahrhundert:
> »Die Welt ist kein Machwerk, und die Tiere kein Fabrikant zu unserm Gebrauch. Nicht Erbarmen, sondern Gerechtigkeit ist man den Tieren schuldig …«[118]

Im Tierschutzgesetz wird gefordert, dass der Halter ein Tier seiner Art und seinen Bedürfnissen entsprechend angemessen ernähren, pflegen und verhaltensgerecht unterbringen muss. Er dürfe die Möglichkeit des Tieres zu artgemäßer Bewegung nicht so einschränken, dass ihm Schmerzen oder vermeidbare Leiden oder Schäden zugefügt werden. Doch was ist dann mit 45 Millionen »Mastgeflügel«, Hühner, Enten und Puten, die bei Dauerbeleuchtung dahinvegetieren, und den Legehennen, die noch nicht einmal Platz von der Größe eines DIN-A4-Blatts zur Verfügung haben? Die auf einem Gitterrost sitzen, mit verkümmerten Zehen, gestutztem Schnabel, blutig gehackten Stellen am Körper? Immerhin tritt nach einer Übergangsfrist bis zum 31. Dezember 2006 die Legehennenverordnung von 2001 in Kraft, nach der für je neun Hennen mindestens 1 Quadratmeter nutzbare Fläche zur Verfügung stehen soll.[119] Was ist mit den jährlich 44 Millionen männlichen Eintagsküken, die als Schweinefutter dienen? Was mit Millionen von Rindern, die mit verformten

Knochen und Gelenken auf Lattenrosten herumrutschen, durch elektrische Schläge vom natürlichen Abkoten behindert? Und deren überdimensionierte Euter mit Euterhaltern hochgebunden werden? Und die ohne Betäubung enthornt werden, weil diese friedlichen Tiere in qualvoller Enge zu Aggressionen neigen? Was mit den 2,5 Millionen Schweinen, die in ewiger Dämmerung leben, nie das Tageslicht sehen, und ihre verkrüppelten Beine über breitbalkige Eisenroste statt Stroh schleifen? Und ohne Narkose kastriert werden, schwanzkupiert und von ihren Eckzähnen befreit? Welcher Zynismus, dass diese unwürdigen Zustände toleriert werden, obwohl sie den Bestimmungen des Tierschutzgesetzes gnadenlos widersprechen.[120]

»Es ist schon ein Witz, dass allein die Tatsache, dass Steaks und Hähnchen den meisten Menschen gut schmecken, ein zureichendes Argument, mithin ein ›vernünftiger Grund‹ ist, ökologische [und gesundheitliche] Risiken und ethische Grausamkeiten millionenfach zu legitimieren.«[121]

Wenn die barbarische »Intensivhaltung«, besser gesagt Qualhaltung, gesetzlich verboten würde, außerdem der Import ihrer Produkte aus dem Ausland, und man die Förderung von Bio-Höfen endlich vorantriebe – wenn dies geschähe, wäre wohl das »Schlimmste«, was dadurch passierte, dass der Fleisch-, Milch- und Eierpreis wieder auf das Niveau der sechziger Jahre stiege und viele den Verbrauch dieser Produkte einschränkten, was ernährungsphysiologisch jedoch wünschenswert wäre! Mit über 100 Kilo Fleisch pro Jahr aß der deutsche Durchschnittsbürger Ende der neunziger Jahre das Doppelte des Jahres 1970.

Artikel 20 a des Grundgesetzes schreibt nur den »Schutz der natürlichen Lebensgrundlagen« fest und müsste dringend ergänzt werden mit der Forderung nach wirklich artgerechter Haltung und dem Schutz der Lebensräume für die

Tiere. Was die Verankerung von Tierrechten im Grundgesetz betrifft, und ihre Durchsetzung, haben bisher die politischen Parteien, aber auch die Kirchen versagt. Im deutschen Tierschutzgesetz gelten Tiere zwar als »Mitgeschöpfe«, nicht aber im Grundgesetz.

Mit einer entsprechenden Ergänzung in unserem Grundgesetz sollten Massentierhaltung, Tiertransporte durch ganz Europa oder grausame Schlachtmethoden dann der Vergangenheit angehören. Tiere sollten nicht länger als »Sachen« und »Produktionsmittel« betrachtet werden, sondern als fühlende Lebewesen mit Rechten. Das englische Wort für »Tier« *animal*, kommt vom lateinischen *anima*, was »Seele« bedeutet. Wer keine Ahnung hat, ob Tiere fühlen können und eine Seele haben, braucht nur in die Augen eines Hundes oder einer Katze zu blicken. Schon Shakespeare bezeichnete die Augen als »Fenster der Seele«.

In der Nähe meines Großvaters, der in einem Dorf wohnte, befand sich eine Legebatterie, ein lang gestrecktes barackenähnliches Gebäude. Als meine Schwester und ich dort wieder einmal vorbeifuhren, hatte meine Schwester die Idee, in einer Nacht-und-Nebel-Aktion die armen Hühner zu befreien, ähnlich, wie es militante Tierschützer mit Zuchtnerzen oder Versuchstieren tun. Ich winkte jedoch traurig ab. Denn so einfach ist das Problem nicht zu lösen: In der schottischen Findhorn-Gemeinschaft hatte ich einen alten Mann kennen gelernt, der es sich zur Aufgabe gemacht hatte, Geld von seiner Rente zu sparen, um Hühner aus Legebatterien aufzukaufen und sie damit vor dem Schlachthof und dem Suppentopf zu bewahren, ihnen also noch eine schöne Zeit zu schenken. Er erzählte mir, dass es etwa vier Wochen dauere, bis diese armen Kreaturen ihr natürliches Verhalten wie Scharren und Picken gelernt hätten, was sie ihr ganzes kurzes Leben lange nicht hätten ausleben können!

Als ich seinerzeit auf einem biodynamischen Hof lebte und arbeitete, wurde ich Zeugin, wie die Kühe nach ihren Kälbern »schrien«, wenn sie nach ein paar Tagen von ihnen getrennt wurden, damit die fettreiche Milch als Demeter-Milch vermarktet werden konnte. Jedes Mal, wenn dies geschah, gab es Proteste von den Praktikanten und Zivildienstleistenden, die auf dem Hof lernten und arbeiteten. Wenn wir die Schweine von einer Weide zur anderen fuhren, blieben sie entspannt. Wenn es aber zum Schlachthof ging – es wurde dasselbe Transportfahrzeug benutzt! –, quiekten sie in Panik. Schweine sind sehr intelligente, saubere und sensible Tiere. Sie wussten, was ihnen bevorstand.

Vor zwei Jahren machte ich Urlaub in Tobadill, einem idyllischen Dörfchen bei Landeck in Tirol. Wir wohnten bei einer Bio-Bäuerin, die stolz war, nie anders gewirtschaftet zu haben. Was sie uns eines Abends erzählte, schockierte mich: Da in der Europäischen Gemeinschaft schon lange zu viele Kälber »produziert« werden und der EU-»Fleischberg« immer größer wird, gibt es eine »Herodes-Prämie« für zwei Tage alte Kälbchen, etwa 500 Euro. Hinterher las ich in Franz Alts Buch *Agrarwende jetzt!* (siehe Literaturverzeichnis), dass viele dieser Kälbchen schon auf der Fahrt zum Schlachthof qualvoll sterben, weil sie den psychischen Stress der Trennung von ihrer Mutter und des Eingepferchtseins in dunklen Lastern nicht überleben. 200 000 Kälber werden jährlich auf quälend langen Lkw-Fahrten in andere Staaten bis in den Orient ausgeführt, und weitere 170 000 werden eingeführt. Welch ein Wahnsinn!

All dies zeigt, dass das Tierschutzgesetz und das Grundgesetz nicht ausreichen bzw. ausreichend befolgt werden. Wir können als Einzelne aber einen Beitrag zur Änderung dieser Situation leisten, wenn wir – sofern wir uns nicht generell vegetarisch ernähren – auf Bio-Fleisch umsatteln. Tiere aus biologischer Viehhaltung haben wenigstens ein schönes Leben gehabt, bevor sie geschlachtet werden!

Kann so etwas gesund sein?

Die CMA – Centrale Marketing-Gesellschaft der deutschen Agrarwirtschaft – hat uns jahrelang durch bunte Anzeigen mit glücklichen Kühen auf Almwiesen und properen Puten im Freilauf mit Parolen wie »Fleisch ist ein Stück Lebenskraft« weismachen wollen, dass Fleischgenuss zu einer gesunden Lebensweise dazugehört. Selbst als die ersten BSE-Fälle schon da waren, bezeichnete die CMA im Jahr 2001 deutsches Fleisch als sicher. Ihre Werbekampagne, in der Spitzenköche deutsches Fleisch als »seuchenfrei« priesen, geriet zur Farce. Daraufhin wurde denn auch die Kampagne eingestellt.

Außerdem lobte die CMA Putenfleisch als gesunde Alternative: Dabei wird kaum ein Nutztier so barbarisch gemästet wie Puten, die am Ende der Mast noch nicht einmal mehr laufen können. Studien renommierter Wissenschaftler an Vegetariern belegen das Gegenteil der CMA-Propaganda: Nicht Fleischesser leben gesünder, sondern Vegetarier. Dies hat zum Beispiel Professor Claus Leitzmann von der Universität Gießen schon vor vielen Jahren herausgefunden und in zahlreichen seiner Bücher dokumentiert.

Allerdings sind nicht alle Vegetarier gesünder als alle Fleischesser. Die so genannten »Puddingvegetarier«, die einfach nur das Fleisch weglassen und alles gekocht und viel Süßes essen, leiden auch oft unter Übergewicht, Herzinfarkt und Diabetes. Als gesündeste Ernährungsform stellte sich nach Leitzmann die vegetarische Vollwertkost aus Bioanbau heraus – mit hohem Frischkostanteil und höchstens einmal die Woche Bio-Fisch oder -Fleisch.

Als Veganerin bereichere ich meine Nahrung durch die bereits erwähnten Ergänzungsmittel Gerstengras und Afa-Algen, welche beide hochwertiges Eiweiß, Eisen und sogar ausreichend Vitamin B_{12} enthalten. Meine Kinder konnte ich so bis zu zweieinhalb Jahre stillen, von Mangelernährung also keine Spur! Ich jogge täglich bis zu anderthalb Stunden und möchte demnächst an einem Halbmarathon teilnehmen.

Es ist nicht nur so, dass man auch ohne Fleisch oder mit dem früher üblichen »Sonntagsbraten« als gelegentlichem Fleischverzehr gesünder lebt, sondern dass die Fleischqualität aus konventioneller Massentierhaltung sehr zu wünschen übrig lässt. Wie gesagt finden sich – teilweise legal, teilweise illegal – alle möglichen Masthilfen wie Antibiotika und Hormone im Fleisch. Immer wieder neue Skandale ums Fleisch, ob es nun neue nachgewiesene BSE-Fälle sind, aufgedeckte Fälle von illegalem Medikamentenhandel von dubiosen Tierärzten auf Autobahnraststätten, Maul- und Klauenseuche, Dioxin im Futter, Salmonellenvergiftungen oder Belastungen von Shrimps und Zuchtlachs mit Antibiotika.

Immer, wo möglichst billige Produktion im Vordergrund steht, bleibt die Gesundheit von Pflanze, Tier und letztlich dem Verbraucher auf der Strecke. Er ist nicht unschuldig an der Entwicklung, solange er sich nur für den Preis von Lebensmitteln interessiert, nicht aber für die Ethik oder ihren gesundheitlichen Wert.

Schlachten – wie es auch anders geht!

Einst stand der Beruf des Metzgers in hohem Ansehen. Er kam in der Dorfhierarchie gleich nach dem Bürgermeister und dem Pfarrer. Im Zuge der Industrialisierung verlor der Metzger stark an gesellschaftlicher Anerkennung.

Es gibt auch noch heute Metzger, die ihren Beruf als Berufung und sich als Künstler sehen. Jürgen Körper, Metzger auf den Herrmannsdorfer Landwerkstätten, lernte dort einen anderen Umgang mit Tieren und die Kunst der Warmfleischtechnologie. »Im frisch geschlachteten Fleisch kommen Kräfte und Wirkungen zum Tragen, die fast chemischer Art sind, sich aber sehr rasch wieder abbauen: Schlachtwarmes Fleisch hat die Eigenschaft, Wasser und Fett zu binden. Verarbeitet man also ein frisch geschlachtetes Tier sofort, braucht man nur etwas Salz dazuzugeben, und es entsteht eine homogene Masse, die die Zartheit und den Geschmack des Fleisches zu höchster Vollendung bringt. Bei der industriellen Fertigung muss dieser natürliche Zustand erst lange nach dem Schlachten durch Zusatzstoffe – Phosphate, Zitrate, Emulgatoren und Geschmacksverstärker – wieder hergestellt werden.«[122] Beim Rind hält dieser Warmfleischzustand höchstens drei, beim Schwein nur etwa zwei Stunden an, und in dieser Zeit muss das Fleisch verarbeitet werden.

Zwei Aspekte findet Jürgen Körper sehr wichtig: Die Tiere dürfen keine Angst, keinen Stress haben, bevor sie geschlachtet werden. Panik und Angst verursachen nämlich körperliche Reaktionen im Tier, die messbar sind und deren Ergebnisse sich negativ in der Qualität und im Geschmack des Fleisches widerspiegeln. Das Fleisch wird zum Beispiel weich und wässerig und trocknet in der Pfanne zusammen. Das Stresshormon Adrenalin hat ebenso eine Wirkung im menschlichen Körper. Natürlich hat die Fleischqualität auch etwas mit der Tierhaltung und Mast zu tun. Körper: »Ein Tier hält es jedenfalls nicht aus, ständig zu Höchstleistungen getrieben zu werden.«

Wichtig: Das Tier muss, wenn es schon für uns sterben soll, sanft und schonend vom Leben in den Tod befördert werden! Und es muss wenigstens ein lebenswertes Leben gehabt haben. Dazu gehört auch, dass es auf dem Weg zum Schlachthof möglichst nur mit bekannten Tieren zusammen ist, am besten aus einem Wurf, damit kein Stress entsteht. Natürlich sollte der Transportweg so kurz wie möglich sein. Es gibt Züchter, die ihre Tiere bis zum Schlachthaus begleiten, dort weder Strick noch Stock brauchen und ihnen »bis zuletzt Nähe vermitteln«. Biobauern übergeben ihre Tiere oft persönlich dem Metzger.

Die natürliche Alternative: Tierhaltung beim Bio-Bauern

Auf dem Bauckhof, von dem schon die Rede war, werden die Tiere artgerecht gehalten. Sie haben im Winter genug Streu, nicht nur ein paar Alibihalme, und im Sommer Auslauf auf Weiden, die voller Wildkräuter sind und auf denen sie auch Blätter der umgebenden Hecken fressen dürfen und Schatten unter Bäumen finden. Es gibt sogar Waldweiden, auf denen selbst im Winter Schweine leben. Die Dexter-Kühe, eine der kleinsten Rinderrassen der Welt, schauen einen mit großen, dunklen Augen an und lassen sich streicheln. Alle Mitarbeiter, die mit den Tieren zu tun haben, kennen die Namen der 44 Kühe und haben ein persönliches Verhältnis zu ihnen. Die Futterdankbarkeit der Haustiere ist nach Dr. Remer dort am größten, wo der stärkste persönliche Einsatz des Menschen erfolgt. In solchen Betrieben werden die Haustiere also relativ preiswert gefüttert.

Auf dem Bauckhof weiß man, dass Rinder viel Raufutter zur Aktivierung der Darmtätigkeit brauchen, ähnlich wie der Mensch Ballaststoffe. Zu eiweißhaltiges Futter wird nicht gegeben, weil es die Milchqualität beeinträchtigen könnte. Selbstverständlich behalten die Kühe ihre wunderschön geschwungenen Hörner; sie werden nicht »enthornt«, wie diese Tierquälerei bei vollem Bewusstsein beschönigend heißt. Milch von Kühen, die behornt sind, hat eine höhere Qualität, was man anhand der so genannten Steigbildmethode (ein Mess- bzw. Diagnoseverfahren) festgestellt hat. Die Hörner der Kühe sind nach Rudolf Steiner sozusagen Antennen, mit denen das Rind mit kosmischen Kräften in Kontakt stehe. Wie dem auch sei, wenn man Kühe, ähnlich wie auf dem Bauckhof, artgerecht hält, kommt es jedenfalls nicht zu übermäßigen Aggressionen, sondern allenfalls zu gelegentlichen Rangeleien zur normalen Klärung der Rangfolge unter den Tieren.

Das Abhaaren der Rinder im Frühjahr wird mit einer Verfütterung von Spreu als Brühfutter, mit Heilfutter versetzt, angeregt. Die Gesundheit der Tiere wird vorbeugend mit Heilkräutern verstärkt, je nach Jahreszeit. Wenn doch mal ein Tier krank werden sollte, wird es mit Naturheilmitteln behandelt.

Zur Anregung der Milchbildung verwendet man einen Tee aus Kümmel, Fenchel, Anis, Dill und Engelwurz. Schafe und Ziegen brauchen Laubheu aus Himbeeren, Brombeeren, Buche, Birke, Hasel und Eiche. Schweine brauchen hingegen zur Gesundheitsvorsorge Abfälle von Zwiebeln, Porree und vor allem Knoblauchknollen. Bei Unfruchtbarkeit von Rindern wird mit Majoran-Melisse-Tee gespült.

Sorgfältig wird das Tier beobachtet. Der Lehrling lernt wahrzunehmen, wie der Geruch im Stall ist und ob eins der Kälber vielleicht Durchfall hat. Zur Beobachtung gehören die Winde, Darmgeräusche, der Kot- und Harnabgang und die Wärmeverhältnisse im Körper. Wussten Sie, dass kalte Ohren, eine kalte Schnauze und kalte Hörner beim Rind Fieber anzeigen?

Es gibt auf dem Bauckhof »Tierfamilien«. Mehrere Tierarten wie Kühe, Schweine, Pferde und Ziegen werden auf einer Weide gehalten. Nach Joachim Bauck müssen Tiere wieder die Chance haben, sich zu begegnen. Ein Landwirt aus der Massentierhaltung würde über solch einen Satz sicherlich lächeln. In der konventionellen Landwirtschaft werden die Tiere streng nach Art, Geschlecht und Alter getrennt. Hält man weibliche und männliche Tiere zusammen, erreicht man aber höhere Zuchterfolge. Das wussten schon unsere Vorfahren.

Durch den Umgang mit Menschen sind die Tiere auf dem Bauckhof zutraulich und lassen sich gern streicheln. Weil sie positive Erfahrungen mit Menschen machen, suchen sie ihren Kontakt. Der Bulle mag allerdings nicht die Berührung an der Stelle zwischen den Hörnern, habe ich festgestellt. Dann rollt er die Augen und stößt mich sanft, langsam genug, dass ich meine Hand zurückziehen kann.

Alte, robuste Landrassen werden bevorzugt. Masthilfen und die Erzielung von Höchstleistung sind verpönt. Eine Bio-Kuh gibt dann auch nicht 10 000 Liter im Jahr, sondern »nur« 5000. Dafür bleibt sie fruchtbar, gesund, sie lebt mehr als doppelt so lange wie ihre Schwester aus der Massentierhaltung und hat dreimal so viel Nachwuchs. Künstliche Besamung ist bei Demeter-Bauern ebenfalls verpönt, also gibt es einen Bullen auf dem Hof, der meist selbst im Winter draußen ist, geschützt durch sein Winterfell. Kein Bio-Bauer käme auf die Idee, wie im konventionellen Anbau üblich, Kälber in superengen dunklen Boxen zu halten, sie anzuketten und sie mit eisenarmen Milchaustauschern zu füttern, damit sie schnell zunehmen und helles Fleisch bekommen. Milchaustauscher sind im Bio-Landbau verboten. »Mutterkuhhaltung« bedeutet, dass die Kälber nach der Geburt bei der Mutter bleiben und deren Milch trinken dürfen. Die Verfütterung von Tiermehl an Wiederkäuer ist für Bio-Bauern eine Absurdität, die schon Anfang der zwanziger Jahre von Rudolf Steiner abgelehnt wurde.

Zum Schluss dieses Kapitels möchte ich Franz Alt zitieren, der in seinem Buch *Agrarwende jetzt!* (siehe Literaturverzeichnis) schreibt: »Womöglich ist der Himmel so lange kein Himmel, als nicht auch Tiere an ihm teilhaben; und es kommt allem Anschein nach darauf an, selbst den Kern christlicher Hoffnung zu erweitern und aus der tradierten Anthropozentrik des biblischen Weltbildes herauszulösen. Denn erst vor dem Hintergrund einer Religion, die das Los der Tiere als eigenes Thema entdeckt, wird es einen Maßstab sittlichen Handelns geben, der im Raum der Politik Geltung beanspruchen kann.« Wer kann wirklich und dauerhaft glücklich sein, solange noch Tiere gequält werden und Menschen auf der Welt verhungern? Glück ist unteilbar. Wir sind alle im Bewusstsein miteinander verbunden. Tierschutz ist Menschenschutz!

Bestrahlte Lebensmittel

»Es besteht die Befürchtung, dass durch Bestrahlung geringfügige Veränderungen im Lebensmittel erfolgen, deren Wirkung sich möglicherweise erst nach vielen Jahren zeigt.«

Claus Leitzmann

Der menschliche Körper ist für das Ertragen der natürlichen Umgebungsstrahlung geschaffen, nicht aber für all die »Extraportionen«, die das Leben in unserer hoch technisierten Welt so mit sich bringt, dazu noch in unseren Lebensmitteln! Bestrahlte Lebensmittel sind nicht radioaktiv. Allerdings heißt dies nicht, dass sie gesund sein müssen. Durch Bestrahlung lässt sich auch schlecht getrocknete Rohware mit hohem Keimgehalt wieder salonfähig bzw. verkaufsfähig machen. Ein Vorteil für den Verbraucher? Eher eine »Vortäuschung falscher Tatsachen«, verbunden mit gesundheitlichen Risiken. Denn Proteine und Vitamine verändern sich auf unerwünschte Weise.

Bei Nicht-Bio-Lebensmitteln ist die Bestrahlung erlaubt, aber immerhin kennzeichnungspflichtig. Bestrahlte Ware muss den Hinweis »bestrahlt« oder »mit ionisierenden Strahlen behandelt« auf der Verpackung tragen, bei loser Ware muss ein Schild oder Aushang darüber informieren. Bis 2002 war die Bestrahlung von Lebensmitteln in Deutschland verboten. Sie wurde schon vorher in Frankreich, Belgien, den Niederlanden, Großbritannien, Spanien, Italien und Dänemark praktiziert. Zwar wurde die Bestrahlung in Deutschland untersagt, so durften solche Waren dennoch importiert werden, allerdings nur mit entsprechender Kennzeichnung.

Wer sich also vor bestrahlten Lebensmitteln schützen möchte, sollte zu Bio-Lebensmitteln greifen. Sowohl die Verbandsrichtlinien von Anbauverbänden des ökologischen Landbaus als auch die EU-Bio-Verordnung untersagen den Einsatz von radioaktiven Strahlen.

Gefährlich oder harmlos?

Was bedeutet die Bestrahlung von Lebensmitteln für die Qualität der betroffenen Produkte und damit für unsere Gesundheit denn nun genauer? Ist die Bestrahlung wirklich gesundheitsgefährlich oder harmlos, wie so genannte »Fortschrittsgläubige« einem weiszumachen versuchen, die sich über die »Ewiggestrigen«, welche Genfood, bestrahlte Speisen und Mikrowellen ablehnen, mokieren? Hier eine Auswahl an Gründen, die einem den Appetit auf strahlende Lebensmittel eher verderben:

Bestrahlte Lebensmittel sind chemisch verändert und damit alles andere als harmlos, geschweige denn gesundheitsförderlich. Dr. med. Wolfgang Stück vom Ökologischen Ärztebund sagt: »Bei der Bestrahlung werden wichtige Inhaltsstoffe wie Vitamine zerstört, andere Inhaltsstoffe in schädliche Substanzen umgewandelt.«[123] Die Behandlung von Nahrungsmitteln mit Ozon und aggressivem Wasserstoffperoxid ist zwar bei uns aus gutem Grund verboten, aber durch radioaktive Bestrahlung von Lebensmitteln entstehen genau diese Substanzen und verändern deren Inhaltsstoffe. Es entstehen so genannte Radiolyseprodukte, von denen einige Krebserreger sind, und Thymin-Hydroperoxid, das sogar als mutagen gilt, das heißt, dass es ungeborenes Leben schädigen kann.

Das Fatale ist, dass man bestrahlte Lebensmittel nur durch eine chemische Untersuchung erkennen kann. Die Bestrahlung gaukelt Frische vor, wo keine mehr ist. Sie verhindert Fäulnis, Schimmelbildung und Alterung von Lebensmitteln. Die Industrie puscht die Einführung von bestrahlten Lebensmitteln mit dem Hinweis auf die Salmonellengefahr bei Geflügel. Dr. Stück: »Der bestrahlte und minderwertige ›Uraltfraß‹ droht zu unserer Regelnahrung zu werden.«

Die Bestrahlung von Lebensmitteln ist sozusagen ein »Abfallprodukt« des Programms »Atomkraft für den Frieden«, das US-Präsident Eisenhower 1953 auflegte. 1964 wurde zur Erforschung und Durchsetzung der Lebensmittelbestrahlung das Internationale Lebensmittel-Bestrahlungs-Projekt IFIP mit Sitz in der Kernforschungsanlage Karlsruhe gegründet, dem mittlerweile 23 Staaten weltweit angehören. Zwar kamen die »Gemeinsamen Expertenkommissionen für die Lebensmittelbestrahlung« von FAO (Food and Agriculture Organization of the United Nations) und WHO (World Health Organization) von 1965 bis 1977 zum Ergebnis, die Bestrahlung mit ionisierenden Strahlen sei dem absichtlichen Zusatz von Stoffen gleichzusetzen, und wegen der ungeklärten Natur der radiolytisch erzeugten Stoffe sei die Bestrahlung von Lebensmitteln nicht allgemein zu befürworten. 1982 setzte dann aber der Sinneswandel ein. Kurzerhand hatte man die Bestrahlung als physikalisches Verfahren definiert, bei dem ein chemischer Stoffumsatz praktisch nicht stattfindet. Nach Definition der WHO und FAO handele es sich bei der Behandlung von Lebensmitteln mit ionisierenden Strahlen um eine Technik zur Erhaltung und Verbesserung von Lebensmitteln.

Als Strahlenquelle wird heute überwiegend das Radioisotop Kobalt-60 verwendet, das bei seinem radioaktiven Zerfall Gammastrahlen abgibt. Je nach Strahlendosis sind unterschiedliche Wirkungen zu beobachten: Zwiebeln und Kartoffeln keimen nicht mehr, das Reifen und der Verderb von Früchten wird verzögert, lebensmittelschädliche Insekten, Parasiten und Mikroorganismen wie Salmonellen werden in ihrer Entwicklung behindert oder abgetötet, und technologische Eigenschaften von Lebensmitteln werden verändert. So erzielt man eine höhere Saftausbeute beim Obst.

Zur gesundheitlichen Bewertung von bestrahlten Lebensmitteln mit ionisierenden Strahlen hat die Expertenkommission der WHO 1982 festgestellt, dass Lebensmittel bis zu einer mittleren absorbierten Gesamtstrahlendosis von 10 Kilogray (kGy) hygienisch »sicher« und »gesund« seien. 1 kGy entspricht 1000 Joule absorbierter Strahlungsenergie je Kilo Lebensmittel. In einem Bericht der WHO von 1992 wurde dies korrigiert, indem »gesund« durch »gesundheitlich ausreichend« ersetzt wurde.

Diese gesundheitliche Bewertung wird allerdings von vielen Forschern infrage gestellt. Zu den hauptsächlichen Kritikpunkten zählt auch die Auffassung der WHO, das ADI-Prüfverfahren zur gesundheitlichen Beurteilung von Zusatz- und Schadstoffen sei bei der Lebensmittelbestrahlung nicht anwendbar (ADI = *acceptable daily intake* = verträgliche Tagesdosis). Es wird gefordert, dass aktive radiolytische Produkte isoliert und nach dem ADI-Prüfverfahren getestet werden. Dies aber ist bisher nicht in ausreichendem Umfang geschehen, und damit hat die toxikologische Bewertung nur wenig Aussagekraft.

Wenn man berücksichtigt, dass Organismen umso empfindlicher reagieren, je höher organisiert sie sind, wird das Gefahrenpotenzial für den Menschen deutlich.

Bei der radioaktiven Bestrahlung von Lebensmitteln wird unter normaler Atmosphäre mit 21 Prozent Sauerstoff gearbeitet. Dieser wird teilweise in Atome gespalten, die sich mit molekularem Sauerstoff leicht unter Bildung von Ozon vereinigen, einem aggressiven und giftigen Gas, das anstelle der Chlorung zur Desinfektion von Trinkwasser verwendet wird, aber zur Konservierung von Lebensmitteln verboten ist. Ozon ist ein intensiv wirkendes Oxidationsmittel, es zerstört Vitamine und schädigt auch die Hauptnährstoffe. Man nimmt an, dass ein wesentlicher Teil der »mikrobioziden« Wirkung, des Abtötens von Bakterien, auf das stark mikrobiozide Ozon zurückzuführen ist.

Die Lebensmittelbestrahlung ist dazu gedacht, die mikrobielle Belastung oder Kontamination zu beseitigen. Allerdings erfolgt dies bei der zugelassenen niedrigen Bestrahlungsdosis selektiv, das heißt, die Bestrahlung tötet nicht alle Bakterien gleichmäßig ab. Besonders gefährliche Sporenbildner, wie der Toxinbildner Clostridium botulinum, ist relativ strahlenresistent und kann sich daher in bestrahlten Lebensmitteln weiter vermehren und Toxine bilden, wobei die Gefahr jedoch unerkannt bleibt, weil die sonst übliche Verderbsflora ausbleibt.[124] Eine weitere Gefahr: Salmonellen und Schimmelpilze können durch Bestrahlung abgetötet werden, ihre hochgiftigen Ausscheidungsorgane werden dadurch nicht zerstört.

Jedes Lebensmittel enthält Wasser, so das trockene Mehl noch 14 Prozent, frische Lebensmittel um die 70 Prozent. Wasser wird bei der Bestrahlung radiolytisch entweder ionisiert oder homolytisch gespalten, wobei Radikale entstehen wie Wasserstoffperoxid, wie gesagt ein ebenfalls nicht zugelassener Konservierungsstoff.

Aminosäuren können eine Radiolyse erfahren unter Bildung von Aldehyden. So nimmt der Gesamtaldehydgehalt, berechnet als Formaldehyd, bei Hühnchenbrust von durchschnittlich 7 Milligramm pro Kilo Frischgewicht bei 0 kGy linear auf rund 20 Milligramm pro Kilo bei 10 kGy zu. Bei

3 kGy findet man schon eine Verdoppelung des Aldehydgehalts. Auch in Garnelen verdoppelt sich der Anfangswert bei 3 kGy.

Bei Hühnchenbrust entsteht aus Leucin mit steigender Bestrahlungsdosis Pentanal. Cystein wird zu Cystin oxidiert. Aus Fettsäuren entstehen Hexanal und andere Aldehyde. »Radiolyse der Fette im Sinne eines oxidativen Fettverderbs dominiert weit.«[125]

Nach Dr. Konrad Pfeilsticker ist die Bestrahlung also eine Behandlung, die das Fett in Lebensmitteln verdirbt.[126] Von den Nährstoffen sind es vor allem die Fette, die sowohl direkt nach der Bestrahlung als auch während der Lagerung von aggressiven freien Radikalen angegriffen und zerstört werden. Dadurch wird zum einen der Lebensmittelverderb beschleunigt, zum anderen werden die wertvollen ungesättigten Fettsäuren teilweise zerstört. Außer Aldehyden werden auch noch andere gesundheitsschädigende Verbindungen gebildet, so flüchtige Ketone wie Aceton, Kohlenwasserstoffe wie Heptan und Octan, die aber ab einer bestimmten Dosis zum qualitätsmindernden typischen so genannten »Strahlengeschmack« und »Strahlengeruch« beitragen. Die nicht flüchtigen Radiolyseprodukte dominieren im Verhältnis von etwa 4 zu 1.

Noch weniger Vitalstoffe

Besonders empfindlich gegenüber ionisierender Strahlung sind die Vitamine. Ascorbinsäure oder Vitamin C hat einen Verlust von 15 bis 70 Prozent zu verzeichnen, Thiamin hat 20 bis 86 Prozent, Vitamin B_{12} um 30 Prozent, Vitamin A_2 bis 78 Prozent, Vitamin E_7 bis 100 Prozent. Der Gehalt an Pyridoxin geht zwischen 2 und 48 Prozent zurück, der von Niacin um 15 bis 33 Prozent. Angesichts des verbreiteten Vitalstoffmangels weiter Bevölkerungsschichten – besonders betroffen sind Jugendliche, junge Frauen, Schwangere, Menschen mit viel Stress und alte Menschen – sind diese Zahlen alarmierend. Auch von daher ist die Bestrahlung von Lebensmitteln abzulehnen. Die signifikante Reduzierung des Vitamins B_1 im bestrahlten Fleisch ist besonders besorgniserregend, weil Fleisch und Fleischprodukte bei der üblichen Ernährungsweise immer noch die Hauptquellen für Vitamin B_1 in der Nahrung darstellen, wie Professor Leitzmann betont.

Es gibt Alternativverfahren zur Bestrahlung wie hygienisch verbesserte Produktionsbedingungen und sachgerechte Lagerung, die nicht zu Vitaminverlusten wie bei der Bestrahlung führen.

Als Schutz vor Salmonellen im Fleisch sollte man stattdessen artgerechte Geflügelhaltung durchsetzen: Das Futter kann sterilisiert werden, kranke Tiere müssen geimpft und tote Tiere aussortiert werden. Selbst die Massentierhaltung kann optimiert statt maximiert werden, die Schlachtung verbessert, die Schlachttierkörper können durch Heißdampf sterilisiert und aseptisch verpackt werden. Diese Liste enthält nur Maßnahmen, die eine Selbstverständlichkeit sein müssten.

Peter Tompkins und Christopher Bird warnen in ihrem inspirierenden und fundierten Buch *Die Geheimnisse der guten Erde* (siehe Literaturverzeichnis): »Obwohl Dutzende von Wissenschaftlern vor den Konsequenzen des Verzehrs bestrahlter Nahrungsmittel warnen – vor allem im Hinblick auf genetische Veränderungen und Krebserkrankungen –, wird nach wie vor bestrahlt, denn das Verfahren ist billig und bequem. Dabei ist dieser ganze Horror unnötig, überflüssig und vermeidbar.« Das beweisen tagtäglich die Vertreter der organischen Landwirtschaft. Ihre Produkte schmecken besser, sind gesünder, halten länger und vergiften nicht die Umwelt und uns selbst. »Das Geheimnis des Überlebens der Erde liegt nur wenige Zentimeter im Boden verborgen.« Die Pflege des Bodenlebens ist der Schlüssel für eine gesunde, umweltfreundliche und nachhaltige Landwirtschaft, welche die Bodenfruchtbarkeit fördert und nicht zerstört.

Gentechnik und Nahrung

»Es ist völlig ungewiss, welche Auswirkungen der Verzehr von genmanipulierten Lebensmitteln auf den menschlichen Organismus hat. Das US-amerikanische Bundesgesundheitsamt listet als mögliche Gefährdung die Bildung neuer Inhaltsstoffe, Veränderungen in der Verträglichkeit, die Zunahme allergischer Erkrankungen und die Beeinflussung der Wirkung von Antibiotika auf.«

Gen-ethisches Netzwerk e.V. und BUND
»Gentechnologie – Was ist das?«

Während ich diese Zeilen schreibe, es ist Anfang Januar 2002, gehen zwei Meldungen durch die Presse, die im Zusammenhang mit der Gentechnologie wichtig sind. Zum einen: Klonschaf Dolly hat mit sechs Jahren Arthritis. Eigentlich sollte sie im besten Alter sein. Ihr »Erfinder«, der schottische Forscher Ian Wilmut, hatte immer wieder auf die Risiken der Klontechnik für die Gesundheit der geklonten Tiere hingewiesen. Das hatte aber die Weltöffentlichkeit nicht daran gehindert, das Klonschaf zum Anlass zu nehmen, von ewiger Jugend, Gesundheit und Unsterblichkeit zu träumen. Eine andere Meldung: Die Vorsitzende der Bundestags-Enquete-Kommission für medizinische Ethik, Margot von Renesse, warnt vor Organtransplantationen von gentechnisch veränderten Tieren. Es gäbe völlig unzureichend erforschte »Risiken von Abstoßreaktionen beim Menschen« auf das fremde Gewebe und die »mögliche Übertragung bislang unbekannter Tierseuchen« auf den Menschen.

Anlass war die Geburt geklonter Ferkel, die als Organ-Ersatzteillager für Menschen fungieren sollen. Die Biotech-Werte an der Börse rauschten erst einmal in den Keller. Was in diesem Zusammenhang interessant ist: Die Herstellerfirmen gentechnisch veränderter Organismen lehnten bisher eine Produkthaftung für ihre Erzeugnisse kategorisch ab. Ist es vielleicht doch keine Hysterie Ewiggestriger, wenn man von Gentechnik nichts wissen will?

Zur Beruhigung vorweg: Wenn Sie ausschließlich Lebensmittel aus Bio-Anbau verzehren, sind Sie auf der sicheren Seite, was gentechnisch veränderte Organismen betrifft. Alle Lieferanten von Öko-Betrieben müssen nach der Öko-Verordnung schriftlich bestätigen, dass sie ihre Produkte nicht gentechnisch verändert haben und auch keine gentechnisch veränderten Organismen wie Enzyme oder Labfermente benutzen. Durch regelmäßige Inspektionen wird sowohl auf Bio-Höfen als auch in Verarbeitungsunternehmen und Läden streng kontrolliert, ob die Gentechnikvorschriften eingehalten werden.

Wozu Gentechnik?

Bei der Gentechnik werden Erbsubstanzen, Zellen bzw. Zellteile oder Gewebe von einem Lebewesen auf ein anderes übertragen, um ganz bestimmte »erwünschte« Eigenschaften im Empfängerorganismus zu entwickeln oder andere, unerwünschte zu unterdrücken. Es gibt gentechnisch veränderte Pflanzen und Tiere, Lebensmittel, die mit Hilfe gentechnisch veränderter Mikroorganismen wie Hefen oder Enzymen hergestellt wurden, und Lebensmittelzusatzstoffe, die mit Hilfe gentechnisch veränderter Mikroorganismen gewonnen wurden. Mit der Gentechnik kann man, ähnlich wie bei der Bestrahlung von Lebensmitteln, erreichen, dass

Obst oder Gemüse, aber auch Fisch alt ist, aber frisch und gesund aussieht. Berühmt – berüchtigt in diesem Zusammenhang wurde die Gen-Tomate mit der Bezeichnung »Flavr Savr«. Für die Gentechnik ist es kein Problem, eine Tomate mit einem Flunder-Gen gegen Fäulnis zu schützen. Artenschranken selbst zwischen Pflanze und Tier können locker überwunden werden, natürlich auch zwischen Mensch und Tier. Es gibt in Holland schon Kühe, die in ihrer Milch menschliches Lactoferrin produzieren, das als Zusatz für Babynahrung Verwendung finden sollte.

Die wichtigste Forderung in einer guten Küche, die Frische, gerät zur Farce. Der »Feinschmeckerpapst« Wolfram Siebeck sagte einmal, es dauere nicht mehr lange, und wir würden die Naturprodukte nur noch in vergreister Form vorgesetzt bekommen: Von der genveränderten Bratwurst legten wir bei der Geburt unseres Sohnes ein Kilo in den Keller, damit der Kleine an seinem 21. Geburtstag etwas Leckeres zu essen habe … Angesichts dieses – freilich überzeichneten – Horrorszenarios müsste die Öko-Branche eigentlich viel mehr boomen.

Bei Pflanzen möchte man den Ertrag steigern, sie gegen bestimmte Krankheiten immun machen, man will Reife- und Fäulnisprozesse beeinflussen, die Inhaltsstoffe von Lebensmitteln verändern oder Toleranzen gegen Schädlingsbekämpfungsmitteln kreieren, damit man einen ganzen Schlag zum Beispiel Mais mit einem Total-Herbizid besprühen kann. Die Gefahr dabei: Die Herbizidresistenz ist auf nahe verwandte Wildpflanzen übertragbar, und dieses Unkraut ist dann nur noch schwer oder gar nicht mehr zu bekämpfen. Die Gefahr besteht außerdem, dass Insekten geschädigt werden. Novartis Seeds entwickelte eine gentechnisch veränderte Maissorte, »Maximizer«, die sich gegen den Maiszünsler schützt, ein Schadinsekt. Dieses Gift, Bt-Toxin, ist zwar für Menschen angeblich unschädlich, der Pollen der neuen Maissorte war allerdings für eine bestimmte Schmetterlingssorte, den Monarch-Falter, tödlich. Außerdem enthält diese Maissorte das Gen für die Resistenz gegenüber dem Antibiotikum Ampicillin, das auch bei Infektionskrankheiten des Menschen eingesetzt wird. Es besteht jetzt die Befürchtung, dass sich die Ampicillinresistenz auf den Menschen übertragen könnte. Mediziner fürchten, dass Antibiotikaresistenzen unkontrolliert auf die menschliche Darmflora übertragen werden können.

Diese Risiken machen deutlich, dass es sich bei gentechnisch produzierten Lebensmitteln um ein »Spiel mit dem Feuer« handelt, das ähnlich wie die Kernenergie nicht ausreichend beherrschbar ist. Wenn gentechnisch veränderte Pflanzen erst einmal in unsere Umwelt entlassen worden sind, kann man sie nicht wieder »einsammeln« oder zurückrufen.

Der Sachverständigenrat für Umweltfragen warnte 1998 speziell vor dem vorschnellen Freisetzen und Anbau von transgenen Pflanzen mit Eigenschaften wie neuartigen Krankheitsresistenzen oder Trockenresistenzen. Wenn sich diese Merkmale in Wildpflanzen auskreuzen, können diese dem »Umweltstress« eventuell besser widerstehen und sich verstärkt verbreiten oder auch neue Ökosysteme besiedeln. Schweizerische Untersuchungen zeigen, dass transgene Pflanzen entgegen der Vorhersage der Saatgutentwickler schädigende Wirkungen auf Nützlinge in der Nahrungskette aufweisen.[127] Trotz mehrerer tausend Freisetzungen weltweit und den ersten großflächigen Anbauversuchen in Ländern wie den USA existieren noch immer keine Untersuchungen über das langfristige ökologische Verhalten transgener Pflanzen.

Transgene Lachse weisen eine ausdauernde Produktion von Wachstumshormonen auf. Der Hormonhaushalt im Tier liegt aber nicht über dem normalen Jahresmaximum, um die für Lebensmittel erforderlichen Zulassungskriterien zu erfüllen. Eine chemische Analyse des Lachsfleisches zeigte keine Unterschiede zu konventionellem Mastlachs. Also gilt der transgene Lachs als den natürlichen Artgenossen gleichwertiges Lebensmittel. Unabhängige, biologische Untersuchungen ergaben jedoch, dass die Lachse eine andere Jugendfärbung aufweisen, ein verändertes Fress-, Schwimm- und Fortpflanzungsverhalten – und dass nach einem Jahr schwere Kopfdeformationen auftraten, die zum Tode des Tieres führten.[128] Mir wird übel beim Gedanken, dass zahlreiche dieser transgenen Lachse aus ihren Reusen entkommen sind, sich mit Wildlachsen kreuzen und diese damit genetisch verseuchen. Wenn Sie heute teuren Wildlachs kaufen, können Sie nicht sicher sein, dass Sie sich damit nicht auf Dauer gesundheitliche Risiken einhandeln. Aber nicht nur Feinschmecker sind von gentechnischen Risiken betroffen: Die »Entsorgung« intakter gentechnisch veränderter Organismen in die Kanalisation wurde 1993 mit der Deregulierung der deutschen Sicherheitsstandards legalisiert: »In Kläranlagen können Transgene inzwischen routinemäßig nachgewiesen werden.«[129]

Denn sie wissen nicht, was sie tun ...

Die Gentechnik entspringt dem vorherrschenden materialistischen Denken. Nahrungsmittel müssen aber der lebendigen Natur entnommen sein. Hier stoßen wir schon auf die Grenzen des Materialismus. Man greift in das Leben ein, ohne genau zu wissen, was man tut: Die Auswirkungen entsorgter Mikroorganismen auf die natürlichen Stoffkreisläufe im Ökosystem sind bisher nicht erforscht und kaum Gegenstand wissenschaftlicher Risikoabschätzung. Maßgebliche

Molekularbiologen geben unumwunden zu, dass sie nicht genau wissen, was ein Gen ist. Man kennt zwar seine stoffliche Struktur, seinen genauen Platz im Genom und die Wirkungsketten, welche es in der Eiweißsynthese auslöst. Was man aber nicht kennt, ist seine Stoffzusammensetzung und ihre Ortsbestimmung mit seiner Funktion, im Erbgeschehen des belebten und beseelten Organismus bestimmte Eigenschaften hervorzurufen. »Es liegt in der Art der materialistischen Weltauffassung, dass es keine stichhaltigen Kriterien für eine Risikoabschätzung geben kann, weil man keine Begriffe von dem hat, worauf sich das Risiko beziehen könnte.«[130]

Wissenschaftler der Universität von New York haben festgestellt, dass Bt-Mais, gentechnisch veränderter Mais, Gift für den Boden entlässt. Während der gesamten Versuchsdauer fanden die Forscher das Bt-Toxin in unmittelbarer Wurzelnähe. McCain, weltweit größter Pommes-Hersteller mit Hauptsitz in Kanada, hat bekannt gegeben, ab dem Jahr 2000 keine gentechnisch veränderten Kartoffeln mehr anzunehmen.[131] Der größte Maisexporteur Kanadas Ortaros, drängt die Bauern, in Zukunft nur noch konventionelle Maissorten anzubauen, da eine große Unsicherheit bestehe, ob nordamerikanische und europäische Verbraucher genmanipulierte Waren tolerieren werden.[132]

Die Gentechnik wird mit einem Dammbruch wie bei der Kerntechnik verglichen, was die Folgen für die belebte Natur – und dazu gehören natürlich auch wir und unsere Nachkommen! – betrifft. Beim Wegfall beider Schleusen herrscht Unkenntnis über die Kräfte, mit denen man umgeht. Die Kerntechnik, das ist offenbar und mittlerweile auch offiziell zugegeben, scheitert an ihrer Entsorgung.

»Auch die Gentechnik wird an der Entsorgung scheitern, doch kann sie, gleich der verstrahlten Materie, überhaupt nicht mehr entsorgt werden. Gleich Metastasen eines Krebs-geschwürs dringen beide in die Biosphäre ein und wirken im Zeitenlauf fort.«[133]

Gegenkräfte

Mehr als 80 Prozent der EU-Bürger lehnen gentechnisch ver-änderte Lebensmittel ab, und mehr als 90 Prozent fordern eine klare Kennzeichnung. Greenpeace veröffentlicht eine aktuelle Liste von Lebensmitteln, bei denen Gentechnik an-gewandt wurde. Eine Initiative »Gemeinsam gegen grüne Gentechnik«[134] wehrt sich mit einer Unterschriftenaktion an den Deutschen Bundestag gegen Freisetzungsversuche mit gentechnisch manipulierten Pflanzen. Sie protestiert darin gegen die Freisetzungsversuche mit genmanipuliertem Mais der Firma Monsato in Helvesiek, Landkreis Rotenburg/Wüm-me. Eine Auskreuzung wurde wissenschaftlich nachgewie-sen. Der kontaminierte Mais wurde von Greenpeace dem Gesundheitsministerium übergeben. Ohne ihr Wissen kön-nen die Produkte von Bauern, Imkern und Gemüsegärtnern, die in der Nähe ihre Felder haben, gentechnisch »verseucht« werden. Die Initiative: »Biologischer Anbau, der gesetzlich zu gentechnikfreier Produktion verpflichtet, wird in Zukunft nicht mehr möglich sein.«

Man wird unwillkürlich an die BSE-Problematik erinnert, bei der sich schwerwiegende Folgen der Tiermehlverfütte-rung an Wiederkäuer sehr spät und dann unwiderruflich zeigten. Warnende Stimmen wurden als »Hysterie« abgetan.

Wenn Lebensmittel bis zu einem Anteil von höchstens 1 Prozent aus gentechnisch veränderten Pflanzen wie Soja oder Mais bestehen, sind sie von einer Kennzeichnungspflicht befreit. Für die meisten Lebensmittel, die genetisch verän-derte Zusatzstoffe und Aromen enthalten, besteht keine Kennzeichnungspflicht, falls sie sich von traditionellen Produkten nicht wesentlich unterscheiden. Wenn Sie das Risiko genmanipulierter Nahrung meiden wollen, achten Sie auf die Kennzeichnung »Ohne Gentechnik«. Sie gehen dann sicher, dass auch bei Lebensmitteln tierischer Herkunft kein Futter und keine Arznei verwendet wurde, die gentechnisch verändert wurden. Wenn Sie Nahrungsmittel mit dem Biosiegel oder Siegel der Bio-Anbauverbände kaufen, können Sie sicher sein, gentechnikfreie Lebensmittel zu kaufen.

Ernährungsbedingte Krankheiten

>*»Gesundheitsvorsorge setzt ein anderes Denken voraus, als es heute allgemein üblich ist. Der Mensch ist keine Maschine und technisch weder reparierbar noch zum Wachsen, Werden, Sichentwickeln zu bringen. Er lässt sich ... als Ganzes nicht analysieren, isolieren, auflösen, sondern verlangt, in seiner Ganzheit betrachtet und behandelt zu werden, und zwar gemäß den Regeln des lebendigen Geschehens. Mit dieser Art, zu denken, zu beurteilen, zu behandeln, wird man dem Wesen des Lebendigen und insbesondere des Menschen gerecht.«*

Karl Kötschau

Umweltgifte bedrohen unsere Gesundheit und verkürzen unsere Lebenserwartung. Schon Ungeborene und Säuglinge sind betroffen, ja noch viel mehr als Erwachsene. Wir sind zu Versuchskaninchen im größten Freilandversuch der Welt geworden, durchgeführt von der Chemie-, Pharma- und Landwirtschaftsindustrie, nur unzureichend reguliert durch die Politik. Die multinationalen Konzerne, die den Pharmamarkt weltweit beherrschen, beherrschen auch den Markt für agrochemische Erzeugnisse. In beiden Märkten geht es zwar vordergründig um die Beseitigung von Krankheit oder Hunger. In erster Linie geht es aber wohl darum, Abhängigkeiten zu erzeugen und möglichst hohe Gewinne zu erzielen.

Der Ausgang dieses Freilandversuchs mit uns selbst ist nicht etwa ungewiss, sondern schon jetzt fatal und manchmal auch letal: Jedes Jahr sterben etwa 20 000 Menschen bei der Verwendung von Pestiziden. Krebs ist zur zweithäufigsten Todesursache bei Kindern geworden. Kinder werden bereits mit Krebsgeschwulsten geboren. Kaum jemand stirbt noch an Altersschwäche. Altern heißt oft langes Siechtum und Leiden.

Ernährungsbedingte Krankheiten kosten jährlich allein in Deutschland mehr als 60 Milliarden Euro. Unserem Gesundheitssystem, einem System zur Verwaltung von Krankheit, droht der Kollaps. Gleichzeitig fließen Milliarden in eine fehlgeleitete EU-Agrarpolitik. Wussten Sie, dass die Tabakbauern der EU mit etwa 1 Milliarde Euro pro Jahr gefördert werden, die Ketchupindustrie mit 400 Millionen Euro jährlich? Milliarden werden für die Beseitigung von Überschüssen aus der Landwirtschaft ausgegeben, und gleichzeitig wird der Konzentration und Industrialisierung der Landwirtschaft Vorschub geleistet. 10 Milliarden Euro verliert die EU jährlich durch Subventionsbetrug und Korruption. Bei diesen Zahlen bleibt einem der Bissen im Halse stecken.

Die österreichische Gruppe der »Ärzte für Schadstoff-freie Nahrung« zum Beispiel beschwert sich, dass es hingegen immer noch an Mitteln für Forschungsvorhaben fehle, was die gesundheitliche Überlegenheit von Bio-Lebensmitteln betrifft. »Auch wenn alles darauf hindeutet, dass sich Bio-Lebensmittel positiv auf die Gesundheit auswirken, brauchen wir weitere Untersuchungen und dafür mehr Forschungsmittel«, meint der Vorsitzende Dr. Zwiauer.[135] Die Ärzte wünschen sich jetzt Studien über den Verzehr von Bio-Lebensmitteln bei Risikogruppen wie Säuglingen und Kleinkindern, die an Allergien leiden, und bei älteren Leuten mit Verdauungsstörungen.

Dass die Erzeugung von Bio-Lebensmitteln für den Menschen und seine Umwelt besser ist, dürfte außer Zweifel stehen. Schauen wir uns im Folgenden nun einmal an, wie die

Ernährungsgewohnheiten mit ganz bestimmten Symptomen in Zusammenhang stehen.

Allergien

Schon Hippokrates beobachtete 400 Jahre vor Christus vereinzelt Allergien gegen Nahrungsmittel wie Fisch, Erdbeeren und Hühnerei. Allergien sind mittlerweile jedoch ein ganz großes Problem geworden, und sie werden auch als »Geißel unserer Zeit« bezeichnet. Bereits ein Drittel aller Kinder leidet daran. Im Jahre 2010 soll jedes zweite betroffen sein! Jeder zehnte Mitteleuropäer reagiert überempfindlich auf einen oder mehrere Inhaltsstoffe in seiner Nahrung. In Deutschland haben allein dreißig Millionen Menschen auf Grund unserer Umwelt- und Ernährungssituation mit Allergien zu kämpfen.

Umweltmediziner wie Professor Klaus-Dietrich Runow, arztlicher Leiter des Instituts für Umweltkrankheiten (IFU) in Bad Emstal, schlagen Alarm. Er macht die schleichende Vergiftung des Organismus mit Fremdstoffen aus Luft, Wasser und Nahrung für die Zunahme dieses Krankheitsbildes verantwortlich. Bei Allergien ist es so, dass das Immunsystem auf einen Stoff in der Umwelt oder in der Nahrung überreagiert und sämtliche Abwehrkräfte mobilisiert, als ob es um eine lebensbedrohliche Gefahr ginge. Eigentlich harmlose Stoffe wie Katzenhaare, Spuren von Erdnussbutter oder Soja können zum gefürchteten lebensbedrohlichen »anaphylaktischen Schock« führen. Meist sind jugendliche Asthmatiker besonders gefährdet, die zwar ihre Allergie kennen, aber von verborgenen hitzestabilen Allergenen wie Haselnüssen, Sellerie, Erdnüssen, Milch und Fisch bedroht werden. Wer als Kleinkind Allergien hatte, bekommt oft später Asthma dazu.

Wer nach bestimmten Mahlzeiten Magen-Darm-Störungen wie Durchfall oder starke Blähungen hat oder Hautprobleme bekommt, kann von einer Nahrungsmittelallergie ausgehen. So genannte »Kreuzallergien« nehmen zu, bei denen eine ganze Pflanzenfamilie Allergien auslöst, und viele Allergien wie Neurodermitis lassen sich durch eine Umstellung der Ernährung bessern oder heilen.

Fast jedes Lebensmittel kann eine Allergie auslösen. Die am häufigsten verantwortlichen sind jedoch Milch und Milchprodukte, Weizen und weiter eiweißreiche Lebensmittel wie Hühnerei, Erdnüsse, Sojaprodukte und Fisch.

Betroffene sollten das Allergen meiden, wenn es denn identifiziert ist. Am besten, man streicht weitmöglichst Fertigprodukte wie Wurst-, Back- und Süßwaren, in denen versteckte Allergene sind, von seinem Speiseplan. Geschmacksverstärker oder Natriumglutamat wird von vielen Kindern und Erwachsenen nicht vertragen. Nicht deklarationspflichtige Anteile von Nüssen in Schokolade oder Selleriegewürz in Fertigsuppen können für Allergiker lebensgefährlich sein. Gemüse-Allergiker sollten alle Instant- und Beutelsuppen sowie fertige Dosen- und Tiefkühlgerichte meiden.

Allergien können durch Fremd- und Schadstoffe wie Konservierungsstoffe, Farbstoffe und Pestizide verschlimmert werden:»Pestizide in Lebensmitteln gehören zu den wichtigsten Allergieverursachern.«[136] Auch Antibiotika im Tierfutter, im konventionellen Anbau als Masthilfe und Schutz vor Infektionen üblich, können zu Allergien führen. Theron G. Randolph fand heraus, dass viele Unverträglichkeiten, zum Beispiel von Äpfeln, eigentlich keine Allergien gegen Lebensmittel sind, sondern gegen Spritzgifte. Sobald die Patienten Bio-Obst aßen, konnten sie dies wunderbar vertragen.[137]

Viele Ärzte raten daher ihren allergiekranken Patienten, auf Lebensmittel aus Öko-Anbau umzusteigen. Zusatzstoffe und versteckte Allergene sollten vermieden werden, indem die Nahrung aus möglichst wenig verarbeiteten Grundnahrungsmitteln besteht. Bei der eigenen Zubereitung von Mahlzeiten kann man weitere Zutaten kontrollieren.

Viele hyperaktive Kinder leiden unter Nahrungsmittelunverträglichkeiten. Statt Junk Food, Fertiggerichten und Colagetränken sollten hier generell Vollwertgerichte aus Bio-Anbau auf den Tisch – unter Vermeidung der Allergene. Gentechnisch veränderte Lebensmittel konfrontieren den Organismus mit einer Flut neuer, potenziell allergieauslösender Eiweiße. In Bio-Produkten dürfen keine gentechnologisch veränderten Pflanzen und Tiere verwendet werden.

Anämie durch Kaliumnitrit in Wurstwaren

Um die rote Farbe von Frischfleisch zu erhalten, wird in Fleischereien und Wurstfabriken Salpeter, chemisch Kaliumnitrit, verwendet. Es gibt kein Einpökeln ohne Salpeter.

Walter Sommer weist auf die Gefahr hin, dass ein Rest von Salpeter, sei er auch noch so gering, im fertigen Erzeugnis vorhanden ist. Es kann zu Störungen der Blutbildung, im schlimmsten Fall zu Anämie kommen.[138]

Belastung der Muttermilch

Klaus-Dietrich Runow (siehe »Allergien«) sagt, wenn man bedenke, dass das Grundnahrungsmittel für Säuglinge, die Muttermilch, über 350 Schadstoffe enthält, erübrigt sich die Frage, warum immer mehr Kinder an Allergien wie Neurodermitis, Asthma und Verhaltensstörungen wie Hyperaktivität erkranken.

Jahrzehntelang war die menschliche Muttermilch in Deutschland so mit Pestiziden wie DDT belastet, dass sie als Nahrungsmittel hätte aus dem Verkehr gezogen werden müssen! Diese Situation ist erschreckend. Nur aus psychosozialen Gründen warnte man nicht vorm Stillen, beschränkte aber die empfohlene Stilldauer auf ein halbes Jahr.

Umweltgifte wie DDT bauen sich nur über Jahrzehnte ab und speichern sich bei Mensch und Tier im Fettgewebe. Während der Schwangerschaft werden diese Gifte über die Plazenta ans Ungeborene abgegeben, während der Stillzeit an den Säugling. Jede Schwangerschaft und Stillzeit ist daher für die Mutter eine wirksame Entgiftung auf Kosten ihres Kindes. Schwermetalle und andere Umweltgifte sind für Föten und Säuglinge besonders gefährlich, weil die Blut-Hirn-Schranke bei ihnen noch nicht ausgebildet ist, die Funktion von Nieren und Leber ebenfalls noch nicht, und sie eine im Vergleich zu Erwachsenen erhöhte Stoffwechselrate haben. Zwar sind bei uns viele Pestizide wie Lindan und DDT verboten, sie kommen aber über Dritte-Welt-Produkte doch wieder auf unseren Teller und reichern sich im menschlichen Fettgewebe an.

In Frankreich wurde schon 1975 die Milch von 16 französischen Müttern untersucht, die sich in der einen Gruppe fast ausschließlich mit Nahrungsmitteln aus Bio-Anbau ernährten, die andere Gruppe mit Nahrungsmitteln aus konventionellem Anbau. »Dabei ergab sich eindeutig: Je höher der Anteil biologischer Nahrungsmittel war, umso weniger chlorierte Kohlenwasserstoffe enthielt die Milch.«[139] Außerdem zeigte sich, dass die Frauen, die mindestens 70 Prozent biologisch erzeugte Lebensmittel zu sich nahmen, durchschnittlich wesentlich geringere Pflanzenschutzmittelrückstände in der Muttermilch hatten. Was man auch herausfand: Menschen, die viele Vollwertprodukte zu sich nehmen, sollten unbedingt Produkte aus Bio-Landbau wählen. Denn es zeigte sich, dass Frauen, die Vollwertprodukte höchstens zu 50 Prozent aus Bio-Anbau aßen, eine höhere Belastung durch Rückstände in der Muttermilch aufwiesen als der französische Durchschnittswert.

Jungen Frauen, die sich Kinder wünschen, sei also empfohlen, ganz besonders darauf zu achten, ihre Nahrung möglichst ausschließlich aus Bio-Anbau zu beziehen. Gut vor einer geplanten Schwangerschaft wäre zur Entgiftung eine Fastenzeit und die Einnahme von Afa-Algen, die sich besonders zur Ausleitung von Schwermetallen und anderen Umweltgiften bewährt haben (Bezugsquelle siehe Anhang).

Fruchtbarkeit

Hans Peter Rusch hat bereits 1968 ins einem tief gehenden Werk *Bodenfruchtbarkeit* (siehe Literaturverzeichnis) begründet, warum nur ein gesunder Boden mit intakten Bodenlebewesen gesunde Pflanzen hervorbringen kann und diese wiederum zur Gesundheit des Menschen beitragen. Er betrachtet die biologische Leistung des Bodens als Voraussetzung für die Existenz höheren Lebens. Die Parallelen von unfruchtbarem, »totem« Boden und unfruchtbaren Pflanzen und Tieren sind nicht von der Hand zu weisen. »Fruchtbarkeit« sieht Rusch als »Kriterium optimaler Funktion« beim Boden, der Pflanze, dem Tier und dem Menschen. »Stoffwechsel« und »Fruchtbarkeit« sind für ihn nicht nur nah verwandte Begriffe, sondern sie bedingen einander, »sind eigentlich sogar dasselbe.«

Seine Definition von »Fruchtbarkeit« gibt zu denken: »Die Fruchtbarkeit ist nichts anders als eine gesteigerte Selbsterhaltungstätigkeit der lebenden Substanz« und damit das »empfindlichste Kriterium für die biologische Qualität der Nahrung, der Nahrungsspender und der Nahrungsempfänger.« Es spiele dabei keine Rolle, ob wir Bakterienkolonien im Boden, das Gedeihen von Rindern oder des Nahrungs-empfängers Mensch betrachten.

Wie die Gesundheit, so sei auch die Fruchtbarkeit unteil-bar. »Wo sie schwindet, schwindet sie überall, und wo sie nicht ›in Ordnung‹ ist, ist auch alles andere nicht in Ord-nung.« Rusch lädt ein, der Natur dankbar dafür zu sein, dass sie uns mit »Schädlingen« und »Krankheitserregern« ein un-bestechliches und zuverlässiges Kriterium für fehlende Ge-sundheit und fehlende Fruchtbarkeit in die Hand gibt. Das Ziel ist ein optimaler Kreislauf lebender Substanzen, der ei-nen optimalen Stoffwechsel, Dauerfruchtbarkeit und uner-schütterliche Widerstandsfähigkeit von Boden, Pflanze, Tier und Mensch hervorbringt.

Der biologische Landbau kennt keine Bodenmüdigkeit. Es könnte sogar mehrere Jahre hintereinander die gleiche Mo-nokultur angelegt werden, ohne Mangelerscheinungen be-fürchten zu müssen. Bei richtiger Ernährung kommt die Kulturpflanze der Wildpflanze in ihrer biologischen Leis-tung gleich. »Fruchtbarkeit ganz allgemein ist keine Frage der verfügbaren Nährstoffe, sondern ein biologisches Ereig-nis, das sich im ungestörten Ablauf zugeordneter Lebens-vorgänge ereignet.« Andererseits: »Jeder künstliche Eingriff in den Ablauf zugeordneter Lebensvorgänge bringt das un-mittelbare Risiko des Fruchtbarkeits-Schwundes mit sich«, immer gedacht: von Boden, Pflanze, Tier und Mensch.

Ein optimales Leben, ein Leben in Gesundheit und Frucht-barkeit, sei nur möglich in der lebendigen Gemeinschaft der Organismen, und zu dieser Gemeinschaft gehöre auch der Organismus »Boden-Gare«. Diese »zellulare Gare« in den obersten 3 bis 8 Zentimetern Mutterboden sei ein Wunder (siehe Seite 101). Eine Pflanze, die nur mit Hilfe von Spritzgif-ten überleben kann, ist für Rusch für den Nahrungskreislauf ungeeignet.

Für Rusch ist längst bewiesen, dass unfruchtbarer Boden auch unfruchtbare Organismen hervorbringt. Nach Rusch wird Unfruchtbarkeit mit einer Nahrung von fruchtbaren Böden geheilt, sofern es sich nicht um Fehlfunktionen und anatomische Fehler durch verletzende Unfälle handelt. Eine Pflanze ist nur dann fruchtbar, wenn sie sich fortpflanzen kann, keine Abbauerscheinungen zeigt, sie unaufhörlich weiter gezüchtet werden und sie diese Aufgaben ohne Hilfe erfüllen kann und in der Lage ist, sich in ihrer lebendigen Umwelt aus eigener Kraft durchzusetzen. »Die Pflanze muss außerdem fähig sein, als Nahrungslieferant für Tier und Mensch deren Fruchtbarkeit – und damit deren Grundgesundheit – zu erhalten.« Von der Fruchtbarkeit der Böden verlangt er, dass sie vollkommenes Leben in Gesundheit und Fruchtbarkeit erzeugte, von Pflanze, Tier und Mensch, und sogar echte Heilung und biologische Regeneration durch die Nahrung hervorrufe, das heißt wirkliche Lebens- und damit Heilmittel hervorbringt.

Kühe, die von Wiesen fraßen, welche mit Mineraldüngern gedüngt waren, entwickelten sich anfangs normal. In der Tochtergeneration trat merkwürdig verformtes Gehörn auf, das nach vorn und in der vierten Generation nach unten zeigte. Im gleichen Zeitraum nahm die Fruchtbarkeit der Kühe kontinuierlich ab. Nach vier weiteren Generationen, in denen die Kühe ausschließlich auf bio-dynamisch behandelten Wiesen grasten, war nach vier Generationen nicht nur das Gehörn wieder nach oben und nicht mehr augenwärts gerichtet, sondern die ursprüngliche Fruchtbarkeit auch wiederhergestellt.[140]

Die Samenqualität von Männern in Industrienationen ist seit einigen Jahren Diskussionsthema. Mittlerweile bleiben schon ein Fünftel aller bundesdeutschen Paare ungewollt kinderlos. Während der durchschnittliche Amerikaner 1929 noch 90 Millionen Spermien je Milliliter Samenflüssigkeit aufwies, lag dieser Wert Ende der siebziger Jahre bei 23 Prozent der untersuchten Studenten bei nur noch 20 Millionen pro Milliliter. Das ist knapp über der Grenze der Unfruchtbarkeit! Dafür enthielt die Samenflüssigkeit beträchtliche Mengen Umweltgifte wie DDT, PCB und Tetrachlorbenzol, alles Stoffe, welche die Zellteilung beeinträchtigen und damit auch die Samenbildung reduzieren können.[141]

61 internationale Untersuchungen belegen, dass sich die Samenqualität in den letzten fünfzig Jahren fortlaufend und dramatisch verschlechterte. Im Durchschnitt sank die mittlere Spermienkonzentration von 113 Millionen pro Milliliter im Jahre 1938 auf etwa 66 Millionen pro Milliliter im Jahr 1990. Experten gehen davon aus, dass der Faktor Ernährung die größte Rolle bei dieser Entwicklung spielt.

Durch Organophosphate wird häufig die Spermienbildung beeinträchtigt, und die Spermienqualität leidet. Bei einer Untersuchung unter 142 Männern, die viel mit Agrochemikalien zu tun haben, waren nur noch 13 Prozent fruchtbar, davon 17 Prozent mit stark herabgesetzter Spermienzahl, während nur 3 Prozent der Kontrollgruppe unfruchtbar waren. Wissenschaftler schätzen, dass zu Beginn dieses Jahrtausends 40 bis 50 Prozent der Amerikaner unfruchtbar sind. Auch in Deutschland nimmt die Fruchtbarkeit immer mehr ab.[142]

Eine Untersuchung aus Dänemark über »Beeinflussung der Spermienqualität durch Pestizide« an der Klinik für Arbeitsmedizin in Arhus kam zum Ergebnis, dass die Samenqualität von 28 Biobauern doppelt so gut ist wie die vergleichbarer dänischer Männer. Der dänische Mann hatte im Durchschnitt nur 50 bis 55 Millionen Spermien pro Milliliter vorzuweisen, während die Anzahl der Spermien bei Bio-Landwirten im Mittel 104 Millionen beträgt, was den Messwerten der vierziger Jahre entspricht. Die Untersuchung wird so kommentiert: »Die Ergebnisse sind für uns so überraschend, dass mehrere Faktoren zusammenspielen müssen. Die teilnehmenden Männer unterscheiden sich nicht nur durch ihre Essensgewohnheiten, sondern auch durch ihre Lebensform als Öko-Bauer von anderen Männern.«[143]

Nicht nur die Fruchtbarkeit von Männern – Samenmenge, Samenqualität und als Folge Unfruchtbarkeit, Totgeburten oder Missbildungen – leidet offenbar unter unserer heutigen Ernährungs- und Lebensweise, sondern auch die Fruchtbarkeit von Frauen. Schadstoffe können die Fruchtbarkeit auf sämtlichen Ebenen der Reproduktion beeinflussen, wie Umweltmediziner herausgefunden haben. Zahlreiche Schadstoffe werden in der Hypophyse gespeichert, wo sie verschiedene Enzymsysteme blockieren. Tritt trotz erhöhter Schadstoffbelastung eine Empfängis ein, ist diese Schwangerschaft vermehrt durch Aborte, Missbildungen, Plazentainsuffizienz und Frühgeburtlichkeit gefährdet. Bei Pestizidbelastungen treten vermehrt Aborte, Frühgeburten und Wachstumsverzögerungen des Fötus auf. Durch Eliminierung der Pestizide und Schwermetalle durch Afa-Algen und andere Phytopharmaka sowie begleitend Eigenblutinjektionen, Vitamingaben und Darmsanierung zur Stärkung des Immunsystems wurde die Fruchtbarkeit von den behandelten Frauen so weit erhöht, dass in 70 Prozent eine Schwangerschaft ohne Hormontherapie möglich war.[144]

Schädlingsbekämpfungsmittel entfalten östrogenähnliche Wirkung und beeinträchtigen dadurch die Fortpflanzungsfähigkeit. Zu diesen Substanzen zählen Organchlorverbindungen wie Kepone und DDT. DDT imitiert bestimmte Eigenschaften des weiblichen Geschlechtshormons Östrogen. Es beeinträchtigt die Fortpflanzung von Adlern, Fischadlern und Fischen und kann auch beim Menschen durch die Stö-

rung des hormonellen Gleichgewichts zu Fortpflanzungs-
störungen führen.[145]

Die steigende Unfruchtbarkeit, die zur unfreiwilligen Kin-
derlosigkeit jedes fünften Paares in Deutschland und in den
USA geführt hat, bedeutet oft eine Tragödie für die Betroffenen, und sie bedroht nicht nur unser Rentensystem. Paare,
die Kinder wollen, sollten auf »Bio« umschalten und Lebensmittel ausschließlich aus Öko-Anbau verzehren. Erinnern Sie sich: »Bio« ist nichts Exotisches, sondern das, was
wir jahrtausendelang ausschließlich zu uns nahmen! Sie erhöhen damit Ihre Chancen auf Kinder und schützen Ihr Ungeborenes vor Umweltgiften.

Krebs

Zwei Drittel aller synthetischen Chemikalien, denen wir tagtäglich ausgesetzt sind, wurden weder staatlicherseits noch
von der Industrie jemals auf ihre potenziell schädigende
Wirkung auf das Erbgut und die Förderung von Krebszel-
lenbildung untersucht. Jeder kann in seiner persönlichen
Umwelt die Zunahme von Krebserkrankungen beobachten.
Immer mehr junge Menschen, ja schon Kinder und Babys,
sind betroffen. Bei akuter lymphatischer Leukämie betrug
die Steigerungsrate zwischen 1980 und 1992 bei Kindern
17,6 Prozent, das Auftreten von Gehirntumoren bei Kindern
stieg im gleichen Zeitraum sogar um 85,7 Prozent.[146]

Dr. Stück schreibt: »Es ist erwiesen, dass erlaubte chemische
Nahrungsmittelzusätze, durch Bestrahlung von Lebensmitteln entstehende Stoffe und gentechnische Zusätze so genannte Cofaktoren darstellen, insbesondere für Allergien,
aber auch für Krebs und Erbschäden ... Der dramatische An-
stieg des Brustkrebses der Frau wird zunehmend unserer
hohen Belastung mit Pestiziden angelastet.«[147]

Die Muttermilch ist so stark davon betroffen, dass ein Säugling während eines Jahres Stillzeit die 136fache Schadstoffmenge aufnimmt, die für einen Erwachsenen noch tragbar wäre.

»Umweltfaktoren gehören zu den Hauptursachen von Krebs beim Menschen.«[148] Umweltmediziner führen 80 bis 90 Prozent aller Krebserkrankungen beim Menschen auf die Belastung mit Karzinogenen aus der Umwelt zurück, so genannte Umweltkarzinogene. Nur etwa 10 bis 20 Prozent aller Krebserkrankungen sind unvermeidliche Folgen der Erbanlagen eines Menschen.

Stoffe, die in unseren Nahrungsmitteln enthalten sind, dort aber eigentlich nichts zu suchen haben und gesundheitsgefährlich bzw. potenziell Krebs erregend sind, enthalten Rückstände von Tierarzneien, Insektenvernichtungsmitteln, Unkrautvernichtern, schädlichen Düngemittelbeimengungen, Schadstoffen durch Luft und Regen wie Schwermetallen und chlorchemischen Verbindungen. Bei der Lagerung von Lebensmitteln werden chemische Zusätze gegen Pilze und Tierfraß eingesetzt; Nachreifungsbeschleuniger und Fungizide. Bei der Fabrikation werden so genannte technische Hilfsmittel eingesetzt, außerdem Konservierungsstoffe, gentechnische Zusätze und zum Teil radioaktive Bestrahlung. Künstliche Aromen, Geschmacksverstärker und -korrigentien, Emulgatoren, Stabilisatoren, Trennmittel sowie etwa 450 chemische Zusatzstoffe, die E-Stoffe, wie sie auch genannt werden, sowie Rückstände aus der Verpackung komplettieren diesen chemischen Großangriff auf unsere Gesundheit.

Dr. Max Gerson geht davon aus, dass »Nahrung aus biologischem Anbau die Lösung des Krebsproblems« ist.[149] Er hat ähnlich wie Hans Peter Rusch in seinem Buch *Bodenfruchtbarkeit* herausgefunden, dass »die meisten Krankheitserreger in einem gesunden Boden, der normalerweise reich an antibiotischen Substanzen ist, nicht lange überleben«. Gerson erkannte, dass wir gut für den Boden sorgen müssen, damit er gesunde, vitale, lebensfördernde Pflanzen hervorbringen kann. Er ernährte seine Krebspatienten, viele davon austherapiert, von biologisch angebautem Obst und Gemüse und Frischsäften daraus, mit sensationellem Erfolg, wie es in seinem Buch ausführlich dokumentiert ist. Gerson ging so weit, den Begriff »Mutterboden« wörtlich zu nehmen: »Wir können den Boden mit einer Mutter vergleichen, die ihr Kind stillt.«

Walter Sommer führt die Zunahme von Krebsfällen auf »den überschüssigen Kaligehalt in den Säften« des menschlichen Körpers zurück. Für das Heranwachsen eines Fremdgewächses im Körper seien immer Kalium und Kaliumverbindungen notwendig. »Steht nicht die hohe Anfälligkeit für Krebsgeschwüre im Menschen mit den von den Pflanzen aufgenommenen und im Saft der Pflanze befindlichen wasserlöslichen Kalisalzen im Zusammenhang?« Er zeigt den zeitlichen Zusammenhang zwischen Kopfdüngung mit Kalisalzen und der gesteigerten Anfälligkeit für tödliche Krebsgeschwüre auf. Walter Sommer glaubt, dass der Mensch die Krebsgefahr so lange nicht bannen kann, solange er an die kräftigende Wirkung der dem Tierreich entnommenen Speisen und an die Ertragssteigerung durch künstliche Düngemittel und Kalisalze glaube. Sein Schluss: »Kalisalze und Düngesalze aller Art zusammen mit Stalldung und stickstoffhaltigen Kunstdüngern sind heute aus der Erzeugung der Nahrung für Mensch und Tier nicht mehr fortzudenken, und der Tod hält seine Ernte und bedient sich dabei der Seuchen und der Krebsgeschwüre.«[150]

Nicht nur die Dosis, wie Paracelsus feststellte, sondern auch die Einwirkungszeit macht das Gift. Umwelttoxikologen sagen, dass die Dosis – die Konzentration in Wasser und

Luft, die Menge der täglichen Aufnahme mit der Nahrung – multipliziert mit der Expositionszeit (Einwirkungsdauer) entscheidet, ob ein potenzieller Schadstoff einen Gesundheitsschaden hervorruft und wie groß das Ausmaß des eventuellen Schadens ist. Die Konzentration eines Giftes ist nur einer von vielen Einflussgrößen. Grenzwerte berücksichtigen in der Regel jedoch nur akute toxische Wirkungen und garantieren damit keinen Schutz vor möglichen Spätschäden. Bei Kindern ist die Expositionszeit lebenslang, weil sich Schadstoffe im Körper anreichern.

Benzypren und Nitrosamine sind Beispiele für unzählige Stoffe, die Krebs auslösen können. Jedoch sind nicht sie selbst das Karzinogen, sondern ein reaktives Zwischenprodukt auf dem Wege zur Entgiftung und Ausscheidung. Die Krebs auslösende Potenz solcher Stoffe hängt also nicht nur von ihrer Anwesenheit ab, sondern auch von der individuellen Fähigkeit des menschlichen Organismus, diese Stoffe zu aktivieren oder zu entgiften. Dies wiederum hängt davon ab, wo der betreffende Mensch wohnt, was er isst und was er trinkt.

Magen- und Darmprobleme

Mit viel Stickstoff gedüngten Pflanzen fehlt der typisch intensive, durch natürliche Bodenmineralien entstandene würzige Geschmack, sie schmecken eher fade. Die stickstoffhaltigen Bestandteile dieser üppig aufgeschwemmten Getreideerzeugnisse, Früchte und Gemüseprodukte lösen sich oft im Darm auf und verursachen Blähungen und Störungen im Magen-Darm-Kanal. Mit Nitrat gedünger Weißkohl führt häufig zu Blähungen, was bei naturgemäß gedüngtem Kohl nur selten geschieht. Außerdem stinkt stickstoffgedüngter Weißkohl beim Kochen. Durch Nitrat und Spritzgifte bringen wir die empfindliche Darmflora durcheinander, verschieben den pH-Wert in Richtung »sauer« und sorgen damit für die Ausbreitung von Hefepilzen wie Candida albicans, welche durch ihre Stoffwechselgifte unser Immunsystem sowie die Gehirnfunktionen beeinträchtigen.

Sehr oft haben verhaltensgestörte Kinder gleichzeitig Darmprobleme wie Blähungen oder Verstopfung und einen aufgeblähten Bauch. Dr. Renate Collier empfahl in solchen Fällen immer eine mehrtägige Fastenzeit, Einläufe und die Umstellung der Kost auf biologisch angebautes Obst und Gemüse. Sehr oft haben körperliche Probleme psychische Ursachen, aber oft ist es auch umgekehrt, und diese Zusammenhänge werden noch zu wenig beachtet.

Phosphatbelastung

Würsten und Wurstwaren wird häufig Phosphat zugesetzt. Dies ist in der Verarbeitung von ökologischen Fleischprodukten ausdrücklich verboten. Phosphat kann bei Kindern, die empfindlich sind, zu Verhaltensstörungen wie Konzentrationsschwäche, Aggressivität, Aufmerksamkeitsstörungen und Weinerlichkeit führen. Die erste Initiative, die zur Unterstützung von hyperaktiven Kindern gegründet wurde, nannte sich »Phosphat-Liga«. Mittlerweile hat man festgestellt, dass auch andere Stoffe wie Geschmacksverstärker oder synthetische Konservierungsstoffe Verhaltensauffälligkeiten bei Kindern verursachen können, deren Anwendung in Bio-Kost verboten ist.

Überversorgung mit Vitalstoffen

In diesem Buch war schon die Rede von Vitalstoffdefiziten in unserer Nahrung. Zunehmend werden Lebensmittel mit Mineralstoffen und Vitaminen angereichert. Dies ist zum

Beispiel für Säuglingsnahrung Pflicht. Das kann allerdings gefährlich werden, wenn mehrmals am Tag angereicherte Nahrungsmittel wie zum Beispiel Frühstückszerealien, Süßwaren oder Vitaminsäfte verzehrt werden.

Ein Test der Stiftung Warentest[151] ermittelte in vielen Fällen Überdosierungen von bis zu 50 Prozent bei Vitamin B_1 in Getreideprodukten, 25 Prozent bei Folsäure, 100 Prozent bei Jod in Kinderkeksen, 50 Prozent bei Eisen in Kinderkeksen und 175 Prozent bei Folsäure in Milchmischgetränken. Diese Werte sind Besorgnis erregend. So ist Jod sehr stoffwechselaktiv und sollte ganz genau dosiert werden. Bei einer Überversorgung kann es zu Ungleichgewichten im Stoffwechsel kommen. Synthetische Zusätze werden außerdem vom Körper nicht optimal aufgenommen und wirken manchmal schädlich.

Isoliertes Betacarotin zum Beispiel führt bei Rauchern zu gehäuften Krebsfällen. Daher hat das Bundesinstitut für gesundheitlichen Verbraucherschutz und Veterinärmedizin (BgVV) die tägliche Höchstmenge auf 2 Milligramm festgesetzt. Bei einem Glas (0,2 Liter) ACE-Getränk zum Frühstück wird die gesundheitlich unbedenkliche Menge bereits überschritten, das Gleiche gilt für viele Multivitaminsäfte.

In Produkten aus Bio-Anbau sind mit der einzigen Ausnahme Säuglingskost, wo der Gesetzgeber Vorschriften macht, Anreicherungen nicht zugelassen. Viel natürliches Betacarotin enthalten zum Beispiel Grünkohl, Möhren und Petersilie. Wer seine Nahrung aufwerten oder ergänzen will, sollte auf *natürliche* Nahrungsergänzungen aus der ganzen Pflanze wie wild wachsende Afa-Algen und biologisch angebauten Gerstengrassaft, zum Beispiel »Green Magma«, zurückgreifen (Bezugsquellen siehe Anhang).

Nahrungsmittel sind nicht nur durch Spuren von Kunstdünger und Pestiziden belastet, sondern auch von allen möglichen Zusatzstoffen wie künstlichen Aromen, Geschmacksverstärkern, Konservierungsstoffen und Farbstoffen. Diese Substanzen können zu Allergien und Verhaltensstörungen führen bis zu Hyperaktivität, Aggressivität und Gewaltbereitschaft. Menschen, die einen Stoff zuführen, den sie nicht vertragen, sind oft »außer sich«, schlagen um sich, gebrauchen wüste Schimpfworte und lassen sich zu Handlungen verleiten, die sie sonst nicht begehen würden. Das kann in Einzelfällen bis zu kriminellen Akten gehen. Ein besonderes Problem ist dabei die Tatsache, dass Chemikalien-Allergien schon bei Menschen entstehen, die nur einen Bruchteil der zugelassenen Höchstmengen betragen. Besonders leiden Kinder, da die festgelegten Höchstmengen für Menschen mit 60 Kilo Gewicht berechnet sind, und jeweils nur für einen Einzelstoff.

Schon Walter Sommer hatte Anfang der siebziger Jahre vor den Gefahren der Pestizide für unser Nervensystem gewarnt. »Alles, was Ammoniumphosphat, den wichtigsten Bestandteil der Nerven, auflöst, ist ein Nervengift. Wer daher haften gebliebenes Berührungsgift der DDT-Gruppe mit seiner Nahrung verzehrt, setzt sich der Gefahr von Nervenstörungen im Magen-Darm-Kanal und in seinem Körper aus.«[152] Er führt das Beispiel aus den USA an, wo eine fast seuchenartig auftretende rätselhafte Erkrankung der Nerven und des Magen-Darm-Kanals für Aufsehen sorgte. Die Krankheit wurde mit einem unbekannten Virus in Zusammenhang gebracht und »Virus-X-Krankheit« genannt, bis man entdeckte, dass sie durch DDT-Belastung entstanden war. Die Therapie besteht jetzt darin, den Verzehr von Obst und Gemüse sowie Getreideerzeugnissen, die mit dem Gift behandelt wurden, zu vermeiden.

Verhaltensstörungen reichen von Hyperaktivität, Autismus, Gewaltbereitschaft und Aufmerksamkeitsstörungen über Augenblinzeln, Grimassen, Mundzucken, Apathie, Lethargie, Alkoholismus, Angstzustände, vegetative Dystonie bis zur Suizidneigung, psychischen Desorientierungen und anderen Bewusstseinsveränderungen. Wenn Kinder Nahrung mit Schadstoffen zu sich nehmen, können sie regelrecht »ausflippen«, ihre Eltern schlagen, fremde Leute beschimpfen und dergleichen mehr.

Steve Biddulph schreibt in seinem Buch *Das Geheimnis glücklicher Kinder*,[153] dass es wesentlich weniger Psychologen, Polizisten und Jugendgefängnisse gäbe, wenn Kinder weniger schadstoffbelastetes Junk Food und stattdessen Vollwertprodukte aus Bio-Anbau äßen. Es gibt zum Beispiel in Hamburg schon etliche Kindergärten, Kindertagesstätten und Schulmensen, die auf Bio-Vollwertkost umgestellt haben und damit sehr positive Erfahrungen machen. In Zukunft wird es infolge der 2001 veröffentlichten Erkenntnisse der PISA-Studie,[154] bei der die deutschen Schüler im internationalen Vergleich sehr schlecht abschnitten, auch bei uns immer mehr Ganztagsschulen geben. Gerade angesichts dieser Entwicklung wäre es fatal, wenn es in Schulmensen und Cafeterien weiter Schlechtkost wie Süßigkeiten, Donuts und Colagetränke gäbe. Die Lehrer müssten sich mit Verhaltensauffälligkeiten wie Konzentrationsschwäche oder Aggressivität befassen und könnten sich nicht auf ihre Hauptaufgabe – die Vermittlung von Wissen – konzentrieren.

Den engen Zusammenhang zwischen Ernährung und Verhalten bei Kindern habe ich in meinem Buch *Hyperaktivität* aufgezeigt (siehe Literaturverzeichnis).

Analogien: Krankheiten bei Pflanze, Mensch und Tier

Pflanze

1. Schlechte Ausbildung des Wurzelbereichs, dadurch schlechte Nährstoffaufnahme.

2. Übersäuerung bzw. Azidose, dadurch verminderte Enzymaktivität und Verlangsamung des Stoffwechsels. Der Boden übersäuert, Mineralstoffe werden festgelegt und sind nicht mehr pflanzenverfügbar.

3. Geilwuchs und Wässrigkeit bei Pflanzen durch Verdünnung des Nitratsalzes.

4. Schwächung der Vitalität der Pflanze durch Kunstdünger und Pestizide.

5. Bildung von nicht vollwertigem Eiweiß durch Mangel an Spurenelementen infolge der Nitratdüngung.

6. Keine Bildung von Penicillin in der Pflanze, was in einem gesunden Boden über die Wurzeln aufgenommen und in der Pflanze selbst gebildet wird. Besonders durch die Mikroorganismen im Regenwurmkot werden antibiotische Stoffe im Boden aktiviert.

Mensch und Tier

1. Darmprobleme; Störungen der Darmflora; Verschlackung der Darmzotten; Schwächung des Immunsystems.

2. Dito. Was im Boden zur Bindung von Mineralstoffen führt, führt im sauren Gewebe zur Verschlackung, zur Festlegung oder Bindung von Mineralsalzen. Das Bindegewebe wirkt als Schutzwall.

3. Wasseransammlungen im Körper, dicke Beine, Ödeme.

4. Unfruchtbarkeit bei Mann und Frau.

5. Mangelhafte Eiweißqualität in der Nahrung kann zu Krankheiten führen.

6. Weniger natürliche Antibiotika in der Nahrung, dadurch anfälliger gegenüber Krankheiten.

7. Vitaminmangelkrankheiten wie Blutarmut oder ständige Müdigkeit bzw. Unruhe nehmen zu.

7. Vitaminmangel der Pflanze durch schlecht ausgebildetes Wurzelwerk. In dem Wurzelbereich ist der Vitamingehalt stets besonders groß, zum Beispiel Vitamin B_2 und Vitamin B_{12}.

8. Unsere Lebensmittel enthalten immer weniger Mineralstoffe und Spurenelemente. Mineralstoffe sind an allen Stoffwechselprozessen beteiligt und wichtig für den Zellaufbau und den Schutz vor freien Radikalen, aggressiven Sauerstoffmolekülen, Mineralstoffmangel-Krankheiten sind weit verbreitet.

8. Mineralmangel in Böden mit wenig Humus. Durch die Übersäuerung sind vorhandene Mineralstoffe und Spurenelemente weniger pflanzenverfügbar. Umgekehrt: Die Mikroorganismen in einem gesunden Boden schließen die Mineralien und Spurenelemente auf und verdauen sie, sodass sie für die Pflanzen aufnehmbar werden.

9. Entwicklungsstörungen bei Vieh und Mensch.

9. Mangel der Pflanze an Eisen, Kupfer und Kobalt.

10. Haarlose Schweine und Gesundheitsprobleme wie Kropf beim Menschen durch Jodmangel.

10. Jodmangel in der Pflanze.

11. Zahnschäden und Osteoporose durch Kalium- und Kalziummangel.

11. Instabile Stängel bei Kalium- und Kalziummangel.

12. Anämie oder Blutarmut durch Kupfer- und Eisenmangel.

12. Kupfer- und Eisenmangel.

Teil IV

Wege aus der Krise

Der Bio-Sektor – gestern und heute

»Um die ursächlichen Probleme in der Landwirtschaft zu beseitigen, bedarf es eines umfassenden gesellschaftlichen Wandlungsprozesses, an dem sich auch die Verbraucher durch bewusste Kaufentscheidungen, verstärkte Nachfragen nach ›sicheren‹ und qualitativ hochwertigen Nahrungsmitteln beteiligen müssen!«

Frank Waskow und Martin Engelbert, »BSE und die Folgen«

Aus den Reformbewegungen des 19. Jahrhunderts entwickelte sich die Lebensreform- und Wandervogelbewegung. Daneben gab es noch die Bewegung »Monte Verita« (Berg der Wahrheit), die in Ascona eine Gemeinschaft gründete, und »Naturmenschen« sowie die Nudisten. Ihr Ziel war es, gegen die Industrialisierung der Landwirtschaft und gegen die schon damals beginnende Umweltzerstörung zu kämpfen, gegen das ungesunde Leben in engen Städten und die Entfremdung der Arbeit. Mitglieder der Lebensreform-Bewegung gründeten als Konsequenz Lebens- und Arbeitsgemeinschaften wie die vegetarische Obstbaukolonie Eden in Oranienburg. Noch heute bekommt man Eden-Waren im Reformhaus.

Maler, welche diese Bewegung durch ihre Bilder begleiteten und förderten, waren der berühmte Jugendstilmaler Fidus (»Lichtgebet«, »Gruß an die Sonne«) sowie Gusto Graser (»Zurück zur Erde«). Ein Bild von Fidus zeigt den dritten Weg zur Bodenreform jenseits von Kommunismus und Kapitalismus. Es gab auch »Naturpostel« oder »Wanderpredi-

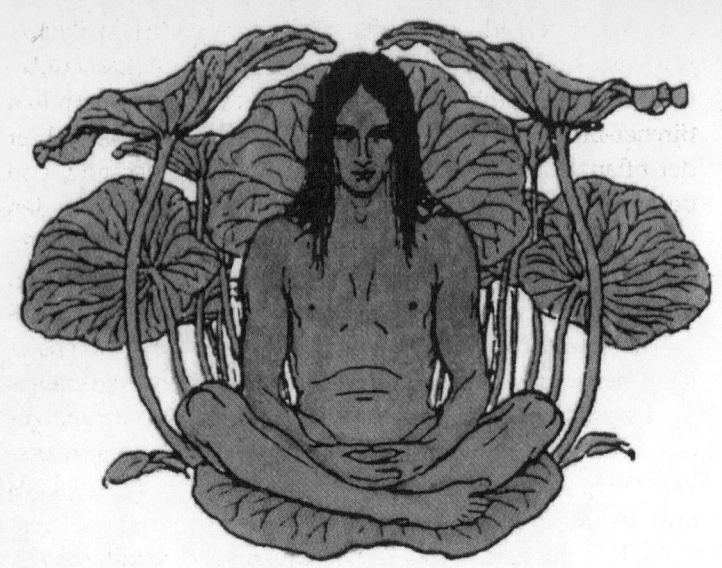

Fidus

ger« wie Gustav Nagel, die barfuß durch die Alpen zogen und die eine natürliche Lebensweise predigten. Hermann Hesse schloss sich 1907 vorübergehend der Bewegung an und war mit Fidus befreundet. Einige der Lebensreformer wurden auch in den USA bekannt, wie Eden Ahbez, der mit dem Lied »Nature Boy« im Jahre 1948 die amerikanischen Charts stürmte. Gusto Graser und Bill Pester wanderten 1906 in die USA aus und wurden die Vorfahren der kalifornischen Hippies.

Die Lebensreform-Bewegung stellte Gesundheitspflege und Naturheilkunde in den Vordergrund, wie zum Beispiel der DE-VAU-GE, Abkürzung von »Deutscher Verein für Gesundheitspflege«, der 1899 entstand und noch heute als Reformkostproduzent Granovita weiterlebt. Die Reformer wurden von Sebastian Kneipp inspiriert, von Goethes Leibarzt Christoph W. Hufeland (Autor des 1797 veröffentlichen Buches *Die Makrobiotik)*, vom Arzt Dr. Werner Kollath – »Lasst unsere Nahrung so natürlich wie möglich« –, von Dr. Maximilian Bircher-Brenner, Wiederentdecker des Müsli und Verfechter der pflanzlichen Rohkost, und von Vincent Priessnitz, von dem heute noch die Priessnitz-Wickel bekannt sind. In den USA traten als Lebensreformer Will Kellog und Sylvester Graham hervor. Sogar Mahatma Gandhi war beeindruckt von den Lebens-Reformern Adolf Just und Louis Kuhne und empfahl das Lesen ihrer Werke. Der Höhepunkt der Lebensreform-Bewegung wurde zu Beginn des Ersten Weltkrieges 1914 erreicht, sie klang aber noch nach bis in die zwanziger und dreißiger Jahre des 20. Jahrhunderts, und Aspekte dieser Bewegung finden sich noch heute, sowohl in Europa als auch in den USA.

Die Reformer gründeten ihre eigenen Läden, Verarbeitungsbetriebe und Verbände wie Neuform oder die Vereinigung Deutscher Reformhäuser, die sich schon 1929 zu Neuform-VDR vereinigten. Damals war eine ökologische Wirtschaftsweise selbstverständlich. In den zwanziger Jahren kam durch die Anthroposophie die biologisch-dynamische Wirtschaftsweise hinzu, deren Produkte alsbald auch in den Reformhäusern verkauft wurden.

Nach dem Zweiten Weltkrieg wurde zwar durch die einsetzende »Fresswelle« Reformkost wieder hochaktuell, aber Produkte aus konventionellem Anbau waren auch im Reformhaus vorherrschend. Im gleichen Maße, wie Bio-Kost in den Reformhäusern verschwand, füllten Vitaminpräparate, Pillen und Pulver die Regale. Heute gibt es in Deutschland etwa 2000 Reformhäuser, genauso viel wie Naturkostläden, und der Anteil der Produkte aus Bio-Anbau nimmt in letzter Zeit wieder rasant zu.

Wie nun entstand die Bewegung der Bio- oder Naturkostläden? Sie ist zu verstehen vor dem Hintergrund der »68er-Revolution«. Gesellschaftskritik und Infragestellen des Alten führten dazu, dass auch die Art und Weise der Lebensmittelerzeugung infrage gestellt wurde. Es war die Zeit der Landkommunen und Hippies. Im Reformhaus fanden diese kritischen, umweltbewussten Leute nicht das, was sie wollten. Sie gründeten daher Bioläden und Food-Koops oder pachteten oder kauften Resthöfe und gestalteten sie zu Bio-Höfen oder zumindest zu Selbstversorger-Höfen um. Diese Bewegung ist nicht zu Ende, aber kaum noch spürbar. Die grünen Parteien und die Naturkostläden überlebten. Umweltbewusstsein beschäftigte mehr Menschen als früher, die Höherbewertung von Qualität vor Quantität war mehr Menschen zur Selbstverständlichkeit geworden. Die Naturkostläden hatten eine Nische besetzt, ohne dass sich die Bewegung gewaltig verbreitet hätte, was vom Potenzial des zunehmenden Umweltbewusstseins und der zunehmenden Sorge um die eigene Gesundheit durchaus möglich gewesen wäre. Weder der allgemeine Lebensmittelhandel noch die Supermärkte wurden in die Vermarktung von Bio-Produkten einbezogen.

Wir werden in Deutschland wohl kaum jemals 300 000 Naturkostläden haben. Um aus dem Nischendasein herauszukommen, müssen Bio-Produkte in die Regale der Supermärkte. Viele Supermärkte haben eigene Marken bzw. Qualitätszeichen entwickelt, wie etwa Naturkind (Tengelmann), Füllhorn (REWE), Dr. Breloh (Landlinie). Damit werden auch immobilere Menschen erreicht, die nicht unbedingt weite Wege zu Hofläden oder Naturkostläden in Kauf nehmen wollen. Wichtig für ihre Akzeptanz ist, dass in Supermärkten die Preise für Bio-Produkte maximal 30 Prozent über denen für konventionelle Waren liegen. Ein »Laden im Laden« ist meist aus Platzgründen nicht durchführbar und fördert außerdem ein Ghetto-Dasein. Die Bio-Produkte sollten daher sortimentsbezogen platziert werden. Auch die Naturkostläden haben eine Chance, wenn sie sich spezialisieren, Sonderaktionen mit preiswerten Produkten durchführen oder sich Franchising-Ideen öffnen.

Der Trend geht zu Öko-Supermärkten mit 5000 und mehr Produkten und 8000 und mehr Quadratmetern Ladenfläche und Bistro, Café oder Restaurant. Es entstehen in den Großstädten wie München und Berlin immer mehr Öko-Kaufhäuser mit Non-Food-Abteilungen mit Bio-Möbeln und Naturtextilien. Auch das Abonnement von Öko-Gemüse-Kisten, erweitert durch Obst, Brot und Milchprodukte – Auskunft geben die örtlichen Verbraucherzentralen – und die Bestellung im Naturkostversand (siehe Adressen im Anhang) werden bleiben und weitere Kunden gewinnen. Allerdings ist das Ausfahren von Öko-Kisten aufgrund des hohen Benzinverbrauchs und der produzierten Abgase nicht gerade umweltfreundlich. Ich persönlich liebe den Besuch beim örtlichen Bio-Bauer, bei dem meine Kinder Kälber streicheln und wir Stallluft schnuppern können, ober beim wöchentlichen Bio-Markt in der Nähe. Fast jede Waldorfschule bietet ein- oder mehrmals die Woche den Verkauf von Produkten eines nahe gelegenen biodynamischen Hofes. Der Plausch mit der Bäuerin, dem Obstgärtner oder der Hofangestellten ist für den Städter ein besonderes Erlebnis. Gleichzeitig freue ich mich über meine wöchentlichen Pakete mit köstlichem Obst und Gemüse und weiteren Bio-Produkten, die ich über den Versand beziehe (Bezugsquellen siehe Anhang). Das spart Zeit und Wege. Und ich bin natürlich besonders angetan von den Erzeugnissen aus eigenem Kleingarten, die an Frische nicht zu überbieten sind!

»Gesundheit« ist der Megatrend dieses Jahrhunderts mit Wachstumsraten von 20 Prozent im Jahr. Immer mehr Menschen erkennen, dass es nicht reicht, ein marodes Gesundheitssystem zu finanzieren und sich im Bedarfsfall auf den Segen der Schulmedizin zu verlassen. Besser ist es, vorzubeugen. »Salutogenese«, vorsorgende Gesundheitssicherung, ist ein Thema, das hoffentlich auch bald in den Schulen und Kindergärten unterrichtet wird. Schließlich geht es nicht darum, »irgendwie« alt zu werden, sondern in möglichst guter körperlicher und geistiger Verfassung. Wer will schon die letzten zwanzig Jahre im Rollstuhl sitzen oder an Demenz erkranken? Schon Schopenhauer hatte erkannt: »Gesundheit ist nicht alles, aber ohne Gesundheit ist alles nichts.« Und Henry Ford postulierte: »Gesundheit gibt es nicht im Handel, sie wird erkämpft durch Lebenswandel.« Neben gesundem Bio-Essen mit hohem Frischkost-Anteil gehören zu einem gesunden Lebenswandel auch ein befriedigender Beruf, ausreichend Bewegung, zum Beispiel durch Joggen, Techniken wie die »Fünf ›Tibeter‹« und eine Technik zum Stressabbau und zur Tiefenentspannung wie das authentische Reiki (vgl. Literaturliste im Anhang).

Die Agrarwende: Fiktion oder Wirklichkeit?

»Politiker ist, wer an die nächste Wahl, Staatsmann, wer an die nächste Generation denkt.«

Helmut Kohl

Was ist eigentlich aus der Agrarwende geworden? Am 24. November 2000 wurde der erste BSE-Fall in Deutschland entdeckt, in den Wochen danach wurde der Landwirtschaftsminister Karl-Heinz Funke entlassen und eine »Abkehr von den Agrarfabriken« (Bundeskanzler Gerhard Schröder) verlangt. Renate Künast, neue Agrar- und Verbraucherministerin, forderte eine Agrarwende und »Klasse statt Masse«.

Die Panik im Zuge der BSE-Krise ist deutlich abgeebbt. Im Herbst 2001 lag der Rindfleischkonsum wieder fast so hoch wie vor der Krise, in der er um 60 Prozent eingebrochen war. Verbraucherverbände warnen zwar, dass die BSE-Gefahr noch keineswegs gebannt sei, aber das Gedächtnis der Konsumenten ist schwach ausgeprägt. Spätestens seit dem 11. September 2001 sind Nachrichten über neue BSE-Fälle nur noch ein paar Zeilen wert. Ich hätte erwartet, dass wenigstens der hundertste BSE-Fall Anlass für lange Berichte sein würde: Fehlanzeige. Von Franz Alt als »Supergau« oder »Tschernobyl« der Agrarpolitik tituliert, ist die BSE-Krise relativ folgenlos fürs Verbraucherverhalten und die Politik geblieben. Rudolf Steiner hatte in seinem *Landwirtschaftlichen Kurs* schon Anfang der zwanziger Jahre geschrieben, dass Rinder, die Tiermehl fressen, »irre« würden. Der Rinderwahnsinn also als Menschenwahnsinn! Jedenfalls ist noch kein BSE-Rind auf einem Bio-Hof entdeckt worden, das auch »unter Bio-Bedingungen« aufwuchs.

In Brüssel holte sich die Verbraucherministerin einen Korb mit ihrer Forderung, die Verfütterung von Tiermehl und so genannten Milchaustauschern in der Kälbermast gänzlich zu verbieten, da beide im Verdacht stehen, BSE auszulösen.

Das Verbot galt lediglich befristet bis Ende 2001. Die Opposition feixte: »Außer der Tatsache, dass die Legehennen ein paar Quadratzentimeter mehr Platz bekommen sollen, hat Frau Künast nichts erreicht.« Allerdings hat die Opposition sich während ihrer Regierungszeit auch nicht gerade als Speerspitze des Bio-Landbaus oder Verfechter von Tierrechten profiliert. Im Gegenteil, die Verankerung des Tierschutzes im Grundgesetz wurde von der CDU/CSU-Mehrheit im Bundestag verhindert. Und Bayern, das sich immer als Agrar-Musterland profilierte, hat bisher die meisten BSE-Fälle zu verkraften.

Nur langsame Fortschritte

Das Vertrauen der Verbraucher in die Ministerien zu ihrem Schutz hat nachgelassen. Während am Beginn ihrer Tätigkeit 60 Prozent mit ihrer Arbeit zufrieden waren, sind es Anfang 2002 nur noch 49 Prozent. Nur 30 Prozent meinen, wir seien auf dem Weg zu artgerechter Tierhaltung schon weit vorangekommen, die Mehrheit – 64 Prozent – bestreitet das. Und nur 27 Prozent gegenüber anfangs 65 Prozent sehen uns auf dem richtigen Weg, den Anteil der Öko-Landwirtschaft deutlich zu erhöhen. Das Ziel von Renate Künast, bis zum Jahr 2010 die Zahl der biologisch bewirtschafteten Fläche von 2,3 Prozent auf 20 Prozent zu verzehnfachen, erscheint heute utopisch. Nur 15 Prozent der Bevölkerung meinen,

dass die rot-grüne Regierung die Agrarwende für alle erkennbar eingeleitet habe. Für 70 Prozent ist sie bisher nicht
erkennbar. Die *Welt am Sonntag* titelte denn auch: »Vom
Shootingstar zum Sorgenfall der Grünen. Die Bilanz der Verbraucherministerin ist mager.«[155]

Der Lack scheint ab zu sein, aber hin und wieder erfährt
die Ministerin auch Bestätigung. So bekam sie am 26. November 2001 vom Word Wide Fund for Nature WWF den
»Goldenen Dreizack« überreicht für ihr EU-Engagement
zum geplanten Abbau der Fischereiflotten und wegen der
Fischereiwende ihres Hauses. Besonders stolz ist die Ministerin darauf, dass sie auch McDonald's in die Agrarwende
mit einspannen konnte. Die Hamburger-Kette bezieht mittlerweile Bio-Rinder vom Darß an der Ostsee und wirbt mit
dem EU-Gütesiegel. Auch von der *Bild der Frau* bekam Renate
Künast dickes Lob. Sie lege sich mit allen an, ob mit Bauern,
Verbänden, Agrarministern im In- und Ausland. Die Zeitung
fordert seit Jahren artgerechte Tierhaltung, gesunde Lebensmittel und mehr Umweltschutz.

Die Agrarwende oder auch nur 20 Prozent Bio-Bauern bis
2010 sind infrage gestellt, weil die Ministerin ihren Plan
nicht realisieren konnte, den Landwirten bereits ab 2002 die
direkten EU-Hilfen um 3 Prozent zu kürzen und mit den so
gewonnenen Mitteln die ökologische Landwirtschaft zu fördern. Die Länderkollegen warfen ihr Steine in den Weg. Sie
forderten, diese grundlegende Subventionsänderung solle
erst 2003 in Kraft treten und die Hilfen nur um 2 Prozent
gekürzt werden. Zu langsam, um den »warmen Rücken-
wind« durch die BSE-Krise für einen schnellen und grundle-
genden Wandel zu nutzen. Umweltverbände kritisieren ohnehin, dass 20 Prozent Bio-Landwirtschaft ein Tropfen auf
den heißen Stein seien und keine »Agrarwende« bedeute-
ten, wenn auf 80 Prozent der Flächen weiter mit Pestiziden

gespritzt werde, Kunstdünger Boden, Grundwasser und Pflanzen belaste und Gülle aus der Massentierhaltung Wasser, Luft und Boden verseuche.

Viele essen heute Geflügel statt Rind. Aber an der Putenmast hat die Ministerin bisher nicht gerüttelt. Dabei herrschen dort katastrophale Zustände. Puten können wegen ihrer überdimensionierten Brust nicht mehr laufen, ihre Gelenke sind blutig und verkrüppelt. Antibiotika werden immer noch in der Tiermast als »Leistungsförderer« eingesetzt, auch bei uns. Ein Verbot dieser gefährlichen Substanzen ist nicht in Sicht. Unter unserer ersten Verbraucherministerin wurden in Deutschland bestrahlte Lebensmittel erlaubt. Ein Skandal, wie es viele kritische Verbraucher sehen. Auch der Schutz vor genmanipulierten Organismen in Lebensmitteln ist dürftig und lückenhaft, obwohl bei Umfragen die überwältigende Mehrheit der Verbraucher Gen-Food strikt ablehnt.

Das von Renate Künast eingeführte Bio-Siegel (siehe auch das folgende Kapitel) wird von vielen Verbänden wie AGÖL oder dem Demeter-Verband sehr kritisch gesehen, weil die EU-Normen, die ihm zugrunde liegen, in den Augen der Verbände zu lasch sind. So braucht nicht der ganze Hof auf »Bio« umstellen, sondern nur einzelne Bereiche. Die Idee des geschlossenen Organismus wurde damit aufgegeben. Auch kann mehr konventionelles Futter zugekauft werden, schützt daher nicht vor BSE, selbst wenn der Verbraucher nur Bio-Ware kauft. Ich wähle daher Bio-Fleisch am liebsten in Demeter-Qualität. Die Demeter-Richtlinien sehen nur einen äußerst geringen Prozentsatz von Futterkauf vor, und das nur aus einem anderen Demeter-Betrieb.

Der Umbau ihres Ministeriums geht erwartungsgemäß nur langsam voran. Im November 2001 trat der wissenschaftliche Beirat geschlossen zurück. Die Agrarökonomen protestieren damit gegen die Künast-Pläne, künftig zwei Beiräte – einen für Verbraucherschutz, den anderen für die Landwirtschaft – einzurichten und die Absicht der Ministerin, die Amtszeit der Beiräte auf drei Jahre zu begrenzen und das Ministerium die Mitglieder vorschlagen zu lassen. Die Palastrevolution von oben wurde damit torpediert.

Legebatterien wird es dank Renate Künast nicht mehr geben. Es gelang der beherzten Verbraucherministerin, tierfreundlich eingestellte Ministerpräsidenten von CDU/CSU-Ländern wie Edmund Stoiber davon zu überzeugen, dass Legebatterien Tierquälererei sind. Allerdings gilt das Verbot erst ab 2007. So lange müssen 41 Millionen Hennen noch in »Hühner-KZs«, wie diese grausamen Einrichtungen landläufig auch genannt werden, dahinvegetieren. Ab 2007 dürfen Hennen nur noch in Volieren, am Boden oder im Freien gehalten werden, wie es jetzt schon in der Schweiz der Fall ist. Elementare Instinkte wie Scharren und Picken können Hühner dann endlich ausleben, und sie bekommen sogar ein Nest zum Eierlegen! Ebenfalls ein Fortschritt: Ab 2004 steht das Wort »Käfig« auf Eier-Packungen aus Legebatterien. Der Verbraucher kann sich dann nicht mehr in die Tasche lügen. Hoffentlich lässt er solche Eier dann im Regal stehen. Immer noch gibt es Tiertransporte durch ganz Europa. Die Ministerin hofft auf eine Initiative der Wirtschaft in Form eines Prüfsiegels, damit der Verbraucher die Chance hat, Tiere, die weite Wege zurückgelegt haben, nicht zu kaufen.

Dennoch: Die Weichen sind gestellt

Wenn die Erfolge von Frau Künast auch vielen zu mager sind und die Agrarwende zu 100 Prozent »Bio« noch in weiter Ferne ist – erst eine solche verdient den Namen »Wende« –, glauben viele Bio-Bauern, mit denen ich gesprochen habe, dass Weichen gestellt wurden, die auch nach einem Regierungswechsel nicht einfach wieder umzustellen sind. »Die Richtung wird bleiben. Nur das Tempo wird sich möglicherweise verlangsamen, von 100 Stundenkilometern auf vielleicht 20 oder 30«, so oder so ähnlich habe ich es von vielen Bio-Bauern gehört.

Prozentual wird der Anteil der Demeter-Betriebe am Bio-Sektor sinken, weil sich umstellungswillige Bauern nicht über Nacht das Gedankengut von Rudolf Steiner einverleiben können. Die biodynamische Wirtschaftsweise nach Rudolf Steiner, »Hohe Kunst« des Bio-Landbaus mit ganzheitlichem Ansatz, ist weder für alle Verbraucher noch für alle Landwirte nachvollziehbar. »Muss sie auch nicht«, so Joachim Bauck vom biodynamischen Bauckhof, »nicht jeder muss einen Mercedes oder BMW fahren.« Immer wieder schwenken langjährige Bio-Bauern auf die Demeter-Linie um. Seit einige Doktorarbeiten über die biodynamische Wirtschaftsweise erschienen sind, werden im wissenschaftsgläubigen Deutschland Demeter-Bauern wenigstens nicht mehr als »Sternengucker« und weltfremde Spinner belächelt, sondern respektiert.

Auch der konventionelle Landbau soll bis 2010 auf einem höheren Standard sein. Falls das neue Siegel nur die rechtlichen Bestimmungen enthält und nicht darüber hinausgeht, macht es keinen Sinn. Beim Verbraucher hat sich mittlerweile herumgesprochen, dass der konventionelle Landbau kein Garant für artgerechte Tierhaltung, gesunde Nahrung und Naturschutz darstellt, auch wenn Bauernpräsident Gerd Sonnleitner dies behauptet. Zu hoffen ist, dass mit dem Qualitätssiegel für konventionelle Produkte Tierquälerei bei der Mast, beim Transport und beim Schlachten in Zukunft nicht mehr stattfinden. Glückliche Hühner, Kühe und Schweine sind hier bisher nämlich nur ein Traum.

Kanzler Schröder nannte Renate Künast seine »grüne Granate«. Es bleibt zu hoffen, dass diese Granate nicht nur ein Feuerwerk von Aktionismus hinterlässt. Ihr Mut und ihr Engagement haben immerhin einiges bewirkt und die Agrarwende zumindest eingeläutet. Auch nach Tschernobyl dauerte es viele Jahre, bis ein Ausstieg aus der Kernenergie beschlossen wurde. Wie viele BSE-, Dioxin-, Salmonellen- und MKS-Fälle braucht es, bis wir einen Ausstieg aus der konventionellen, industriellen Agrar»kultur« beschließen? Wir als Verbraucher können uns jedenfalls nicht beruhigt zurücklehnen. Es gibt noch nicht einmal ein Verbraucherinformationsgesetz wie in den USA oder Dänemark, wo die Ergebnisse von Hygienekontrollen in den Restaurants neben der Speisekarte hängen. Wann gibt es das endlich auch bei uns?

Voller Weitsicht sagte Renate Künast beim Amtsantritt: »Agrarpolitik heißt dicke Bretter bohren.« Eine Aufgabe, um die sie nicht jeder beneidet. Dicke Bretter: Das sind die schnelle Vergesslichkeit der Verbraucher, der Bauernverband, die Lobby der chemischen Industrie, Länderregierungen, agrarwissenschaftliche Hochschulen, die Behäbigkeit und Chemiegläubigkeit vieler Landwirte, EU-Regelungen, große Teile der Medien ... Ist es nicht auch schwierig, von älteren Bauern eine schnelle Wende um 180 Grad zu erwarten? Oder von Universitätsprofessoren? Heißt das nicht, dass diese ihren ganzen bisherigen Lebensentwurf verwürfen? Kommt für eine wirkliche Agrarwende nicht daher eher die jüngere Generation infrage, wobei Ausnahmen möglich sind? Junge Menschen, die ihren Zivildienst oder ihr freiwilliges soziales Jahr schon auf einem Bio-Hof verbrachten und so wissen, dass und wie so etwas funktioniert? Ein Hoffnungsschimmer: Es gibt längst nicht genug Praktikanten- und Lehrstellen auf Bio-Höfen, um die Nachfrage junger Menschen danach zu befriedigen, und auch die wenigen Studiengänge »Ökologischer Landbau« an Deutschlands Universitäten sind überlaufen.

»Eure Nahrung soll euer Heilmittel sein«, sagte Hippokrates, auf den noch heute die Ärzte schwören. Warum interveniert nicht der Ärztebund in Berlin und fordert die Agrarwende sofort und zu 100 Prozent? Ernährungsbedingte Krankheiten verschlingen wie gesagt einen Löwenanteil der Kosten unseres Gesundheitssystems. Wo bleibt der Aufschrei der Ärzteschaft? Unsere Ärzte sollten wieder Ernährungs- und Gesundheitsberater werden, ähnlich wie im alten China, und selbst mit gutem Beispiel vorangehen. Vollwertkost aus Bio-Anbau sollte in allen Firmen- und öffentlichen Kantinen, in allen Krankenhäusern, Kindertagesstätten und Schul-Cafeterien selbstverständlich sein. Und Gesundheitserziehung, die Vermittlung von Tierrechten sollten nicht nur an Waldorfschulen, sondern an allen Schulen selbstverständlich sein.

Findet die Agrarwende statt? Ist das Glas halb voll oder halb leer? Immerhin ist seit der BSE-Krise einiges in Bewegung geraten. Es wird nie wieder ganz so sein wie vorher. Bedenken Sie: Ein großes Schiff von etwa 300 Metern Länge braucht für eine Kehrtwende in voller Fahrt mindestens 3000 Meter. Agrarpolitik ist ein solch großes Schiff. Jeder Einzelne ist gefragt, Stellung zu beziehen und sich zu engagieren. Nicht nur für unsere Umwelt, sondern auch für unsere Innen- und unsere Nachwelt.

Dieses Kapitel kann nur eine Momentaufnahme sein. Wenn Sie im Bilde bleiben möchten, wie ich die weitere Entwicklung in der Agrarpolitik beurteile, besuchen Sie mich einfach auf meiner Webseite (Adresse siehe Anhang).

Das einheitliche Bio-Siegel

»Öko-Zeichen sind echte Einkaufshilfen für all diejenigen, die ökologisch erzeugte Lebensmittel kaufen und damit einen Beitrag zu einer umweltschonenden Lebensmittelproduktion leisten möchten. Lebensmittel mit diesen Kennzeichen erfüllen hohe Ansprüche an den ökologischen Wert. Auch der Gesundheitswert ist auf Grund der Produktionsbedingungen positiv zu bewerten.«

Verbraucherzentrale Nordrhein-Westfalen

Seit Inkrafttreten der EU-Verordnung über den ökologischen Landbau im Jahr 1983 kann man sicher sein, »dass ›bio‹ drin ist, wo ›bio‹ draufsteht«. In dieser Verordnung wurden nämlich EU-einheitliche Mindeststandards für Lebensmittel aus ökologischem Anbau festgelegt. Nur wenn wenigstens 95 Prozent der Zutaten eines Produktes aus Bio-Anbau stammen, darf auf dem Etikett so etwas wie »ökologisch« oder »biologisch« bzw. »organisch« draufstehen. Sind es weniger als 95 Prozent, aber mindestens 70 Prozent, dürfen die Bio-Zutaten als solche gekennzeichnet werden, und ein »Bio-Fenster« auf dem Etikett muss den Prozentsatz der Öko-Zutaten nennen. Mindestens einmal im Jahr überwachen staatlich anerkannte Kontrollstellen die Einhaltung der Erzeugerregeln. Der Landwirt ist zum Beispiel verpflichtet, ein Buch über den Zukauf und Einsatz von Betriebsmitteln wie Futter und Dünger zu führen. Zusätzlich wird bei landwirtschaftlichen Betrieben, die einem Verband des ökologischen Landbaus angehören, die Einhaltung der Verbandsrichtlinien überprüft. Gleiches gilt für Betriebe, die landwirtschaftliche Lebensmittel verarbeiten.

Seit August 2000 liegen auch einheitliche Vorschriften für tierische Produkte wie Fleisch, Milchprodukte und Eier vor. In einigen Bestimmungen gehen die Richtlinien der Anbauverbände darüber hinaus. Nach den EU-Richtlinien muss ein Betrieb nicht völlig auf ökologische Produktion umgestellt haben, sondern es reicht, wenn einige Produktionszweige biologisch wirtschaften. Die Idee des geschlossenen Kreislaufs bzw. Organismus wurde von der EU damit aufgegeben.

Es gibt seit September 2001 das geschützte Bio-Siegel, das Bio-Qualität garantiert. Es ist ein grünes Sechseck, die Schrift ist schwarz, mit dem »i« von »Bio« als grüne Pflanze und dem Untertitel: »nach EG-Öko-Verordnung«. Wie Burkhard Kape von der Ökoprüfzeichen (ÖPZ) GmbH in Bonn erklärt, gab es bisher über hundert Verbandszeichen, Öko-Handelsmarken und regionale Gütezeichen, was für viele Verbraucher zur Verunsicherung führte. Jetzt sind alle Bio-Lebensmittel an einem einheitlichen Merkmal, dem Bio-Siegel, erkennbar. Die Kriterien für das Bio-Siegel sind klar. Nur Produkte dürfen es führen, die in einem landwirtschaftlichen Betrieb erzeugt wurden, der ohne synthetische Pflanzenschutzmittel arbeitet, auf Gentechnik und mineralischen Stickstoffdünger verzichtet, eine artgerechte Tierhaltung betreibt, Futtermittel überwiegend selbst erzeugt, den Boden, die Luft und das Wasser schützt und Sicherheit durch Kontrollen garantiert. Das Siegel bekommen nur Landwirte, Erzeuger und Verarbeiter, die sich an die Bestimmungen der EG-Öko-Verordnung halten. Die Bio-Betriebe müssen genau Buch führen und werden mindestens einmal jährlich von Länderkontrollstellen überprüft.

Produkte mit dem neuen Bio-Siegel finden Sie nicht nur

im Reformhaus oder Naturkostladen, sondern auch in den Lebensmittelabteilungen von Karstadt oder Edeka, zum Beispiel Müsli-Riegel oder Bio-Räucherlachs, und in den Supermärkten der REWE-Kette wie MiniMal, HL oder Toom die Füllhorn-Produkte. Das Siegel ersetzt nicht die bestehenden Verbandszeichen der Öko-Anbauverbände, zum Beispiel »Bioland« oder »Naturland«, »Demeter« oder »Ökosiegel«. Es ist nur zusätzlich auf den Produkten angebracht.

Das Label oder Siegel wird unterschiedlich aufgenommen. Im »Naturkost-Markt«, einem Bio-Supermarkt in Hamburg-Ottensen, wird es beispielsweise in einer Hausmitteilung enthusiastisch gefeiert: »Sehr geehrte Frau Ministerin Künast, endlich hat der Verbraucher in Deutschland Rechtssicherheit! Das staatlich geschützte neue Bio-Siegel steht für Bio-Garantie. Selbst definierten Standards, was Bio ist, wurde damit ein Riegel vorgeschoben. Das neue deutsche Bio-Siegel bedeutet für unsere Kunden: Der Kauf im Bio Markt ist garantiert BIO. Danke.«

Der Staat hat die Öko-Kontrollstellennummer, die jedes Bio-Produkt seit Inkrafttreten der EU-Öko-Verordnung tragen musste, in ein gut sichtbares und leicht verständliches Bio-Siegel umgewandelt. In Zukunft steht beides auf der Packung. Was die mehr als tausend Bio-Märkte in Deutschland feiern, weckt bei einigen Anbauverbänden Skepsis oder stößt auf unverhohlene Kritik. Die deutschen Anbauverbände wie Bioland und Demeter haben nämlich noch weit strengere Erzeugnis- und Verarbeitungsrichtlinien als in der EU-Verordnung vorgesehen. So muss bei den Anbauverbänden der ganze Betrieb auf »Bio« umgestellt sein, nach EU-Verordnung können das auch nur bestimmte Produktionseinheiten sein. Die Bestimmungen über den Futter- und Düngerzukauf – gegebenenfalls aus konventionellen Betrieben – sind lockerer. Sie liegen damit unter den Richtlinien, nach denen in Deutschland rund 80 Prozent der ökologisch geführten Betriebe arbeiten.

Im biodynamisch ausgerichteten *Ernährungs-Rundbrief*[156] heißt es dazu: »Durch das Öko-Siegel werden die Öko-Bauern, die in Verbänden organisiert sind, einem härteren Wettbewerb all derer ausgesetzt, die nun mit dem niedrigeren Richtlinienniveau ebenfalls das neue Öko-Siegel einsetzen dürfen.« Die deutschen Anbauverbände fürchten jetzt, vom Verbraucher mit den Produkten unter dem Bio-Siegel in einen Topf geworfen zu werden. Hoffentlich kommt es nicht zu einer Angleichung nach unten. »Naturland«-Geschäftsführer Gerald A. Herrmann sagt, die deutschen Öko-Verbände hätten erheblich höhere Qualitätsansprüche und Standards. Dies sei Verbraucherschutz auf höchstem Niveau. Im Prinzip habe sich an der Aufgabenstellung der Öko-Verbände durch das neue Siegel nichts geändert.

Hinter dem Zertifizierungszeichen zum Beispiel von Demeter, Bioland oder Naturland stecken erhebliche Leistungen für den Bauern – wie Beratung, Betreuung und Vermarktungshilfen – und für den Verbraucher. Wer weiter auf hohe Standards setzt, sollte daher also auch weiter auf die Siegel von Demeter, Naturland oder Bioland achten!

Einen wirklich ganzheitlichen Ansatz, in dem ebenso kosmische Energien berücksichtigt werden, haben wie gesagt die biodynamischen Höfe, die ihre Waren unter dem Demeter-Siegel anbieten. Alle deutschen Anbauverbände betrachten einen Bio-Hof als Organismus und streben einen geschlossenen Kreislauf an.

Kleingärten: Werden Sie Ihr eigener »Bio-Bauer«!

»Gut! Ein Mittel, ohne Geld und Arzt
und Zauberei zu haben:
Begib dich gleich hinaus aufs Feld,
Fang an zu hacken und zu graben,
Erhalte dich und deinen Sinn
In einem ganz beschränkten Kreise,
Ernähre dich mit ungemischter Speise,
Leb mit dem Vieh als Vieh, und acht
es nicht für Raub,
Den Acker, den du erntest, selbst zu düngen.«

Johann Wolfgang von Goethe

Mein Großvater ist 105 Jahre alt geworden und damit der älteste Bürger im Großraum Hannover. Er war ein Optimist und hatte viel Humor. In beiden Weltkriegen war er Soldat, während dieser Zeit verbrachte er vier Jahre in Schützengräben bei Verdun. Nicht nur als er zwischen den Kriegen arbeitslos geworden war und seine sechsköpfige Familie durch den Verkauf von Gemüse aus eigenem Anbau finanziell über Wasser hielt, sondern bis zuletzt lebte er hauptsächlich von Erzeugnissen aus seinem 2500 Quadratmeter großen Garten, in dem er zum Beispiel Erdbeeren und Kartoffeln für die ganze Großfamilie anbaute, zuletzt unterstützt durch seinen ältesten Sohn. Bei Mantows, so hieß er mit Nachnamen, ging es bei der Planung des Mittagessens nicht darum, was man noch im Kühlschrank hatte, sondern man fragte sich, was denn im Garten gerade erntereif war, und griff im Winter in die reich bestückte Tiefkühltruhe. Der Salat, den es mittags gab, war nie älter als eine halbe Stunde.

Zum einen glaube ich, dass die gesunde Gartenarbeit – an Vielfalt übertrifft sie jedes Training im Fitnessstudio – in frischer Luft sicherlich zu seinem langen und gesunden Leben beigetragen hat, aber auch die Tatsache, dass das Essen wirklich frisch auf dem Teller landete. Diese Frische und diese Vitalität der Lebensmittel sind selbst im noch so gut organisierten Bio-Laden nicht zu bekommen.

Auch der erfahrene Ernährungswissenschaftler Norman Walker (siehe Literaturverzeichnis) wurde weit über hundert Jahre alt (116). Er arbeitete bis zuletzt in seinem Garten.

Wir waren ursprünglich Gärtner. Erst mit dem Gebrauch von Waffen lernte der Mensch, sie auch zum Töten von Tieren einzusetzen. Vorher war er darauf angewiesen, davon zu leben, was die vegetabile Natur ihm bot. Der Mensch lernte bald, die von ihm bevorzugten Obst- und Nussbäume sowie Kräuter- und Wurzelgemüse anzubauen. Die Mythen und Sagen der Vorzeit erzählen von einem Leben in fruchtbaren Gärten. Die Geschichte vom göttlichen Leben im Garten Eden ist nur eine unter vielen. Im Magen unserer Vorfahren fanden sich Bestandteile von wild wachsenden und angebauten Kräutern, Wurzeln und Haselkernen.

Ein Beitrag für die Umwelt

Einen Garten zu bebauen und zu betreuen ist jedoch etwas ganz anderes als die Verwüstung der Fruchtbarkeit der Erde durch Abholzung des Baumbestandes mit Rodung der Fläche, um daraus Viehweiden, Getreide- und Rübenfelder zu machen. Die Bodenfruchtbarkeit kann nur erhöht werden, wenn auf eine Ackerbaukultur mit Weide und Getreideanbau zur Erzeugung von Brot und Fleisch verzichtet wird, die auf Dauer den Boden versteppt. Nach Walter Sommer (siehe Literaturverzeichnis) ist es der uns von Anbeginn zugedachte Beruf, einen Garten zu bebauen und unsere Nahrung aus dem Garten durch die Arbeit unserer Hände selbst zu erzeugen. In der Bibel heiße es: »Gott pflanzte einen Garten im guten Land und setzte den Menschen hinein, ihn zu bebauen und zu betreuen.« Sommer sagt sogar, niemand könne uns diese Arbeit im Garten zur Erzeugung der eigenen Nahrung abnehmen, wenn wir »im Ebenbild Gottes ein Mensch sein und bleiben« wollten. Gekaufte Lebensmittel könnten wohl den Bauch füllen, aber nichts zur Erhaltung und Erneuerung der Gesundheit und Leistungsfähigkeit der Dreieinigkeit von Körper, Geist und Seele beitragen.

Wer keinen Hausgarten sein Eigen nennt, kann sich, wenn er möchte, preiswert einen Schrebergarten mieten. Diese Kleingärten gibt es in jeder Stadt, und sie sind so »in«, dass man oft mit einem halben Jahr Wartezeit rechnen muss, bis eine Parzelle frei wird. Wenn Sie Interesse an einem Schrebergarten haben, suchen Sie sich einen Kleingartenverein in ihrer Nähe aus – bitte nicht direkt an einer Autobahn oder Hauptverkehrsstraße! – und bewerben Sie sich schriftlich formlos beim Vereinsvorsitzenden. Die Adresse finden Sie im örtlichen Telefonbuch, oder Sie entnehmen sie dem Schaukasten, der am Eingang jeder Kleingartenanlage steht. Zu den Pachtkosten kommen die Kosten für die Übernahme einer Laube und für den Baumbestand. Die Parzellen sind zwischen 350 und 500 Quadratmetern groß und reichen daher schon fast zur Selbstversorgung mit Obst und Gemüse für eine vierköpfige Familie.

In München gibt es bereits den »Acker zum Mieten«. In den Stadtteilen Johanniskirchen und Trudering wurden die ersten Landflächen vom Planungsbüro zur Verfügung gestellt. Im Preis von 70 Euro pro 60-Quadratmeter-Parzelle je Saison sind die Kosten für Wasser, Pflanzen und Aussaat schon enthalten. Und beim Bestellen des Feldes steht ein Gärtner mit Rat und Tat zur Seite. Nur um das Pflegen und Ernten muss sich der Hobbygärtner selbst kümmern. Schon Kinder mit sieben und elf Jahren bearbeiten ihre kleine Parzelle und freuen sich über das eigene frische Gemüse aus Bio-Anbau.

Überhaupt ist die Stadt München fortschrittlich, was die Förderung des Bio-Anbaus betrifft: Mehr als 60 Prozent ihrer Landwirtschaftsfläche wurden auf ökologischen Landbau umgestellt. Sechs von elf Münchner Stadtgütern werden ökologisch bewirtschaftet. Die Nachahmung sei anderen Städten empfohlen.

Gartenarbeit ist gesund, sie macht Spaß, die Erzeugnisse sind ebenfalls gesund und schmackhaft, und sie ist sehr lehrreich für einen selbst und für die Kinder. Schulen, die auf sich halten, pflegen einen eigenen Schulgarten, machen Exkursionen zu Bio-Bauern oder mehrwöchige Praktika, und einige halten sogar Tiere.

Bei Waldorfschulen ist es üblich, auf einem biodynamischen Hof Getreide zu säen und zu ernten und aus dem daraus hergestellten Mehl Brötchen zu backen, die gemeinsam verzehrt werden. Diese Entwicklung ist nicht mehr nur auf Waldorfkindergärten und -schulen beschränkt, sondern die Idee wird auch von anderen staatlichen und privaten Schulen aufgegriffen. Im Hamburger Westen ganz in meiner Nähe, gibt es zum Beispiel zwei staatliche Gymnasien mit Gemüsegärten und Hühner- bzw. Bienenhaltung. Wie sonst als durch praktische Erfahrungen kann man Kindern Naturverbundenheit und Gesundheitserziehung besser vermitteln? Eltern, die ihren Kindern Liebe zur Natur und Liebe zu Pflanzen vermitteln wollen, sollten ein Stück Rasen für Gemüse-

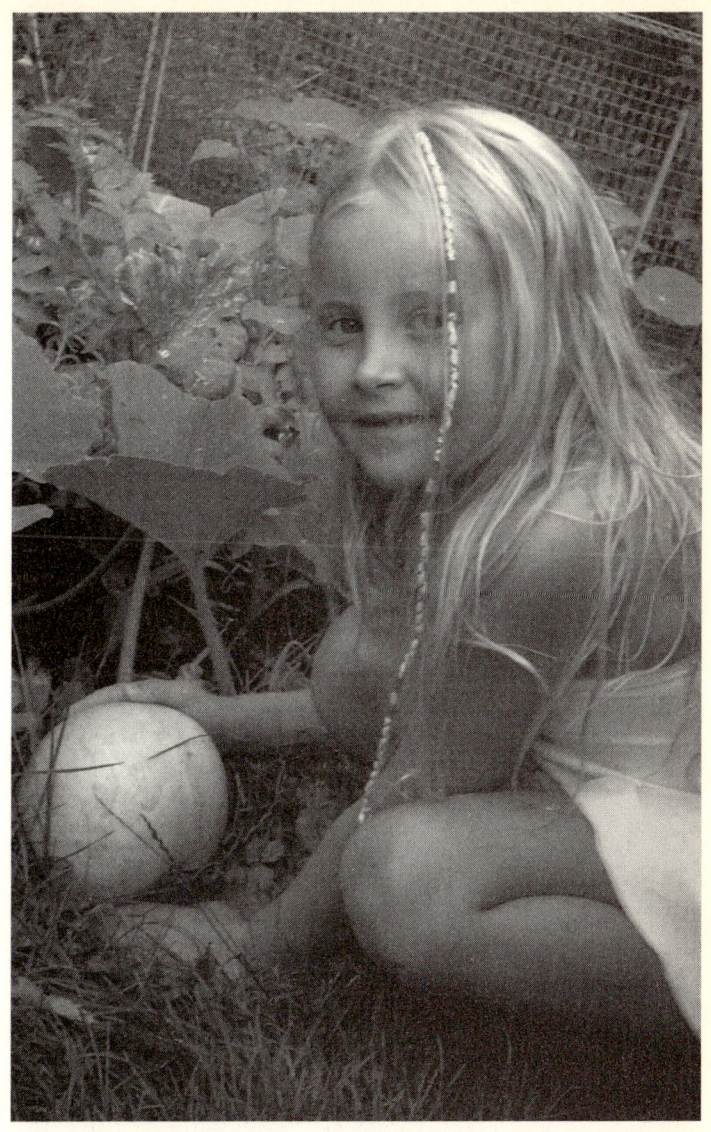

Freya, Tochter der Autorin, mit selbst angebautem Gemüse

beete der Kinder umgraben oder sich einen Kleingarten anmieten und sich an der Schule ihrer Kinder für die praktische Beschäftigung mit Gemüse- und Obstanbau engagieren.

»Grüne Sanatorien«

Karlheinz Baumgartl, Buchautor und glühender Verfechter einer naturgemäßen Lebensweise, schreibt mir im Dezember 2001, wer kein Gartenland habe, bleibe in Abhängigkeit der Supermärkte. Im Gartenbau gehe es seiner Einsicht nach weniger um den wirtschaftlichen Nutzen, den man daraus hat, sondern um die Reinheit der Nahrung und darum, dass man tagtäglich in der Erde stehe und mit Leben und Tod zu tun habe. Gartenbau sei praktizierte Religion. Er zitiert auch Walter Sommer, der sagte: »Schafft euch einen Garten an, und ihr werdet frei!«

Ich erinnere mich noch sehr gern an die Zeit im Schrebergarten meiner Eltern und an die Mitarbeit im Garten meiner Großeltern. Mit Mitte zwanzig habe ich »Umweltkurse« an der Hamburger Volkshochschule gegeben, in denen wir Exkursionen zu Bio-Höfen machten, Kästen für die Regenwurmzucht auf dem Balkon bauten oder Hügelbeete im Kleingarten eines Freundes.

Fast mein ganzes Leben lang habe ich einen Hausgarten gehabt. In meinem jetzigen wachsen Erdbeeren, eine Feige, ein Maulbeerbaum, eine Nashi-Birne, eine Sharon, zwei Pfirsichbäume, eine Süßkirsche, eine Zwetschge, diverse Stachelbeer- und Johannisbeerbüsche, Himbeeren und Gemüse je nach Jahreszeit. Mit einer Freundin habe ich mir noch einen Kleingarten in der Nähe gepachtet, in dem wir erfolgreich die wenig arbeitsintensive Mulch-Gartenkultur praktizieren. Außer Holzkohle und gelegentlich Gesteinsmehl benutzen wir keinen Dünger, aber füttern das Bodenlebewesen durch Flächenkompost oder Mulch. Reiche Erträge von köstlichem Obst und Gemüse belohnen unseren Gartenbau im Einklang mit der Natur. Meine siebenjährige Tochter hat ein eigenes Gemüse- und Blumenbeet, mein dreizehnjähriger Sohn ist mehr am Ernten und an Grillfeten interessiert ...Der naturnahe Garten ist der Garten der Zukunft. Im Kleingartenverein werde ich gelöchert mit Fragen. Wer ohne Gift und Chemie im eigenen Garten arbeitet, leistet Naturschutz und erzeugt für sich und andere gesunde, wohlschmeckende und vollwertige Nahrungsmittel. Er verpestet nicht die Luft durch Ausflüge in die Natur. Wozu in die Ferne schweifen, denn das Gute liegt so nah? Der naturnahe Garten, als »Total-Mulch-Garten«, bei dem es keine nackte Erde gibt, ist der Natur abgeschaut und liefert Nahrungsmittel in unübertroffener Qualität. Wir erhöhen die Bodenfruchtbarkeit und die Artenvielfalt in unserem kleinen Lebensraum. Immer haben wir etwas Sinnvolles und Befriedigendes zu tun.

Wir lernen durch Fehler und haben im Garten ein praktisches und geistiges Experimentierfeld ohne Ende. Wenn wir durchs Mulchen weniger Arbeit mit Beikrautregulierung haben, können wir Nistkästen für Vögel oder Behausungen für Spitzmäuse und Wildhummeln bauen.

Ein eigener Garten ist etwas ganz Besonderes. Durch Zutun der eigenen Hände gewinnen wir reiche Belohnung durch das Tun selbst und die Ernte. Dies ist viel, aber noch nicht alles. Kurt Kretschmann schreibt in seinem wunderbaren Buch *Mulch total* (siehe Literaturverzeichnis): »Das Schauen, Erforschen und Erleben in Harmonie und Frieden mit den Kräften der Natur führt in tiefe Lebensbereiche hinein, die dem an der Oberfläche plätschernden Allerweltsmenschen fremd und unerreichbar sind. Nehmen wir uns den ›Gartennarr‹ und Philosophen Professor Karl Foerster zum Vorbild. Seine bilderreiche Sprache entspringt der ewig sprudelnden

Quelle einer ehrfürchtigen und dankbaren Einstellung zum Werden und Vergehen und Immer-neu-Entstehen.

Dass ein Garten das zu geben vermag, hat uns der weltbekannte Bornimer Staudenzüchter meisterhaft in seinem schriftstellerischen Werk hinterlassen. Die geistigen Väter sind da. Wir brauchen uns ihnen nur anzuvertrauen. Wer diesen Weg beschreitet, wird selber, ohne es zu bemerken, vielen Mitmenschen ein seelisch-geistiger Kraftquell sein.«

Kurt Kretschmann bezeichnet seinen erweiterten Wohnraum hinter dem Haus als Sanatorium. Arthur Miller, passionierter Gärtner und Schriftsteller, sagte, immer, wenn einem das Leben sinnlos vorkomme oder ganz besonders schwierig sei, könne man in den Garten gehen und da etwas »Nützliches« tun. Und ein Garten sei eine Erweiterung unserer selbst, etwas, um das wir uns auf immer neue Art bemühen müssten. Gartenarbeit bilde den Charakter.

Den gesundheitlichen Wert der Arbeit bei der Pflege von Blumen und Nahrungspflanzen kann man nicht hoch genug ansetzen, wie auch Mediziner bestätigen. Durch schöpferisches Tun erleben wir Freude. Diese geistige, kreative und körperliche Beschäftigung fehlt den meisten Menschen der heutigen Zeit. Sie fühlen sich dem hektischen und oft sinnentleerten Tun ihres Berufes ausgeliefert. Durch Gartenarbeit können sie diese Unfreiheit und diesen Druck durch selbst gestaltete Lebensführung ersetzen, damit wieder zur inneren Ruhe und Selbstwertgefühl finden.

Norman Walker gibt zu bedenken: »Freiheit heißt, so zu leben, wie Sie leben wollen. Freiheit heißt, ein volles Leben zu leben, seinem Leben einen Sinn zu geben.« Er plädiert für ein Leben auf dem Land. »Kennen Sie den Liebreiz des warmen Windes, der Ihnen den Wohlgeruch von frisch gemähtem Gras zuträgt; des Lufthauchs, der über Kiefern oder duftschwere Blüten in einem Obstgarten streichelt? Kennen Sie das betörende Aroma des wilden Geißblatts, die Süße der Schlüsselblume, wenn sie unter türkisfarbenem Himmelszelt dahinschlendern, während der Tag der Dämmerung weicht? All das hat Gott mit Vorbedacht geschaffen – für Sie.«

Wer möchte, kann Obst und Gemüse nicht nur für den Eigenbedarf ziehen, sondern auch in einer gärtnerisch-landwirtschaftlichen Nebenerwerbsstelle ein Zusatzeinkommen durch befriedigende Tätigkeit erzielen. Mit nur 500 Quadratmetern und weniger als 250 Arbeitsstunden kann eine vierköpfige Familie ihren Jahresbedarf an Gemüse, Salat und Kartoffeln decken.

Es geht dabei nicht um die Rückkehr zu vorindustriellen Selbstversorgergesellschaften, sondern um die Schaffung von Arbeitsplätzen für Nebenerwerbsbauern oder Familiengärtner, wie Oswald Hitschfeld, Pionier des Biologischen Garten- und Landbaus, in seinem Büchlein *Der Kleinsthof* (siehe Literaturverzeichnis) beschreibt. Hitschfeld möchte der jetzigen Entwicklung, in der zur Erhaltung und Wiederherstellung der Gesundheit mehr investiert wird als für die Ernährung, etwas entgegensetzen. »Es muss wieder eine entschiedene Hinwendung zu landwirtschaftlich-gärtnerischer Tätigkeit einsetzen, sosehr dies dem gegenwärtigen Trend bei uns und in der so genannten Dritten Welt auch widerspricht.« Wachstum im jetzigen Sinn könne es höchstens noch für zwei bis drei Generationen geben, weil die Ressourcen endlich sind. Wachsen könne ja nur das, was regenerierbar sei. Sechzehn bis achtzehn Millionen Hausgärten im wieder vereinten Deutschland sprächen für die Gartenleidenschaft der Deutschen. Mit den von ihm propagierten Kleinsthöfen würde das Problem Arbeitslosigkeit dauerhaft gelöst.

Wenn Sie nicht aufs Land ziehen oder gleich einen Kleinsthof gründen möchten, können Sie wie gesagt einen Garten pachten. Kretschmann: »Es gibt keine bessere Medizin als

Gartenarbeit, und es gibt keine bessere Sportart, als eine Wiese mit der Sense zu mähen oder rotbackige Äpfel für die Winterversorgung zu pflücken. Der Gartenfreund der seine Arbeit liebt, weiß, wovon ich spreche ... Wer in diese geistige Grundlage des Gartenlebens hineingewachsen ist, in Harmonie mit allem, was darin fleucht und kreucht, der steht über den alltäglichen Dingen. Er sieht das Einzelne, ordnet es aber immer dem Ganzen unter. Damit erwirbt er auch die Fähigkeit, alle Erscheinungen der Natur, die ihm oft unerklärlich sind, mit Abstand und innerer Ausgeglichenheit zu betrachten.«

Wolf-Dieter Storl schreibt: »Man belächelt gerne diese spießigen, biederen Beispiele von Schrebergärten, und doch wird es wieder der Garten sein, in dem man sich den Seelenbalsam suchen wird, wenn das Experiment der Reorganisation der Welt nach dem Fabrikmodell gescheitert ist.« Und: »In jedem Garten kann der Lebensbrunnen sprudeln und der Lebensbaum Früchte tragen. Und zuletzt begegnet man, wie einst Maria Magdalena, dem Seelengärtnermeister, der den schweren Stein des toten Materialismus wegrollt, nachdem man geglaubt hatte, es sei nun doch alles verloren gegangen.«[157]

Kleingärtner leben länger. Gartenarbeiten wie Säen, Unkrautjäten und Rasenmähen halten das Herz und den Verstand jung und gesund. Dr. Brigid Boardman von der königlichen Gartenbau-Gesellschaft England: »Der Kleingarten ist die beste Medizin fürs Alter. Er hält einen fit und wirkt beruhigend auf die Seele.« Das habe ich an meinem Großvater erlebt, der immer wieder sagte, dass er bestimmt nicht so alt geworden wäre ohne seinen Garten. Der Garten sorgt dafür, dass ältere Menschen immer etwas haben, auf das sie sich freuen können. Sachen anzupflanzen und dann zu sehen, wie alles wächst -das sei das Geheimnis eines langen, glücklichen Lebens.[158]

Klangtherapie für Pflanzen und weitere Methoden für Bodenfruchtbarkeit und reiche Erträge

»Musik, Töne, Klänge – die Übergänge zwischen ihnen sind oft fließend – sausen nicht unerfasst durch die Welt. Im Augenblick ihres Entstehens, und sei es noch so ›zufällig‹, sind sie bereits Teile eines kosmischen Musters, eines Systems. Dieses Systems ist der tönende Baum des Lebens.«

Rolph Gaïl

»Der Mensch lebt nicht vom Brot [der Materie] allein«, und auch nicht Pflanze und Tier. Wer das weiß, wundert sich nicht darüber, dass Naturvölker wie die Indianer seit alters ihre Maisfelder mit Gesang und Trommelwirbeln »düngen«, während sie jäten und hacken, und damit auch erfolgreich sind. Die nordamerikanischen Hopi-Indianer zum Beispiel suchten das Wachsen ihrer Pflanzen zu beeinflussen, indem sie nachts singend um ihre Felder kreisten.

Kühe mögen Mozart. Sie geben bei klassischer Musik mehr Milch und sind gesünder. (Solche Erfahrungen machte auch Karl Ludwig Schweisfurth [siehe Seite 121].) Ähnliches gilt für Pflanzen: Sie gedeihen besser und sind fruchtbarer, wenn sie durch entsprechende Musik – auch sie scheinen Mozart und Bach zu lieben – stimuliert werden. Peter Tompkins und Christopher Bird berichten in ihrem Weltbestseller *Das geheime Leben der Pflanzen* (siehe Literaturverzeichnis), dass in Russland Getreidefelder mit klassischer Musik beschallt werden und Pflanzen sogar ein Gedächtnis haben.

Diese Phänomene sind keine »Spleens von Esoterikern«, sondern wissenschaftlich überprüfte Fakten. Wer weiß, wie der Gesang der Vögel und das Summen der Bienen auf das Pflanzenwachstum wirkt? Und was den Pflanzen fehlt, wenn Insekten und Vögel verstummen, weil sie durch Pflanzengifte unfruchtbar werden oder sich direkt damit vergiften? Schon Rudolf Steiner prophezeite, dass die Vegetation verkümmern würde, wenn man die geflügelten Kreaturen wegnähme. Alles hat eine Wirkung nie ausschließlich auf der materiellen Ebene, sondern immer auf allen Ebenen gleichzeitig. Wenn Pflanzen fühlen, haben sie sicherlich auch so etwas wie eine »Seele«, und mit den »Bildekräften« oder »Devas« auch eine geistige Ebene, mit der man zusammenarbeiten kann.

Wenn Sie sich in Ihrem Garten, den Sie hoffentlich schon haben oder sich bald anschaffen werden, beschäftigen, sollten Sie – zumindest im Geiste – mit Ihren Pflanzen reden, ihre Schönheit und Kraft bewundern, auch ihnen zu Ehren singen. Das klingt jetzt für viele Menschen sonderbar, aber selbst als Laie können Sie sofort Gartenbauerfolge verbuchen, wenn Sie auf energetischer Ebene mit Ihren Pflanzen kommunizieren. Das haben beispielsweise die Begründer der berühmten Findhorn-Gemeinschaft in Schottland bewiesen, die alle nicht »vom Fach« waren und trotzdem auf Anhieb aus Dünensand 40 Pfund schwere Kohlköpfe hervorbrachten und Rosen zu Weihnachten zum Blühen brachten. Dies habe ich selbst erlebt, und man kann es in vielen Büchern über diese Gemeinschaft nachlesen. Mit der entsprechenden Einstellung kann jeder die Bedürfnisse von Pflanzen wahrnehmen und »Zwiesprache« mit ihnen halten. Das erlebe ich täglich in meinem Haus- und Kleingarten. Wenn ich mich innerlich auf eine Pflanze einstelle, »sagt« sie mir, was sie braucht, zum Beispiel ein Zurückschneiden der Zweige zum besseren Anwachsen oder mehr Wasser oder Mulch.

Die »Sonic-Bloom«-Methode

Dan Carlson, ein Amerikaner in Florida, entwickelte eine Musik, die nach Grillenzirpen klingt und Vögel magisch anzieht. Er beschallt damit eine Zitrusplantage in Gerber Grove. Vormals Großindustrieller, entwickelte er eine Methode namens »Sonic Bloom«, Klangblüte, wobei ein spezieller Ton über Lautsprecher ausgestrahlt wird und gleichzeitig die Blätter von Pflanzen mit einem Blattdünger besprüht werden, vom winzigsten Spross bis zum größten Baum. So können nicht nur erstmals Orangen auch von den innersten Zweigen der Bäume geerntet werden, und die Orangen sind groß wie Pampelmusen, sondern durch diese Therapie werden Pflanzen auch von so schweren Krankheiten wie »Jungbaumschwindsucht« geheilt und treiben wieder neu aus. Selbst verdorrte Wurzeln erholen sich wieder.[159] Die Orangen sind nicht nur größer, sondern enthalten mehr als 120 Prozent mehr natürliches Vitamin C als normale Orangen. Neben der Quantität der Ernte wird also auch die Qualität der Produkte verbessert.

Auf Luzernenfeldern kann mit »Sonic Bloom« eine Ernte von 7,6 Tonnen statt der üblichen 3,3 Tonnen pro Morgen eingefahren werden.

Wenn Kühe diese Luzerne fressen, geben sie um 10 Prozent mehr Milch, obwohl sie ein Viertel weniger Luzerne fressen als vorher. »Ich konnte es kaum glauben. Meine Kühe verdauten die gesamte Luzerne – samt Stängeln und allem Drum und Dran. Die Nase einer Kuh ist der beste Gradmesser für die Qualität der Ernte. Kühe sind sehr wählerisch mit dem Fressen. Erst wenn die Sonic-Bloom-Luzerne verfüttert war, gingen die Kühe zu normal angebauter Luzerne über.«[160] Das »Klang-Heu« enthielt nach einer Proteinanalyse der Pennsylvania State University einen Proteingehalt von 29 Prozent und mit 80 Prozent einen extrem hohen Wert an voll verdaulichen Nährstoffen.

Mit Hilfe der Klangblütenmethode »Sonic Bloom« kann selbst im trockenen New Mexico Gemüse und Getreide angebaut werden. Gabriel Howearth, Chefgärtner der Tiwa-Indianer in San Juan, New Mexico: »Durch Sonic Bloom scheinen unsere armen Böden irgendwie ›alchimisiert‹ und weicher zu werden, da sie von den Pflanzen Nährstoffe erhalten.« Die Erde rieche gut, und in ihrer neuerdings krümeligen Humusschicht tummelten sich viele Regenwürmer. Diese Methode würde in den Ländern der so genannten Dritten Welt wohl eine wahre »grüne Revolution« hervorrufen, ohne teure neue Saaten, Pestizide und Kunstdünger!

Dan Carlson hatte die Methode Anfang der sechziger Jahre in Minnesota entwickelt, nachdem er als junger Soldat in Südkorea beobachtet hatte, wie eine Mutter ihr Kind verstümmelte, damit es als Krüppel Geld für die hungernde Familie erbetteln könne. Damals hatte Carlson sich fest vorgenommen, eine preiswerte Methode zu erfinden, die es ermöglichen würde, selbst auf dem ärmsten Stück Land genügend Nahrungsmittel anzubauen. Seine Idee: Man müsste Musik komponieren, um Pflanzen damit zu »düngen«. Mit entsprechenden Tonfolgen könnten sich die Spaltöffnungen an den Unterseiten der Blätter weiter öffnen und aufnahmefähig machen für mehr Kohlendioxid und seinen Spezialdünger aus Seetang, Spurenelementen und Aminosäuren sowie einem natürlichen Wachstumshormon.

Carlson brachte eine Plattenfirma dazu, das Musikstück »Growing Plants Successfully in the Home« (Wie man Pflanzen mit Erfolg zu Hause anbaut«) von George Milstein mit der reinen Klangfrequenz zu mischen, welche Forscher der University of Ottawa ausstrahlten, um Weizenerträge zu erhöhen. Er kam intuitiv genau auf die Frequenzen, die die Vögel in ihrem Konzert zwischen der Abenddämmerung bis zum Sonnenaufgang produzieren.

Als Grundlage der Klangtherapie wählte Carlson das Violinkonzert in E-Dur von Johann Sebastian Bach. Im ornithologischen Labor der Cornell University wurden Vogelgesänge in Sonogramme umgewandelt, die elektrische Frequenzen und Amplituden statt Noten zeigen. Carlson wusste intuitiv, dass das Singen von Vögeln ganz eng verbunden war mit den Geheimnissen des Keimens, Sprossens und Wachsens von Pflanzen. Er fand heraus, dass es im Zytoplasma besondere Zellorganellen gab, die so genannten Mitochondrien, deren Resonanzfrequenz 25 Hertz beträgt, nach oben interpoliert entspricht diese einer Harmonie von 5000 Hertz. Dies ist dieselbe Frequenz, bei welcher der Winterweizen von Dr. Pearl Weinberger zweieinhalbmal so groß wurde wie normal, und das mit viermal mehr Schösslingen. Musik von Ravi Shankars Sitar, Jazz aus den zwanziger Jahren und die Musik von Bach entsprechen dieser Frequenz und erhöhen die Transpirationsrate und das Wachstum von Pflanzen. Bei disharmonischem Hard Rock sterben Pflanzen nach zwei Wochen, diese Musik schadet offenbar den Zellen.

Carlson beobachtete, dass Pflanzen sich sofort von der Sonne ab- und dem Lautsprecher zuwandten, sobald seine Musik erscholl. »Das sagt mir, dass der Klang für die Pflanzen genauso wichtig ist wie das, was wir als Photosynthese bezeichnen.« Er machte Experimente mit der tropischen Pflanze Gynura aurantiaca, einer Passionsblume. Diese Kletterpflanze beschallte er einmal im Monat mit Musik, während er die Sprossspitzen mit einer schwachen Dosis Düngemittel bestrich. Erstaunliches passierte: Die Pflanze wuchs und wuchs, bekam einen 45 Meter(!) langen Spross, blühte mehrmals und entwickelte Blattformen einer anderen Art, der Gynura sarmentosa. Die Gesamtpflanze erreichte eine Länge von einer Zehntelmeile. Die Triebe rankten sich über dem Kronleuchter hinweg durch verschiedene Öffnungen in der Wand bis ins Kinderzimmer. Zeitungen brachten Fotoberichte. »Carlsons Passionsblume turnte beschwingt durchs ganze Haus, dass sie ihm einen Eintrag ins *Guinness Buch der Rekorde* bescherte.«[161]

Ein Usambaraveilchen entwickelte mehr als 500 Blüten in allen Farben, und seine Trichterwinden hüllten das ganze Haus ein. Carlson stellte fest, dass die Pflanzen, die während einer Saison behandelt wurden, alle ihre Veränderungen an ihre Samen und damit an die folgende Generation weitergaben, die ebenfalls um 50 Prozent größer wurde und entsprechend mehr Frucht trug, auch wenn diese neue Generation nicht beschallt und besprüht wurde. Mit der Zaubermelodie, jeden Morgen vorgespielt, können Pflanzen durch die Spaltöffnungen in ihren Blättern die spurenelementereiche Feuchtigkeit aus der Luft aufnehmen. Sein Energie-Cocktail besteht aus Seetangextrakt, Spurenelementen, Aminosäuren und dem natürlichen Wachstumshormon Gibberellinsäure, das von den Bio-Anbauverbänden anerkannt ist.

Mittlerweile kann man »Sonic Bloom« auch bei uns bekommen (Bezugsquellen siehe Anhang), und Anwender berichten zum Teil von sensationellen Ernteerfolgen. Hans Ballmann im nordbayerischen Großostheim berichtete in *Kraut & Rüben,* einer Zeitschrift für Bio-Gärtner, über seine Erfahrungen mit dieser Klangtherapie. Er konnte seine Erträge beträchtlich steigern, und seine Erdbeeren schmecken viel süßer und sind wesentlich länger haltbar. Ballmann: »Anfangs gab es schon gute Erträge, aber den Durchbruch schafften die nächsten Generationen Erdbeerpflanzen, deren

Mutterpflanzen bereits mit Sonic Bloom heranwuchsen.«[162]
Er beschreibt, wie die Klangtherapie funktioniert: Zuerst
läuft der Klangfrequenzgenerator eine Stunde. Dann sprüht
er das Mittel sparsam an die Blattunterseiten, am besten
morgens, wenn noch Tau an den Blättern sitzt. Danach läuft
das Geräusch noch zwei Stunden. Ballmann: »Während der
Ernte führe ich die Behandlung dreimal pro Woche durch.«
Hobbygärtner arbeiten mit Kassetten, die sie über einen Re-
korder abspielen. Das ist leiser als das Gezirpe der Klangfre-
quenzgeneratoren von Herrn Ballmann, und außerdem ist
schöne klassische Musik hinterlegt.

Für ein 4-Liter-Gefäß genügt ein Esslöffel »Sonic-Bloom«-
Konzentrat. Dazu gibt man einen kräftigen Strahl Leitungswasser, am besten gereinigtes und energetisiertes. Dann senkt
man das Röhrchen eines mitgelieferten Feinsprühgeräts hinein und stellt auf »fein« ein. Die Musikkassette lässt man
etwa 10 Minuten vorm Besprühen spielen, so laut wie möglich, aber ohne die Nachbarn zu stören. Die Blattnahrung, die
man versprüht, besteht aus einem unbedenklichen natürlichen Pflanzenwachstumshormon, einem Seetangextrakt und
etwa 55 Spurenelementen und Aminosäuren. Mit Hilfe des
speziellen Tons nehmen die Blätter 700 Prozent mehr Nährstoffe auf als sonst! Man besprüht die Pflanzen gründlich,
wodurch beide Blattseiten so gut befeuchtet sind, dass Flüs-
sigkeit hinuntertropft. Die Musik lässt man 20 Minuten nach
Beendigung des Sprühens spielen. Zimmerpflanzen behandelt man so einmal die Woche, blühende und Frucht tragen-
de Pflanzen zweimal. Die beste Zeit für diese Klangtherapie
ist morgens zwischen 5.30 und 9.30 Uhr. Bei Temperaturen
unter 11 Grad wirkt »Sonic Bloom« nicht. Die Arbeit sollte
bei Tageslicht erfolgen, weil jede Klangeinheit einen Fotozel-
lenaktivator hat. Wer vor der Morgendämmerung anfangen
möchte, muss das Musikgerät extra darauf einstellen.

Mehr als 50 Prozent des Landbaus auf den Philippinen haben auf Sonic Bloom umgestellt. Die marokkanische Regierung ist in Verhandlungen mit Dan Carlson über die Bepflanzung des Atlasgebirges.

Andere Fruchtbarkeits-Hits

Es gibt noch weitere beeindruckende Methoden, die Fruchtbarkeit und damit Erträge zu erhöhen, die für den Kleingärtner oder Bio-Bauern einsetzbar sind und angesichts deren Erfolge man sich fragt, warum das Welternährungsproblem nicht damit angegangen wird. (Bezugsquellen der hier genannten Produkte finden Sie im Anhang.) Eine Möglichkeit ist die *EM-Technologie* mit »effektiven Mikroorganismen«, die so erfolgreich praktiziert wird, dass man in Nordkorea zurzeit diskutiert, ob man die gesamte Landwirtschaft auf EM umstellt. Es gibt EM für Pflanzen, Tiere und Menschen. Die Düngekosten können gesenkt werden, die Nutztiere sind gesünder, die Pflanzenvielfalt wächst, und die Erträge steigen durchschnittlich um 60 Prozent. Der Japaner Teruo Higa hat diese Technologie erfunden und ein Buch darüber geschrieben (siehe Literaturverzeichnis).

Ich habe die EM-Technologie erst vor kurzem kennen gelernt und noch keine eigenen Erfahrungen damit. Freunde auf La Palma berichten allerdings begeistert. Einer davon schreibt mir: »Seit Dezember 1999 arbeite ich mit EMs nach Professor Higa mit Erfolg in jeder Hinsicht. Viele Jahre der arbeitsintensiven Kompostherstellung, mit am Ende immer weniger Material für den Boden, sind nun vorbei. Kompost wird nur noch fermentativ in Plastikwannen hergestellt. Es wird nicht mehr vom Düngen der Pflanzen gesprochen, sondern vom Füttern der Organismen.« Durch eigene Herstellung von Bokashi (ein spezielles Mikroorganismenpräparat, durch das zum Beispiel Küchenabfälle nicht verrotten, sondern fermentiert werden) wird man unabhängig, weil sich die EM selbst vermehren.

Wenn Sie die Erfolge der EM-Technologie einmal erleben möchten, können Sie zum Beispiel Urlaub auf der »Finca Sana« (La Palma) machen. Die Adresse finden Sie im Anhang.

Eine weitere interessante Aktivierungsmethode besteht im Pulver *Agrovital*, einem natürlichen Pflanzenpräparat zur Aktivierung der Bodenlebewesen und Stärkung des Immunsystems von Pflanzen. Pflanzenversuche in vierzehn Jahren auf vier Kontinenten erbrachten ausnahmslos hohe Qualitätsverbesserungen bei meist mehrfachen Mengenerträgen! Zuckerrohrpflanzen gedeihen in einem Klima wie in Kapstadt, Weinreben können schon nach zwei statt sonst vier Jahren abgeerntet werden, Nussbäume bringen wesentlich höhere Erträge, Rasen sieht aus wie ein Teppich, das Aroma von Äpfeln wird intensiver und harmonischer, Tomatenfrüchte erreichen bis zu 400 Gramm, das Wurzelwerk von Pflanzen wird dichter, die Bodenstruktur krümeliger. Man kann Agrovital für Zimmer-, Zier- und Nutzpflanzen anwenden.

Professor Dr. H. M. Schiechtl von der Forstlichen Bundesversuchsanstalt Innsbruck rettete Tannen, die an Chlorose erkrankt waren, mit dem Vitalisator. Äste, die seit zwei Jahren nicht mehr ausgetrieben hätten, trieben wieder und bildeten sogar Nadeln in normaler Größe, was besonders bei der Nordmanntanne auffiele. Die Mispel zeige überhaupt keine Krankheitserscheinungen mehr und bringe im Herbst eine Ernte weit größerer als sonst üblicher Früchte. Vom Mai bis zum Frosteintritt blühten die Pelargonien ununterbrochen in einer ungewöhnlichen Pracht, und zwar ohne Leistungsabfall gegen den Herbst hin, und der Erfolg ließe die

Nachbarn vor Neid erblassen. Auch ich habe in meinem Hausgarten sehr gute Erfahrungen mit Agrovital gemacht, zum Beispiel bei einer reich fruchtenden Nashibirne und Khaki.

Seit Jahren engagiert sich die Firma Pro Natura mit ihren »*Sojall*«-*Produkten* für mehr Energieaufbau für Böden und Pflanzen. Die Produkte auf der Basis von Mikroorganismen bewirken eine biologische Pflanzenstärkung gegen Pilz- und Schadkeimbelastung. Die Wurzelbildung wird angeregt, die Aktivitäten der Bodenorganismen wie Regenwürmer aktiviert, kranke Pflanzen werden regeneriert, Schadstoffbelastungen werden eliminiert, ein biologischer Schneckenschutz ist gewährt, die Humusbildung erfolgt besser und schneller, der pH-Wert im Boden wird optimiert, und die Umstellung auf biologische Bewirtschaftung kann wesentlich schneller erfolgen. Auch chemische Rückstände in der Landwirtschaft können mit den »Sojall«-Produkten Vitanal und Vitana beseitigt werden! Außerdem hat die Firma natürliche Ergänzungsmittel für Nutztiere entwickelt – im Rahmen einer vorbeugenden Gesundheitsvorsorge zur Stärkung des Immunsystems, gegen Euterentzündungen usw. Die »Pro-Natura«-Produkte werden weltweit mit großem Erfolg eingesetzt, zum Beispiel in Ecuador, den USA, Peru, Kolumbien, Russland, zur »Pflanzenpflege« in Bananenplantagen, bei Rindern, in Shrimpszuchtanlagen, Rosen- und Mango-Plantagen. Die Firma ist auch agrarpolitisch aktiv für eine Agrarwende mit ganzheitlichem Ansatz.

Bio? Logisch! Gute Argumente für eine Agrarwende

»Es ist ein tragisches Kapitel menschlicher Geschichte, dass der Mensch sich so weit hat beeinflussen lassen, dass er der Nahrung umso mehr traut, je unnatürlicher und künstlicher sie ist … Dass er dieses Misstrauen zur Schöpfung selbst nicht als Unrecht und widersinnig empfindet, ist ein Zeichen dafür, wie weit er sich durch ständige Fehlinformationen seinen Instinkt hat nehmen lassen.«

Max Otto Bruker

Es geistern immer noch viele Vorurteile in den Köpfen, was Lebensmittel aus Bio-Anbau betrifft. Im Folgenden werde ich die häufigsten dieser »Mythen« zu entkräften versuchen und beispielhaft Argumente aufzählen, die sich aus dem bisher Gesagten resümierend anführen lassen. Einige Anregungen für dieses Kapitel habe ich aus dem Büchlein *Mythen der Landwirtschaft* von Manuel Schneider bekommen (siehe Literaturverzeichnis).

Vorurteil Nr. 1: »Bio? Ist doch alles Betrug!«

»Bio« ist »in«. Kein Wunder, dass es in den letzten Jahren einige wenige nachgewiesene Betrugsfälle gab. So wissen die Hühner beispielsweise nicht, dass sie zu Ostern mehr Eier als normal legen sollen, und die Verbraucherzentralen haben einige »Bio-Eier« als Produkte von Hennen aus Käfighaltung identifiziert.

Im Grunde aber gilt: »Wo »Bio« oder »Öko« draufsteht, ist auch »Bio« oder »Öko« drin. Dafür sorgt schon die EU-Verordnung für den biologischen Landbau. Betriebe, die ihre Produkte unter dem Bio- oder Öko-Siegel vermarkten, müssen ihren Produktionsablauf bis ins Einzelne dokumentieren. Die EU-Verordnung definiert Pflanzenbau und Tierhaltung, verbietet den Einsatz nahezu aller Agrochemikalien, legt Positiv-Listen für Pflanzen-Stärkungsmittel und Düngemittel fest und verbietet die Verfütterung von Tiermehlen, genmanipulierten Pflanzen und vorbeugenden Antibiotika sowie Wachstumsbeschleunigern. Diese Verordnung gilt nicht nur innerhalb der Europäischen Union, sondern auch für Importe aus Drittländern. Außerdem werden Bio-Höfe durch Kontrolleure überwacht, die angemeldet und auch unangemeldet kommen.

Bio-Höfe werden nicht nur von Kontrolleuren im Auftrag der EU kontrolliert, sondern auch von Kontrolleuren der Anbauverbände, deren Richtlinien noch wesentlich schärfer sind. Ich habe ein Jahr auf einem Demeter-Hof gelebt und gearbeitet und kann dies aus eigener Erfahrung bestätigen. Die Kontrolleure stecken ihre Nase überall hinein und kontrollieren zum Beispiel, ob mehr als 10 Prozent des Tierfutters dazugekauft wurden, natürlich aus Bio-Anbau. Schwere Verstöße wie der Gebrauch von Kunstdünger, Tiermehl oder chemischen Pflanzenschutzmitteln führen zum sofortigen Ausschluss des Betriebes aus dem jeweiligen Anbauverband und zum Verbot des Führens eines Öko-Siegels.

Die Begriffe »Bio« und »Öko« sind geschützt. Fallen Sie nicht auf Formulierungen herein wie »aus integriertem« oder »kontrolliertem« Anbau, »naturnah erzeugt«, »extensiver Anbau«, »Dreifelderwirtschaft« oder »frisch vom Bauernhof«. Diese Bezeichnungen stehen nicht für »Bio-«, sondern für verschiedene Formen konventioneller Landwirtschaft!

Noch höhere Qualitätsanforderungen als die EU-Verordnung stellen die ökologischen Anbauverbände wie Naturland, Bioland und Demeter. International werden ökologische Anbaurichtlinien durch die IFOAM, Internationale Vereinigung Biologischer Landbaubewegungen, kontrolliert, der mehr als 700 Verbände in 105 Ländern angehören. Sie können also davon ausgehen, dass Bio-Bananen auch ohne Kunstdünger und synthetische Pflanzenschutzmittel angebaut wurden und dass Bio-Lachs aus dem Ausland zum Beispiel nicht mit Antibiotika behandelt wurde und tatsächlich Platz zum Schwimmen hatte.

Vorurteil Nr. 2: »Es ist doch überall Gift drin«

Viele Menschen argumentieren fatalistisch, alle pflanzlichen und tierischen Produkte enthielten Gift, also auch Bio Produkte. Nun, natürlich fällt der saure Regen ebenso auf biologisch bewirtschaftete Flächen, Autoabgase kennen ebenfalls keine Grenzen, und wie gesagt findet sich DDT mittlerweile selbst im Fettgewebe der Pinguine, die in der Antarktis leben. Aber wenn ich Schadstoffen schon nicht ganz aus dem Weg gehen kann, muss ich es mir doch nicht antun, dass auch noch eine Extraportion in Form von Nitrat, Herbiziden und Pestiziden in mein Essen gelangt! Konventionell erzeugte Äpfel werden von der Blüte bis zur Frucht bis zu zwanzigmal gespritzt, und sorgfältiges Waschen ist damit Augenwischerei. Die Felder der Landwirte, die konventionell arbeiten, liegen oft direkt neben Bundesstraßen oder Autobahnen. So etwas ist im Bio-Landbau nicht erlaubt.

Wenigstens was in meiner Hand liegt, was ich vermeiden kann, vermeide ich. Schadstoffe reichern sich im Körper an, vor allem im Fettgewebe auch der inneren Organe, und sogar im Gehirn. Es gibt für viele, wie zum Beispiel Schwermetalle, keine »tolerable Größe«, also keine Menge, die harmlos ist. Lebensmittel aus Bio-Anbau sind eine gute Möglichkeit, die Menge an Schadstoffen, die ich aufnehme, zu begrenzen, und die gesundheitlichen Gefahren durch Giftbelastung so klein wie möglich zu halten. Dadurch beuge ich optimal Langzeitschäden vor, und mein »oxidatives Schutzschild«, mein Schutz vor aggressiven Sauerstoffmolekülen, bleibt intakt und hilft mir, mich vor degenerativen Krankheiten und vorzeitigen Alterungsprozessen zu bewahren.

Vorurteil Nr. 3: »Öko-Lebensmittel sind zu teuer«

Es stimmt zwar, dass Lebensmittel aus Bio-Anbau meistens teurer sind als die aus konventionellem Anbau, sie sind aber dennoch nicht nur für besser Betuchte erschwinglich. Man hat nämlich mehr fürs Geld! Viele Untersuchungen bestätigen, dass die Trockensubstanz höher ist als bei konventionellen Produkten, bei denen Sie auch viel Wasser, Folge von Nitratdüngung, mitbezahlen. Bio-Lebensmittel enthalten mehr Vitalstoffe wie zum Beispiel Mineralstoffe. Und Gesundheit ist eigentlich »unbezahlbar«!

»Bio« ist nicht viel teurer. Eine vierköpfige Familie, die ihre Grundnahrungsmittel in ökologischer Qualität kauft, hat nach Berechnungen des Freiburger Öko-Instituts monatlich nur Mehrkosten von etwa 40 Euro für die gesamte Familie einzuplanen. Bei dieser Rechnung sind sogar Kaffee und Bananen einbezogen. Wenn die Familie ein Drittel weniger Fleisch, Fleischwaren, Zucker, Süßigkeiten und Marmelade isst, sind die Gesamtausgaben sogar fast gleich hoch.[163]

Grundsätzlich ist zu bedenken, dass der deutsche Durchschnittshaushalt heute nur noch 15 Prozent seines Einkommens für die Ernährung ausgibt, während es 1950 noch knapp die Hälfte war. Relativ zum Einkommen sind also die Preise für Lebensmittel immer weiter gesunken. Während ein Durchschnittsverdiener 1960 noch mehr als 2 Stunden arbeiten musste, um sich ein Kilo Brathähnchen kaufen zu können, waren es 1994 nur noch 14 Minuten. Für 1 Liter Vollmilch mussten 1960 ganze 17 Minuten gearbeitet werden, 1994 nur 4 Minuten, für zehn Eier 1960 immerhin noch 46 Minuten, 1994 nur 8 Minuten. Während die benötigte Arbeitszeit für ein Päckchen Markenbutter 1960 noch 39 Minuten betrug, waren es 1994 nur 6 Minuten.[164] Dieser Trend zur Verbilligung von Lebensmitteln im Vergleich zu anderen Konsumgütern hält an. Die höheren Preise beim Öko-Anbau erklären sich durch vermehrte Handarbeit zum Beispiel beim »Unkraut«jäten bei meist geringeren Erträgen im Pflanzenbau, weil Bio-Bauern keinen Kunstdünger und keine Pestizide und Herbizide verwenden. Auch weil Bio-Höfe vielseitig sind, haben sie einen höheren Arbeitsaufwand, hinzu kommen die Kosten für das umfangreiche Kontrollsystem, das eine genaue Dokumentation jeder Ausgabe und jeder Einnahme verlangt.

Jeder Normalverdienende kann sich heute Öko-Lebensmittel leisten, wichtig ist nur eine Einstellungsänderung. Durch Dumpingpreise nehmen wir Massentierhaltung mit all ihren Folgen für Mensch und Tier in Kauf, und z. B. die Belastung des Trinkwassers mit Nitrat und Pestiziden, und die Folgen für unsere Gesundheit wie zum Beispiel Resistenzen gegenüber Antibiotika und Gefahren von BSE. Wenn die Folgekosten der industrialisierten Landwirtschaft vom Konsumenten bezahlt werden müssten, wären Bio-Produkte im Vergleich mit Sicherheit billiger. Wussten Sie beispielsweise, dass ein Burger 200 Dollar (!) Kosten für die Umwelt verursacht, wenn man diese Kosten – Stichwort Abbrennen des tropischen Regenwaldes – mit einrechnet? So bürden wir die hohen Umweltkosten unseren Kindern und Kindeskindern auf. Einen Teil bezahlt der Verbraucher indirekt durch Steuern. So kostet die BSE-Seuche die EU bereits *vor* ihrem Ausbruch etwas 6 Milliarden Euro, nicht eingerechnet die nationalen Ausgaben der Mitgliedsstaaten.[165]

Die geringsten Mehrkosten für Öko-Produkte sollte uns die Sache wert sein, wenn wir an uns, die Umwelt, das Wohl der Tiere und zukünftige Generationen denken. Wenn Sie Bio-Lebensmittel kaufen, tun Sie etwas zum Schutz von Boden, Luft und Wasser sowie seltenen Tieren. Sie helfen, sinnvolle Arbeitsplätze auf dem Land zu erhalten oder zu schaffen. Dies alles sollte uns ein etwas höherer Preis wert sein.

Wenn die EU-Subventionen an Umweltgesichtspunkte und Nachhaltigkeit geknüpft wären, könnten Bio-Lebensmittel genauso preiswert sein wie die aus konventionellem Anbau.

Vorurteil Nr. 4: »Nur die industrielle Landwirtschaft kann die Massen ernähren«

Oft hört man auch Argumente wie das folgende: »Wenn alle Menschen auf der Welt – und auch schon in Deutschland – satt werden sollen, brauchen wir Kunstdünger, genmanipulierte Pflanzen und chemische Pflanzenschutzmittel.«

Tatsächlich haben mehr als 800 Millionen Menschen auf der Welt nicht genug zu essen, und etwa 60 000 verhungern täglich. Aber mit Lebensmitteln aus Bio-Anbau würde diese Entwicklung nicht noch verschärft. Die wahren Ursachen von Hunger und Armut sind nicht ein Mangel an Lebensmitteln, sondern ihre ungerechte Verteilung. Es gibt weltweit einen Überschuss an Lebensmitteln, keinen Mangel. Über die Hälfte der US-Bürger ist nach den Maßstäben der

Weltgesundheitsorganisation WHO übergewichtig. Rund 80 Prozent der unterernährten Kinder unter fünf Jahren leben in Ländern, die Nahrungsmittel*überschüsse* produzieren.[166]

Die WHO benennt die wahren Ursachen des Hungers auf der Welt: Der Hauptgrund ist der Mangel an Geld, um sich Lebensmittel zu kaufen, hinzu kommen Kriege oder Bürgerkriege. Menschen hungern, weil sie arm sind.

Weltweit werden 40 Prozent des Getreides an Tiere verfüttert, in Deutschland sind es sogar mehr als die Hälfte des hier angebauten Getreides. 80 Prozent der gesamten pflanzlichen Produktion dienen in Deutschland zur Ernährung von Tieren.[167] Bis zum Jahr 2020 soll sich global die Nachfrage nach Fleisch verdoppeln. Weltweit gibt es mehr als zwanzig Milliarden (!) Nutztiere! Eine Verschwendung von Nahrungsmitteln gigantischen Ausmaßes findet statt. Zur Erzeugung eines Kilos Rindfleisch werden 9 Kilo Getreide gebraucht, und um das Fleisch für einen Hamburger zu erzeugen, verfüttert ein Bauer so viel Getreide, wie ein Bäcker für drei Bote benötigt.[168]

Es gibt also genug zu essen auf der Welt. Menschen (ver-)hungern, weil sie zu arm sind, nicht, weil es zu wenig zu essen gibt. Wir brauchen weder Gentechnik noch eine weitere Intensivierung der Landwirtschaft, um in der Lage zu sein, alle Menschen zu ernähren. Wenn wir in Deutschland unsere Ernährungsgewohnheiten etwas ändern würden und nur so viel Fleisch wie etwa die Italiener essen, die 24 Prozent tierische Kalorien im Vergleich zu 39 Prozent bei uns zu sich nehmen, und dabei mehr Obst und Gemüse, kämen wir auch bei bundesweitem Bio-Anbau locker mit unserer landwirtschaftlichen Fläche aus. Durch das Einsparen von Futtermitteln würden wir die in der Regel etwas niedrigeren Erträge im Bio-Anbau ausgleichen. Weniger Fleisch zu essen, ist außerdem gesünder.

Nur Bio-Anbau sichert dauerhaft Bodenfruchtbarkeit und damit genügend Nahrungsmittel auch in der Zukunft. In den letzten vierzig Jahren ging etwa ein Drittel der weltweit genutzten landwirtschaftlichen Fläche vor allem durch Erosion verloren.[169] Durch Überdüngung und hohen Pestizidverbrauch wird das Bodenlebewesen geschädigt, dessen Aktivität für die Fruchtbarkeit des Bodens lebenswichtig ist, und außerdem Nützlinge wie Vögel und viele Insekten. Der Bio-Anbau ist also langfristig die einzige Möglichkeit der Versorgung mit genügend Nahrungsmitteln in Industrie- und Entwicklungsländern. Der Einsatz von Agrarchemikalien und Kunstdünger zerstört auf die Dauer die Grundlagen der Landwirtschaft und damit unser aller Lebensgrundlage.

Vorurteil Nr. 5: »Bio-Bauern geht es nur um Naturschutz, nicht um den Menschen«

Tatsächlich wird Öko-Bauern von manchen Agrarfunktionären der Vorwurf gemacht, ihnen gehe es mehr um Wachtelkönige und Feuchtbiotope als um Menschen. Schon Rudolf Steiner hat nicht nur den schonenden Umgang mit der Natur um der Natur willen gefordert, sondern das körperliche und geistige Wohl des Menschen in den Mittelpunkt gestellt, nachzulesen in seinem *Landwirtschaftlichen Kurs*, immer noch ein Standardwerk – neben dem Buch *Bodenfruchtbarkeit* von Hans-Peter Rusch – für den biologischen Land- und Gartenbau. »Kein Lebewesen profitiert so sehr von der ökologischen Landwirtschaft wie der Mensch.«[170]

Der Mensch profitiert auf vielfältige Weise vom Bio-Anbau. Eine vielseitige, ästhetisch ansprechende Kulturlandschaft mit einer großen Anzahl von Pflanzen und Tieren bleibt erhalten. Unsere Gewässer bleiben sauber, und die teure Trinkwasserreinigung von Nitrat und Pestiziden entfällt. Pestizide in Lebensmitteln und Trinkwasser wirken im Körper hormonähnlich wie Östrogene. Im ökologischen Anbau dürfen solche synthetischen Pflanzenschutzmittel nicht eingesetzt werden. Bio-Landbau schont unsere Luft und unser Klima. Gesundheitliche Bedrohungen wie Antibiotika-Einsatz oder Wachstumsförderer und genmanipulierte Pflanzen und Tiere entfallen im Bio-Anbau. Jedes Jahr werden in der EU 1600 Tonnen (!) Antibiotika an Masttiere verfüttert, ein Fünftel der gesamten Antibiotikaproduktion.[171] Bei immer mehr Menschen wirken Antibiotika daher nicht mehr, und ihnen kann im Falle einer Infektion nicht mehr geholfen werden. Im Öko-Landbau dürfen Antibiotika nicht prophylaktisch eingesetzt werden, und als Heilmittel erst, wenn Naturheilmethoden wie die Homöopathie nicht helfen.

Bio-Produkte enthalten weniger Schadstoffe, und daher mehr gesundheitsfördernde Inhaltsstoffe wie Vitamin C, Mineralstoffe, Spurenelemente und Eiweiße. Außerdem ist die Proteinqualität von Bio-Produkten höher.

Noch ein Vorteil: Der Bio-Anbau schafft Arbeitsplätze, und die Arbeit auf Bio-Höfen ist gesund und befriedigend. Während konventionelle Höfe nur 8,2 »Arbeitskräfteeinheiten« pro Hektar benötigen, sind es bei Bio-Höfen 10,7.[172] Die Schweisfurth-Stiftung hat herausgefunden, dass durch die Umstellung auf ökologischen Landbau fast ein Drittel mehr Arbeitskräfte benötigt werden, und zwar nicht nur in der Landwirtschaft selbst, sondern auch bei der hofeigenen Verarbeitung und Vermarktung der Bioprodukte, zum Beispiel durch das Ausfahren von Abo-Kisten und den Verkauf in Hofläden. Eine andere Auswertung von 448 Betrieben ergab sogar eine Steigerung der Arbeitsplätze von bis zu 60 Prozent.[173]

Bio-Bauern sind keine weltfremden »Spinner« und Idealisten, sondern erwirtschaften meist höhere Gewinne als konventionelle Höfe.[174] Beachtlich ist auch diese Leistung für die Gesellschaft: Zwei Drittel der landwirtschaftlichen Werkstätten für Behinderte sind in Bio-Höfen angesiedelt. Fazit: Öko-Landbau schützt nicht nur die Natur und Umwelt, sondern auch die Gesundheit von Mensch und Tier. Wir hinterlassen unseren Kindern fruchtbare Böden und eine intakte Umwelt. Gerade angesichts der hohen Arbeitslosenzahlen und häufig unbefriedigenden Tätigkeiten sollte Bio-Landbau die Regel und nicht die Ausnahme sein. Bio-Höfe sind darüber hinaus in der Lage, Menschen mit besonderen Problemen wie Behinderte oder verhaltensauffällige Jugendliche zu integrieren.

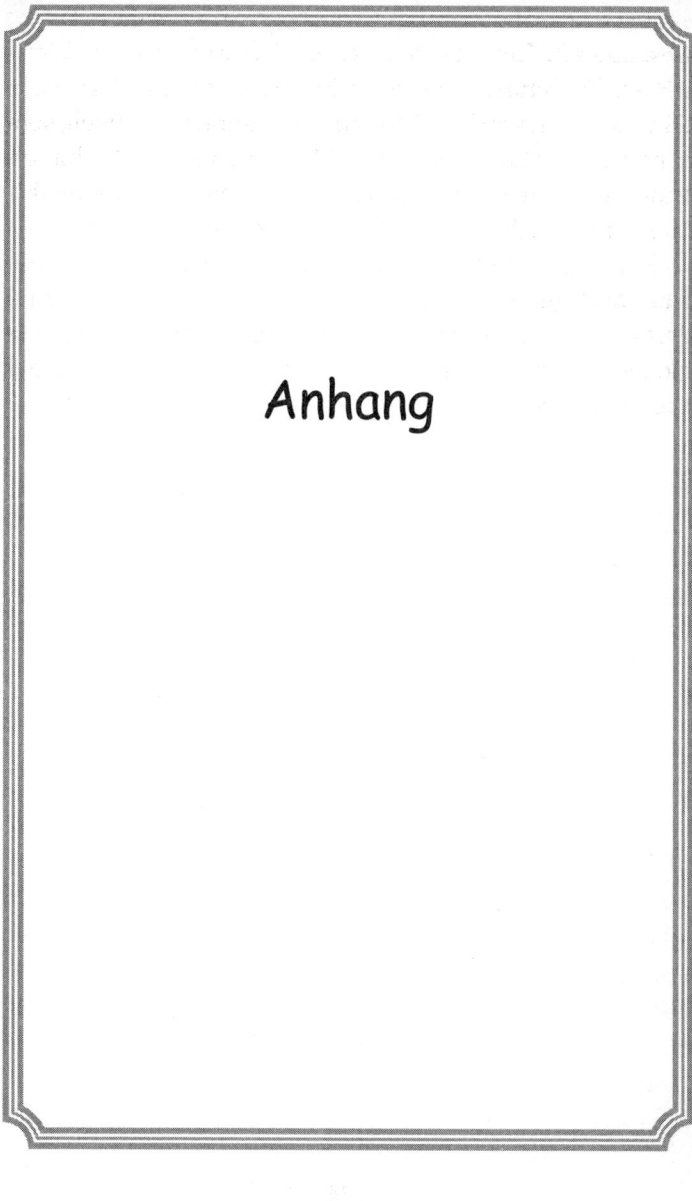

Anhang

Warum Bio? – Wissenschaftliche Belege

Weniger Nitrat in Bio-Lebensmitteln

Wie zu erwarten findet sich in biologisch angebautem Obst, Gemüse und Getreide durchweg weit weniger Nitrat als in Produkten aus konventionellem Anbau. Besonders deutlich sind die Unterschiede bei als nitrophil, sehr nitratanreichernd, bekannten Blatt-, Wurzel- und Knollengemüsearten, aber auch bei Kartoffeln. In diesem Kapitel stütze ich mich auf die Literaturstudie *Ökologisch und konventionell erzeugte Lebensmittel im Vergleich* von Katrin Woese u. a., Bundesinstitut für gesundheitlichen Verbraucherschutz und Veterinärmedizin (bgvv), in der rund 150 wissenschaftliche Untersuchungen zusammengestellt sind (siehe Literaturverzeichnis). Die Seitenangaben betreffen diese Studie, die ausführlichen literarischen Belege zu den hier aufgeführten Kurzformen (etwa »Fischer und Richter«) sind ebenso dort angegeben.

Nitrat ist ein in Lebensmitteln unerwünschter, wertmindernder Stoff. Zwar besitzt Nitrat eine geringe akute Toxizität, aber für Säuglinge kann Nitrat gefährlich werden, weil es eine Zyanose oder Säuglingsblausucht hervorrufen kann. Durch die Reaktion von Nitrat bzw. Nitrit mit Aminen oder Amiden können sich Nitrosamine bilden, Verbindungen, die kanzerogen wirken, sodass eine chronische Nitrataufnahme auch für Erwachsene gesundheitsgefährlich sein kann. In Deutschland kommen etwa drei Viertel des gesamten vom Menschen aufgenommenen Nitrats aus dem Verzehr pflanzlicher Lebensmittel. Viele Pflanzen reichern Nitrat an. So genannte nitrophile Gemüsearten sind Kopf- und Feldsalat, Spinat, Mangold, Rote Bete, Radieschen, Rettich, Fenchel, Blumen- und Chinakohl, Kohlrabi und Gurken.

Anbau und Ernte in lichtarmer Zeit und unter Glas führt in der Regel zu einer Erhöhung des Nitratgehaltes.

Der Nitratgehalt von Kartoffelpresssaft von verschiedenen Proben wurde bestimmt. Dabei beobachteten Fischer und Richter 1984 einen signifikanten Unterschied zwischen den in verschiedenen Anbausystemen produzierten Kartoffeln. Presssaft konventionell angebauter Kartoffeln hatte einen durchschnittlichen Nitratgehalt von 75,5 Milligramm pro Liter mit einem Spitzenwert von 150 Milligramm, während die Nitratbestimmungen bei Kartoffeln aus ökologischem Anbau einen Gehalt von nur 37,3 Milligramm pro Liter Presssaft aufwiesen. Fischer und Richter: »Stickstoffdünger zusammen mit Mist und Gülle erhöht den Nitratgehalt« (bgvv, S. 68).

In einer Untersuchung von Breda (1972) zeigte sich, dass Spinat im Herbst wesentlich höhere Nitratmengen aufweist als im Frühjahr und die Gehalte an Nitrat bei den Kompostvarianten im Vergleich zur Mineraldüngung niedriger waren (bgvv, S. 139). Schuphan berichtete 1974 von vergleichenden Düngungsversuchen, die er von 1960 bis 1972 in Geisenheim durchführte. Es ergab sich als Mittelwert ein Gehalt an Nitratstickstoff, der bei organischer Düngung – Stallmist bzw. biologisch-dynamischer Kompost – zirka 90 Prozent (!) unter dem bei rein mineralischer Düngung lag (bgvv, S. 139).

In der Untersuchung von Schudel (1979) stellte sich heraus, dass der Nitratgehalt von mineralisch gedüngtem gegenüber dem von mit Kompost behandeltem Spinat stark erhöht war, bis zum Siebenfachen (bgvv, S. 143). Von Wistinghausen stellte 1979 fest, dass die mineralisch gedüngten Möhren den zwei- bis dreifachen Nitratgehalt aufwiesen im

Vergleich zu mit biologisch-dynamischem Kompost gedüngten (bgvv, S. 144). In der Bewertung der Befunde kam Hansen 1981 zu dem Schluss, dass der Nitratgehalt in den biologisch-dynamisch angebauten Rote-Bete-Pflanzen niedriger war als in den konventionell erzeugten und der Anteil des Nitratstickstoffs am Gesamtstickstoff in den biodynamisch angebauten Roten Beten ebenfalls am geringsten war (bgvv, S. 145). Rauter und Wolkerstorfer fanden 1982 heraus, dass die Nitratgehalte von Gemüse aus biologischer Erzeugung bei allen betrachteten Arten außer Spinat niedriger lagen als die von Gemüse aus konventionellem Anbau, und zum Teil – zum Beispiel bei Kopfsalat, Kohlrabi und Rettich – waren die Unterschiede beträchtlich. In den meisten Fällen betrug der Unterschied etwa ein Drittel.

Bei Kopfsalat fand Tempferli 1982 heraus, dass Kopfsalate aus biologischem Anbau zwischen Frühjahr und Herbst im Freiland meist signifikant niedrigere mittlere Nitratgehalte aufwiesen als die aus konventionellem Anbau (bgvv, S. 151). Untersuchungen von Elsaidy zeigten 1982, dass der mit Kompost gedüngte Spinat wesentlich weniger Nitrat enthielt als der aus mineralischen oder Varianten mit organischen Hilfsdüngern. Alle organisch gedüngten Spinatvarianten enthielten nur sehr wenig Nitrat, während die mineralische Variante im Durchschnitt das Zehnfache davon aufwies (bgvv, S. 152). Elsaidy kam zu dem Ergebnis, dass Spinat sowohl bei Düngung mit frischem als auch kompostiertem Stalldung wesentlich weniger Nitrat enthielt als bei Anwendung von reinem NPK-Dünger.

Fetterroll fand 1984 heraus, dass bei Salaten, Endivien, Kresse, Rhabarber und Fruchtgemüse aus alternativem Angebot deutlich geringere Nitratgehalte festzustellen waren (bgvv, S. 158). Lairon stellte 1984 fest, dass bei konventioneller Mineraldüngung und Blutmehldüngung sowohl bei Porree als auch im Weiße-Rüben-Nachbau signifikant höhere Nitratgehalte im Gemüse auftraten als bei organischen Kompostdüngungsvarianten. Lairon fand außerdem heraus, dass von den untersuchten Proben Karotten aus alternativen Betrieben 5 Prozent den Grenzwert für Säuglingsnahrung – 250 ppm Nitrat – überschritten, von denen aus Bioläden 10 Prozent und von denen aus dem konventionellem Handel 70 Prozent (bgvv, S. 161). Wer also Kleinkinder hat, sollte unbedingt auf Bio-Ware zurückgreifen!

Stopes kam 1988 zu dem Ergebnis, dass der Gehalt an Nitrat in Roter Bete bei alternativem Anbau im ersten Erntejahr etwa 50 Prozent unter dem bei konventioneller Erzeugung lag. Im Folgejahr war die Differenz weniger stark ausgeprägt (bgvv, S. 166). Pfeilsticker und Lenz stellten 1990 fest, dass bei den Strünken von Blumenkohl aus konventionellem und biologischem Anbau ein hochsignifikanter Unterschied hinsichtlich des Nitratgehaltes bestand. Die Autoren schließen daraus, dass die Nitratanalyse des Strunks von Blumenkohl einen ersten Hinweis auf das Anbauverfahren liefern kann. Die Unterschiede betrugen bis zum Fünfzehnfachen (bgvv, S. 168)! Reinken kommt 1990 zu dem Ergebnis, dass die Nitratgehalte von Roter Bete, Knollensellerie, Weißkohl, Kopfsalat und Spinat bei mineralischer Düngung deutlich höher lagen als bei biologisch-dynamischem Anbau (bgvv, S. 170).

Matthies fand 1991 heraus, dass die Anwendung von Mineraldünger in der höheren Intensitätsstufe beim Anbauversuch mit Weißkohl Nitratgehalte erbrachte, die mehr als doppelt so hoch waren wie der im Mittel festgestellte Wert. Auch der in der niedrigeren mineralischen Düngungsvariante gefundene Gehalt lag signifikant über den Vergleichswerten der Proben aus den organischen Varianten. Teilweise betrug die Differenz das Neunfache (bgvv, S. 171). Lairon fand 1982 heraus, dass die Nitratgehalte der konventionell angebauten Porree- und Römersalatproben signifikant höher als die der biologischen Erzeugnisse waren. Die Unterschiede bei Teltower Rübchen waren am höchsten mit mehr als dem Sechsfachen (bgvv, S. 177).

Angesichts dieser Zahlen sollte jeder Gesundheitsbewusste, der seine Nitrataufnahme reduzieren möchte, zu biologisch angebautem Obst, Gemüse und Getreide greifen.

Mineralstoffe, wichtig für unsere Gesundheit!

Die meisten Menschen leiden nicht so sehr an einem Mangel an Vitaminen, sondern mehr an einem Mangel an Mineralstoffen und Spurenelementen. Mineralstoffe sind lebenswichtig als Antioxidantien, für ein Säure-Basen-Gleichgewicht und damit zum optimalen Funktionieren enzymatischer Prozesse, für die Aufnahme von Vitaminen und für den Aufbau neuer Zellen und starker Knochen.

Der Mineralstoffrückgang in unseren Lebensmitteln in den letzten Jahrzehnten ist dramatisch. So hat in den letzten fünfzig Jahren der Gehalt an Mineralien und Spurenelementen in Obst und Gemüse um durchschnittlich mehr als 50 Prozent abgenommen.

Angesichts dieser Entwicklung ist es wichtig, dass Untersuchungen belegen, dass der Mineralstoffgehalt in pflanzlichen Öko-Produkten höher ist als in Produkten des konventionellen Anbaus. Bei Gemüsen und Getreiden ließen sich signifikant höhere Mineralstoffgehalte in den ökologischen Produkten nachweisen (vgl. M. Hoffmann und T. Alfödi, »Der Beitrag des DOK-Versuchs zur Qualitätsforschung, in: *Tätigkeitsbericht 1995 des Forschungsinstituts für biologischen Landbau*, CH-4104 Oberwil, und W. Schuphan, S. 171, sowie M. Hoffmann, *Lebensqualität*, S. 88).

Weitere Untersuchungen belegen die Verschiebung der Spurenelementeanteile in Abhängigkeit von der Düngung, eine Verschiebung, welche Voisin bereits 1965 als Folge der Handelsdüngung vorausgesagt hatte (vgl. Hoffmann, *Lebensmittelqualität*, S. 27). Schuphan hatte 1972 durch Langzeitversuche herausgefunden, dass Öko-Gemüse eine um durchschnittlich 23 Prozent größere Trockensubstanz aufweist, um 18 Prozent mehr Kalium, 10 Prozent mehr Kalzium, 13 Prozent mehr Phosphor, 77 Prozent mehr Eisen und Magnesium, wobei der Nitratgehalt um 93 Prozent niedriger lag und der Natriumgehalt um 12 Prozent. Hoffmann weist darauf hin: »Die Chemoanalyse von Lebensmitteln zeigt, dass nur Proben aus Versuchen mit langjährigem, konsequent ökologischem Anbau bei einzelnen Inhaltsstoffen und bestimmten Pflanzenarten signifikante Unterschiede erwarten lassen« (ebenda, S. 28).

Erhard Hennig beschreibt anschaulich, warum gesunde Böden mit aktiven Bodenlebewesen mineralstoffreicher sind als unlebendige, verkrustete. Lebendige Böden mit Bodenlebewesenreichtum speichern Wasser wie ein Schwamm. »Tote« Böden hingegen verkrusten und lassen das Regenwasser durchsickern, wobei jedesmal Mineralstoffe wie Magnesium und Kalk ausgewaschen werden. Regenwürmer haben in ihrer Speiseröhre eine Kalkdrüse, die den Boden mit Kalk anreichert. Gesunde Böden haben einen ausgeglichenen pH-Wert von 6 bis 7, während falsch bearbeitete Böden zu sauer sind. Wenn der Boden zu sauer wird, zieht sich das Bodenleben zurück, das erst die Mineralstoffe für die Pflanze aufschließt. Dadurch sind weniger Mineralstoffe und Spurenelemente pflanzenverfügbar, während Schwermetalle nicht durch die Humusschicht zurückgehalten, sondern von Pflanzen leichter aufgenommen werden und gegenüber wertvollen Mineralien »das Rennen machen«.

Die Mykorrhizen, Pilze, die in Symbiose mit Pflanzen leben, greifen durch die Ausscheidung organischer Säuren schwer lösliche Phosphate und Feldspäte an, wodurch sie die Phosphor- und Kaliumversorgung der Wirtspflanze verbessern. Bestimmte Pflanzen können ohne den Wurzelpilz Mykorrhiza gar nicht gedeihen. Durch Mineraldünger und chemische Schädlings- und Unkrautbekämpfungsmittel werden die natürlichen Lebensgemeinschaften gestört und schließlich vernichtet.

Forschungen haben ergeben, dass die Aufnahme von Mineralstoffen durch den Körper über die Pflanze wesentlich effektiver ist als über pharmazeutisch hergestellte Präparate. Dies gilt übrigens ebenso für Vitamine, wie weiter oben schon gesagt wurde. »Über die Pflanze ›vorverdaute‹ und damit ›vorinformierte‹ Mineralien scheinen vom Körper als solche ›erkannt‹ und effizienter eingelagert zu werden ...« (Hoffmann, S. 170). Einige Forscher wie die Azidoseexpertin und Mayr-Ärztin Renate Collier gehen sogar davon aus, dass Mineralstoffe in anorganischer Form wie in Basenpräparaten im Dauergebrauch zu Ablagerungen in den Arterien führen, und raten daher dringend vom regelmäßigen Konsum ab.

Die Mineralstoffe haben im Körper wichtige Aufgaben zu erfüllen. Sie geben als Baustoffe dem Skelett die nötige Festigkeit. Als Reglerstoffe beeinflussen sie alle lebensnotwendigen physikalischen und chemischen Prozesse im Körper, wie Aufrechterhaltung des Innendrucks der Zellen, Gewebespannung und vieles mehr. Mineralstoffe sind wichtig zur Verstoffwechselung von Vitaminen und als Bestandteil wichtiger organischer Verbindungen und Enzyme.

Kalziummangel führt zu Knochenerweichung, bei Kindern zu Rachitis, bei Erwachsenen Osteomalazie genannt. Im menschlichen Skelett ist etwa 1 Kilo Kalzium eingelagert, in

Form des Salzes Kalziumphosphat. Auch für alle anderen Gewebe ist Kalzium ein unentbehrlicher Bestandteil. Sinkt der Kalziumspiegel im Blut zu stark ab, kommt es zu Krämpfen bzw. Tetanie. Vitamin D fördert die Kalziumaufnahme.

Eisenmangel führt zu Blutfarbstoffverarmung und damit zur Blutarmut, früher auch Bleichsucht genannt. Die Sauerstoffübertragung ist beeinträchtigt, und der ganze Körper wird in Mitleidenschaft gezogen. Eisen ist auch Baustein von Enzymen, die an den lebensnotwendigen Atmungsvorgängen in der Zelle beteiligt sind. Fast jede Schwangere leidet unter Eisenmangel, und dem Säugling kann daher eine ausreichende Eisenreserve nicht mitgegeben werden.

Magnesiummangel ist in Deutschland recht häufig, wir gelten als »Magnesiummangelland« (so die renommierte Bertelsmann-Stiftung). »Durch Düngefehler tritt eine Verarmung der Böden und Pflanzen an Magnesium auf, was magnesiumarme Nahrungsmittel und damit eine magnesiumarme Ernährung zur Folge hat« (Schneider, *Nutze die Heilkraft unserer Nahrung,* S. 68). Viele Pflanzen können daher gar nicht mehr als biologisch vollwertig angesehen werden. Magnesiummangel kann zu Herz-Kreislauf-Störungen, Herzinfarkt, Leberkrankheiten, Diabetes und Krebs führen. Wenn der Magnesiumgehalt des Blutplasmas sinkt, so steigt der Cholesterinspiegel an. Bei zu wenig Magnesium treten Herzjagen und Wadenkrämpfe auf.

Der Magnesiumgehalt von konventionell angebauten Möhren sank im Vergleich zu den Vierzigerjahren um 75 Prozent, bei Melonen um 45 Prozent (vgl. »Obst und Gemüse verlieren an Qualität«, in *Welt am Sonntag,* 18. 3. 2001). Die Handelsklassen und damit Zuchtziele haben nichts mit Gesundheitswert oder Inhaltsstoffen zu tun, sondern mit so äußerlichen Kriterien wie Haltbarkeit, Größe und Aussehen. Diese

Optik ist nur mit Einsatz der Chemie machbar. Es ist zu hoffen, dass die Bio-Bauern sich diesem Trend nicht anschließen, weder bei der Sortenwahl noch beim Düngeeinsatz, sondern weiterhin auf »Klasse statt Masse« setzen, das heißt auf widerstandsfähige, alte, vitalstoffreiche Kultursorten. Auch der Verbraucher ist gefragt, der ein paar Schorfflecken und kleinere Feldfrüchte und Obststücke in Kauf nehmen und nicht auf das Ideal der äußerlich perfekten Frucht wie aus dem Bilderbuch erpicht sein sollte. Qualität ist, nicht nur bei Obst und Gemüse, keine Frage von äußerer Schönheit, sondern von inneren Werten! Für Hans Peter Rusch ist ein Bio-Apfel wertvoller als ein Sack gespritzter Äpfel. So gesehen sind Bio-Produkte wahrlich preiswert.

Unterschiede bei weiteren wertgebenden Inhaltsstoffen

Bis jetzt gibt es fast 200 Publikationen, die sich mit dem Thema »Vergleichende Qualitätsforschung zwischen biologisch und konventionell angebauten Produkten« beschäftigen. Die älteste dieser Untersuchungen stammt aus dem Jahre 1926, die meisten Studien wurden jedoch zwischen 1970 und 1990 veröffentlicht. In letzter Zeit wurden erstaunlich wenige Studien durchgeführt und publiziert. Hier besteht Handlungs- und Förderungsbedarf. Der »Bundesverband Naturkost Naturwaren Großhandel« führt jedes Jahr eigene Analyseaktionen durch, um die Belastung mit Pestiziden und Nitrat von Bio-Produkten zu überprüfen. Es konnten keine gravierenden Rückstände festgestellt werden, im Gegensatz zu konventionellen Produkten. Biologisch angebaute Rote Beten hatten zum Beispiel einen um 35 Prozent niedrigeren Nitratgehalt, Kartoffeln einen um 10 Prozent erhöhten Anteil an Trockenmasse (Sylvia Mahnke-Plesker, Artikel *Öko-Kost*, über

Bundesverband Naturkost Naturwaren Großhandel e. V., Robert-Bosch-Str. 6, 50354 Hürth). Einen guten Überblick über die Forschungsergebnisse gibt der Aufsatz von Virginia Worthington, allerdings auf Englisch (Virginia Worthington, »Effect of Agricultural Methods on Nutritional Quality: A Comparison of Organic with Conventional Crops«, in *Alternative Therapies*, Januar 1998, Vol. 4, Nr. 1, erhältlich über das FiBL-Institut, siehe Adressen ab S. 291/Verbände etc., und die Schrift *Vergleichende Qualitätsuntersuchungen zwischen biologisch und konventionell angebauten Produkten: Eine kritische Betrachtung der Forschungsarbeiten zwischen 1993 und 1998* (Thomas Alföldi, Regula Bickel und Franco Weibel, Hrsg. FiBL-Institut).

Den Gesundheitswert eines Lebensmittels bestimmen der Gehalt an essenziellen Nährstoffen, der Gehalt gesundheitsfördernder Inhaltsstoffe, die Dichte essenzieller Nährstoffe oder Nährstoffdichte. Wertmindernd gelten Fremd- und Schadstoffe und pathogene Keime. Als »essenzielle Nährstoffe/Inhaltsstoffe« bezeichnet man Substanzen, die der Mensch für die Erhaltung seiner Lebensvorgänge benötigt und die er nicht selbst im Stoffwechsel herstellen kann. »Essenziell« bedeutet demnach »lebens-« oder »zufuhrnotwendig«. Zu diesen Stoffen zählen die Vitamine, Mineralstoffe, Spurenelemente, acht Aminosäuren und die mehrfach ungesättigten Fettsäuren Linolsäure und Alpha-Linolensäure (vgl. Koerber/Maennle/Leitzmann, S. 55). Pflanzliche Lebensmittel weisen in der Regel ein günstigeres Verhältnis von essenziellen Nährstoffen zur Nahrungsenergie auf, man spricht auch von hoher Nährstoffdichte. »Eine für die Gesunderhaltung wünschenswert hohe Zufuhr gesundheitsfördernder Inhaltsstoffe gelingt nur mit einer überwiegend pflanzlichen, möglichst gering verarbeiteten Kost« (ebenda, S. 106). Professor Leitzmann empfiehlt für eine gesundheitsfördernde Ernährung »möglichst ausschließliche Verwendung von

Erzeugnissen aus anerkannt ökologischer Landwirtschaft« (ebenda, S. 130).

Bei Gemüse, vor allem Blattgemüse, ist ein höherer Trockensubstanzgehalt in ökologisch angebauten bzw. organisch gedüngten Produkten gegenüber vergleichbaren Erzeugnissen aus konventionellem Landbau festzustellen. Der Verbraucher bezahlt also bei konventionellem Gemüse auch Wasser mit, was bei Preisvergleichen berücksichtigt werden müsste. Neuere, flächendeckende Untersuchungen des Regierungspräsidiums Stuttgart und der bayerischen Lebensmittelkontrollbehörden belegen eindeutig niedrigere Nitratgehalte in Gemüsen und weniger Schadstoffrückstände in pflanzlichen und tierischen Lebensmitteln aus Öko-Anbau. Damit enthält Öko-Gemüse weniger wertmindernde, ernährungsphysiologisch unerwünschte Substanzen. Eigentlich auch kein Wunder, wenn man bedenkt, dass hier oft schon viele Jahre auf chemische Produktionshilfsmittel verzichtet wurde.

Das Forschungsinstitut für biologischen Landbau (FiBL) fand heraus, dass Bio-Äpfel im Gegensatz zu konventionell erzeugten Äpfeln nicht nur besser schmecken, sondern auch von ihren »inneren Werten« her deutlich besser abschneiden. Bio-Äpfel zeichnen sich durch signifikant höhere Werte aus beim Fasergehalt, der Festigkeit des Fruchtfleisches, bei den gesundheitlich wertvollen Phenolstoffen und beim Phosphorgehalt. Bei der Verkostung bekamen Bio-Früchte 15 Prozent bessere Noten. Bio-Äpfel sind demnach aromatischer, knackiger und inhaltlich wertvoller als die Vergleichsäpfel, und das nicht nur frisch vom Baum, sondern auch noch nach einer Lagerfrist von vier Monaten (vgl. *COOP-Zeitung*, 7. 10. 1998). Es wurde immer die gleiche Apfelsorte verwendet. Auch mit der so genannten bildschaffenden Methode, die Kristallbilder von Lebensmitteln auswertet, geprüft, erwiesen sich Bio-Äpfel als vitalstoffreicher (vgl. »Darstellen, was anders ist an der Bio-Kost«, in *Die Weltwoche*, Nr. 9/29, Februar 1996, Infos darüber über das FiBL-Institut). Die langjährige Forschungsarbeit zeigt, dass die vitalen Eigenschaften bei biologischen Produkten praktisch immer vollkommener sind (vgl. »Vitalqualität – Qualitätsforschung mit bildschaffenden Methoden«, in *Ökologie & Landbau*, Nr. 117, 1/2001).

Eindrucksvolle und praxisrelevante Ergebnisse legt Schuphan vor, indem er die Unterschiede eines zwölfjährigen Düngeversuchs in Abhängigkeit von der Düngung auswertet. Das Gemüse aus Bio-Anbau hatte eine um 23 Prozent höhere Trockensubstanz, der Eiweißanteil war um 18 Prozent höher, wobei ernährungsphysiologisch unerwünschte freie Aminosäuren um 42 Prozent vermindert waren, der Ascorbinanteil war um 28 Prozent höher, der Zuckeranteil um 19 Prozent, und der Methioningehalt (eine wichtige Aminosäure) war um 23 Prozent erhöht. Ernährungsphysiologisch wertvolle Minalstoffe waren erhöht, ernährungsphysiologisch unerwünschte wie Natrium niedriger. Mit anderen Worten: Biologisch angebautes Obst und Gemüse ist gesünder. Es ist übrigens auch haltbarer und wird von Tieren als Futter bevorzugt (vgl. M. Hoffmann, S. 28).

Biologisch-dynamisch gedüngter Kopfsalat wies in einer Untersuchung von Breda höhere Gehalte an Eiweiß auf als mineralisch gedüngte (bgvv, S. 259). Er bestätigte damit die Versuchsergebnisse von Schuphan. Dieser hatte 1974 herausgefunden: Der Aminosäuregehalt in Bio-Gemüse ist nicht nur höher als in stickstoffgedüngtem, sondern die Zusammensetzung der Aminosäuren wie Methionin, Cystin, Histidin, Lysin und Glutamin entspricht der Zusammensetzung und dem Bedarf des menschlichen Körpers. Man spricht in diesem Zusammenhang vom »idealen Aminosäureprofil«, wie es zum Beispiel auch die wild wachsende Afa-Alge aufweist. In einer Broschüre der Firma Sanacell wird dies optisch sehr gut deutlich. Schuphan hatte herausgefunden, dass der Gehalt von Methionin bei Bio-Gemüse deutlich höher liegt als bei Gemüse mit mineralischer Düngung. Auch für Cystin wurde ein höherer Gehalt in organisch gedüngtem Spinat festgestellt, und Histidin war ebenfalls in Bio-Gemüse konzentrierter zu finden als in Gemüse aus konventionellem Anbau. Unerwünschte freie Aminosäuren wurden in den Gemüsen aus den beiden rein organischen Düngungsvarianten in geringerem Ausmaß gefunden als in den Ernteprodukten der Kunstdüngervariante (bgvv, S. 263).

Auch die von 1979 bis 1981 durchgeführten Untersuchungen von Elsaidy ergaben, dass der mit Kunstdünger gedüngte Spinat gegenüber dem organisch gedüngten mehr freie Aminosäuren, mehr Reineiweiß sowie höhere Gehalte an Roheiweiß enthielt (bgvv, S. 264).

Professor Leitzmann schreibt über die biologische Wertigkeit von Proteinen: »Die Qualität des Proteins hängt vor allem vom Verhältnis der einzelnen essenziellen Aminosäuren zueinander ab. Je mehr dieses dem Bedarf des Menschen entspricht, umso höher ist die Proteinqualität. Ein Maß hierfür ist die biologische Wertigkeit« (Koerber/Männle/Leitzmann, S. 89).

Untersuchungen über Kohlenhydrate ergeben, dass biologisch angebautes Gemüse mehr Zucker enthält, die Unterschiede zu konventionellem Gemüse waren oft signifikant. Möhren wiesen einen höheren Glukosegehalt auf, der Anteil von Mono- und Disaccharid war höher und auch der Gesamtzucker (bgvv, S. 234). Es ist also keine Einbildung, wenn Sie das Gefühl haben, Bio-Möhren schmecken süßer! Nach meinen Erfahrungen sind die Möhren am allersüßesten, die nicht mit Mist, sondern nur mit Gesteinsmehl gedüngt wurden.

Die Auswertung der Forschungsarbeiten zum Thema zwischen 1993 und 1998 vom FiBL-Institut ergibt für Bio-Produkte einen geringeren Nitratgehalt, mehr Vitamin C, eine bessere Proteinqualität und höhere Werte bei Kalzium, Magnesium, Kalium, Eisen und Kupfer. Bei Bio-Produkten werden deutlich tiefere Schwermetallgehalte und deutlich erhöhte Spurenelementegehalte festgestellt (bgvv, S. 6). Ganzheitliche Methoden, wie die bildschaffende, ergeben ebenfalls beträchtliche Unterschiede. Es werden mehr Biophotonen festgestellt, und die Aminosäuren und Proteine haben eine höhere Qualität. Trotzdem fordern die Verfasser weitere Untersuchungen, um das Kaufmotiv vieler Verbraucher – »höherer Gesundheitswert von Bioprodukten« – wissenschaftlich zu belegen. In den letzten Jahren haben die Bemühungen auf diesem Bereich wie gesagt leider nachgelassen. Die meisten Untersuchungen zum Vergleich der Nahrungsmittelqualität stammen aus den Siebziger- und Achtzigerjahren.

Beim Vergleich tierischer Produkte ergibt sich, dass bei ökologischer Bewirtschaftung der Linolengehalt höher ist, und Arnold wies 1984 nach, dass Milch aus ökologischem Anbau höhere Vitamin-E-Gehalte aufweist. Dieses bestätigte auch Gravert (1989). Er fand heraus, dass Öko-Milch außerdem eine höhere Zellzahl hat, eine höhere Trockenmasse und einen höheren Eiweiß- und Fettgehalt (Daniel Neuhoff, »Nahrungsmittelqualität aus konventionellem und ökologischem Landbau im Vergleich«, in Ernährung im Fokus, 1-08/01, und bgvv-Hefte 05/1995, S. 394–398).

Es gibt einen Zusammenhang zwischen Tiergesundheit und den Anbaumethoden, der sich selbstverständlich auch auf die Qualität der Produkte niederschlägt. Die Fruchtbarkeit von Tieren, die biologisch angebautes Futter bekommen, ist höher, die Spermienaktivität und auch die Fruchtbarkeit der Nachkommen größer. Sie leiden seltener an Krankheiten und haben eine höhere Lebensdauer. Hühner, die mit organischem Futter gefüttert werden, steigern die Eierproduktion. Die Sterblichkeit von neugeborenen Ratten sinkt um die Hälfte bei der Gabe von Bio-Futter. Wenn Tiere krank werden, erholen sie sich schneller von ihren Krankheiten (Virginia Worthington, »Effect of Agricultural Methods on Nutritional Quality«, s. o.).

Aufgrund der Schadstoffarmut – vollständige Rückstandsfreiheit kann es nicht geben, da Umweltgifte überall sind – von biologisch gezogenem Obst und Gemüse werden etwa 70 Prozent der Babynahrung in Deutschland mit Rohstoffen aus ökologischem Anbau hergestellt. Was Babys recht ist, sollte uns billig sein.

Samaras stellte 1978 in Lagerungs- und Selbstzersetzungsversuchen an verschiedenen Gemüsesorten fest, dass mineralisch gedüngte Gemüse gegenüber organischer Düngung einen im Mittel 54 Prozent höheren Lagerungsverlust in Form von Schrumpfung oder Verderb und eine um 16 Prozent höhere Atmungsaktivität aufwiesen (vgl. Artikel von Neuhoff, s. o.). Es wurde auch festgestellt, dass Futtermittel aus ökologischem Landbau die Leistungsfähigkeit, Fruchtbarkeit und Gesundheit von Nutztieren fördern (vgl. ebenda). Da bei Tieren ein Placebo-Effekt auszuschließen ist, sollte uns dieses Ergebnis zu denken geben und uns motivieren, »Bio« zu bevorzugen und möglichst ganz auf Produkte aus Bio-Landbau umzusteigen. Heute fällt dies nicht schwer, da es auch schon Hotels und Restaurants mit Bio-Verpflegung gibt und auch immer mehr Gourmetköche vorzugsweise Bio-Produkte verarbeiten.

Adressen und Bücher mit Adressen

Verbände etc.

- *Arbeitsgemeinschaft Ökologischer Landbau (AGÖL),*
  Brandschneise 1, 64295 Darmstadt,
  Tel. 0 61 55/20 81, Fax 0 61 55/20 83.
  Verband der neun Anbauverbänden des Bio-Anbaus in Deutschland wie zum Beispiel »Bioland« und »Demeter«. Hat eigene Richtlinien, die über die EU-Verordnung hinausgehen. Kostenlose Infos.

- *Arbeitskreis für Ernährungsforschung e. V.,*
  Niddastr. 14, 61118 Bad Vilbel,
  Tel. 0 61 01/52 18 75, Fax 0 61 01/52 18 86.
  Anthroposophische Ausrichtung. Der Arbeitskreis gibt die Zeitschrift Ernährungsbriefe *heraus.*

- *Bioland e.V.,*
  Nördliche Ringstr. 91, 73033 Göppigen,
  Tel. 0 71 61/91 01 20, Fax 0 71 61/91 01 27.
  Organisch-biologisch wirtschaftende Betriebe. Diese Landbau-Richtung geht auf den Schweizer Botaniker und Agrarpolitiker Dr. Hans Müller zurück, der die Methode Anfang der fünfziger Jahre des 20. Jahrhunderts entwickelte. Die wissenschaftliche Grundlage lieferte 1968 der Arzt Dr. Hans-Peter Rusch mit seinem Buch Bodenfruchtbarkeit *(siehe Literaturverzeichnis). In diesem Verein sind die meisten der deutschen Bio-Bauern zusammengeschlossen.*

- **BUND, Freunde der Erde,**
  Am Köllnischen Park 1, 10179 Berlin,
  Tel. 0 30/2 75 86-4 63, Fax 0 30/2 75 86-4 66.
  Viele Bücher zum Thema. Materialservice BUND Jugend mit
  kostenlosen Heften zu Themen wie »Naturschutz« und »Regen-
  wald«.

- **Demeter-Bund e.V.,** Forschungsring für
  Biologisch-Dynamische Wirtschaftsweise e.V.,
  Brandschneise 2, 64295 Darmstadt,
  Tel. 0 61 55/8 41 23, Fax 0 61 55/84 69 11.
  Wichtigstes Unterscheidungsmerkmal zu anderen Formen des
  ökologischen Landbaus ist die Anwendung der biologisch-dyna-
  mischen Präparate und die Beachtung kosmischer Rhythmen bei
  verschiedenen Landwirtschaftsmaßnahmen wie Säen, Düngen
  und Bodenbearbeitung.

- **FiBL, Forschungsinstitut für biologischen Landbau,**
  Ackerstr./Postfach, 5070 Frick/Schweiz,
  Tel. +41/62/8 65-72 72, Fax +41/62/8 65-72 73.
  Forschung, Beratung und Bildung im Dienst des Bio-Landbaus.
  Infomappe über Qualitätsunterschiede konventionelle/organische
  Lebensmittel. FiBL-Projekte auch im Ausland. Wissenschaftskon-
  gresse, zum Beispiel für die IFOAM, mit Tausenden von Fach-
  leuten.

- **Institut für ökologischen Landbau (OEL),**
  Trenthorst 32, 23847 Westerau,
  Tel. 0 45 39/18 19-0, Fax 0 45 39/18 18-29.
  Leitung Professor Dr. Gerold Rahmann. Forschungsinstitut mit
  Mustergut, Schwerpunkt Rinderzucht und -haltung, Zucht al-
  ter, gefährdeter Haustierrassen.

- **International Federation of Organic Agriculture Movements (IFOAM),**
  Ökozentrum Imsbach,
  66636 Tholey-Theley,
  Tel. 0 68 53/51 90, Fax 0 68 53/3 01 10.
  Viele der zirka 300 ausländischen Anbauverbände für ökologischen Landbau sind in der IFOAM zusammengeschlossen. Die IFOAM gibt Richtlinien für Mindeststandards heraus, die weltweit für Regierungen und Nichtregierungsorganisationen als Maßstab der ökologischen Erzeugung dienen.

- **Stiftung Ökologie und Landbau (SÖL),**
  Postfach 15 16, 67098 Bad Dürkheim,
  Tel. 0 63 22/86 66, Fax 0 63 22/98 97 01.
  Gibt Bücher zum Thema heraus und betreibt eigene Forschung. Kostenloses Infomaterial über alle Bücher und Publikationen. Zeitschrift Ökologie und Landbau. *Hier ist auch eine Liste mit regionalen Bio-Direktvermarktern erhältlich.*

Ökolandbau im Internet

- **Bioland,** www.bioland.de.
- **Demeter Marktforum,** www.demeter.org.
- **Demeter-Bund,** www.demeter.org.
- **Forschungsinstitut für biologischen Landbau (FiBL),** www.fibl.ch.
- **Information Network for Organic Produce (INFOP),** www.dainet.de/infop.
- **Institut für organischen Landbau, Universität Bonn,** www.unibonn.de/iol.
- **International Federation of Organic Agriculture Movements (IFOAM),** www.ecoweb.dk/ifoam.

- *Öko-Consulting Leipzig, Herausgeber der* **Informationen zum ökologischen Landbau (IzÖL),** www.umwelt.de/stiftung/sol.
- *Stiftung Ökologie & Landbau, Dr. Uli Zerger,* Stiftung.SOEL@t-online.de.
- *Zentralstelle für Agrardokumentation und -information* **(ZADI),** www.dainet.de.

»Bio«-Ferien

- *Bauckhof-Pension,*
  Triangel 6, 21385 Amelinghausen,
  Tel. 0 41 32/91 20-0, Fax 0 41 32/91 20-24,
  E-Mail: amelinghausen@bauckhof.de,
  Internet: www.bauck.de.
  Preisgekrönter Bio-Hof in der Lüneburger Heide, auch Ferienwohnungen, März bis November, größter Demeter-Hoforganismus in Norddeutschland, viele Nutztiere, Kräutergarten, Hofladen, Gesprächskreise, »Klön-« und Musikabende, Vorträge, Möglichkeit der Mitarbeit, schöne Umgebung.

- *Bio-Hotel Eichenhorst,*
  Margaretenstr. 19, 26446 Friedeburg,
  Tel. 0 44 65/14 82, Fax 0 44 65/82 31.
  Drei-Gänge-Menüs, Massagen, Shiatsu, Naturkosmetik, Kinderbetreuung, Waldfreibad.

- *Bio-Hotel Stanglwirt,*
  Sonnenseite 50, 6353 Going/Österreich,
  Tel. +43/53 58-20 00, Internet www.stanglwirt.com.
  Tennisanlage, Golf, Kinderbauernhof mit ganztägiger Betreuung, Wellness, Sauna, Beauty, auf 1200 m².

- **Finca Sana,**
  Apart. 81, Tazacorte/La Palma, Spanien,
  Tel./Fax +34/9 22/46 03 56.
  Ferienwohnungen auf Bio-Finca mit »Papayas satt« und ande-
  rem Obst direkt vom Baum! Traumhafter Meeresblick , Bio-Obst
  und -Gemüse auf 3000 m², EM-Technologie, Indoor-Swimming-
  pool, Heilbehandlungen (unter anderem Reiki), 20 Autominu-
  ten zum Meer, bei Schweizer Familie.

- **Hotel Alpenrose,**
  9872 Obermillstatt,
  Tel. +43/47 66/25 00.
  Das erste Bio-Hotel Österreichs. Eigener Bio-Garten, Freizeit-
  angebot, Sauna, Massage, Schwimmbad, Gourmet-Bio-Küche.

- **Hotel Gutshaus Stellshagen,**
  Lindenstr. 1, 23948 Stellshagen,
  Tel. 03 88 25/44-0, Fax 03 88 25/44-3 33,
  E-Mail: info@gutshaus-stellshagen.de,
  Internet: www.gutshaus-stellshagen.de.
  Bio- und Gesundheitshotel, Gemüse aus eigenem Anbau, Natur-
  heilpraxis, schöne Seminarräume, umfangreiches Freizeit- und
  Meditationsangebot, rauchfreie Gastronomie, baubiologisch re-
  noviert, nahe Ostsee, 90 Minuten von Hamburg.

- **Kur- und Landhaus Schratt,**
  Sägmühle 18, 87534 Oberstaufen,
  Tel. 08 38/9 80 10, Fax 08 38/98 01 49,
  Internet: www.landhaus-schratt.de.
  Bio-Vollwert-Küche, Schnitzer-Bruker-Schroth-Kur, Massage,
  Wellness.

- **Ökotel Hamburg,**
  Holsteiner Chaussee 347, 22457 Hamburg,
  Tel. 0 40/55 97 30-0, Fax 0 40/55 97 30-99,
  E-Mail: Info@oekotel.de, Internet: www.oekotel.de.
  Das ökologische Stadthotel, baubiologisch, Biomenüs usw.

Weitere Adressen finden Sie im Anzeigenteil von Schrot & Korn, der Zeitschrift, die in allen Naturkostläden ausliegt. Siehe auch den Führer Urlaub auf Bio-Höfen, Tel. 03 85/56 29-18, Fax 03 85/ 56 29-22, Online-Bestellung: www.biohoefe.de.

Umweltproblematik

- **Allergie- und umweltkrankes Kind e.V.,**
  Tel. 0 20 89/3 05 30.
- **Arbeitsgemeinschaft Aktiver Umwelt-Apotheker,**
  Tel. 09 13/99 20 41.
- **Deutsche Gesellschaft für Umwelterziehung,**
  Tel. 0 40/4 10 69 22.
- **Eltern für unbelastete Nahrung,**
  Tel. 04 31/67 20 41.
- **Elternverein Restrisiko e.V.,**
  Tel. 06 11/54 71 82.
- **Greenpeace e.V.,**
  Große Elbstr. 39, 22767 Hamburg,
  Tel. 0 40/3 06 18-0, Fax 0 40/3 06 18-1 00.
- **Infonetz für Kind und Umwelt,**
  Tel. 0 21 58/61 82.
- **Institut für Umweltkrankheiten (IFU),**
  Bad Emstal, Tel. 0 56 24/80 61, Fax 0 56 24/86 95,
  E-Mail: ifu@ifu.org, Internet: www.ifu.org.
  Ausleitung von Pestiziden und anderen Umweltgiften.

- *Interessengemeinschaft giftfreie Schule,*
  Tel. 0 80 31 / 1 70 91.
- *Kind und Umwelt e.V.,*
  Tel. 0 30 / 6 24 86 10.
- *Verein zum Schutz der Kinder vor Schadstoffen e.V.,*
  Tel. 0 21 91 / 2 64 70.

Gen-Food

- *Gen-ethisches Netzwerk e.V.,*
  Brunnenstr. 4, 10119 Berlin-Mitte,
  Tel. 0 30 / 6 85-70 73 oder –80 30, Fax 0 30 / 6 84 11 83,
  Internet: www.gen-ethisches-netzwerk.de.

- *Greenpeace,*
  www.greenpeace.de.
  Liste der Produkte mit gentechnisch veränderten Organismen von Greenpeace: »EinkaufsNetz«. Einige Produkte (Stand Oktober 2001): »Butterfinger« von Neslé, »Formula 1« von Herbalife, »Mulit 9-K Protein« von Sporternährung Heidrich, »Papas Kabeljaurogen« der Gebrüder Papazof (Importeur).

- *Verbraucher Initiative e.V.,*
  www.transgen.de.
  Das umfangreichste deutschsprachige Informationsangebot zu Gen-Food ist unter dieser Adresse im Internet abzurufen. Der kostenlose Service bietet Informationen rund um Gentechnik in Lebensmitteln. Man kann zum Beispiel erfragen, ob die Gen-Tomate bereits zu kaufen ist.

Initiativen gegen Pestizide

- **Pestizid-Aktions-Netzwerk (PAN),**
  Nernstweg 32, 22765 Hamburg,
  Tel. 0 40/3 99 19 10-0, Fax 0 40/3 90 75 20,
  E-Mail: pan-germany@t-online.de,
  Internet: www.pan-germany.org.
  Bitte für die Infomappe 1,53 Euro (Stand Anfang 2002) in Brief-
  marken beilegen, Spendenkonto: 470 588-307, Postgiro Hanno-
  ver, BLZ 250 100 30. PAN-Rundbrief mit akutellen Infos über
  Initiativen und gesetzliche Regelungen.
- *Initiative gegen die Verletzung ökologischer Kinderrechte,*
  Reinhard Frommann,
  Deutscher Kinderschutzbund e.V.,
  Landesverband Berlin,
  Malplaquetstr. 38, 1000 Berlin 65.
  Spendenkonto: »Ökologische Kinderrechte« des DKSB, Konto-
  Nr. 31821/08, BLZ 100 205 00, Bank für Sozialwirtschaft.

Initiativen für Tierschutz und Abschaffung der Massentierhaltung

- **Animal's Angels e.V.,**
  Bismarckallee 22, 79098 Freiburg,
  Tel. 07 61/2 92 66 01, Fax 07 61/2 92 66 02,
  E-Mail: AnimalsAngels@t-online.de.

- **Bundesverband der Tierversuchsgegner –**
  Menschen für Tierrechte e.V.,
  Roermonder Str. 4 a, 52072 Aachen,
  Tel. 02 41/15 72 14, Fax 02 41/15 56 42,
  E-Mail: info@tierrechte.de, Internet: www.tierrechte.de.

- *Deutscher Tierschutzbund e.V.,*
  Baumschulallee 15, 53115 Bonn,
  Tel. 02 28/6 04 96-0, Fax 02 28/6 04 96-40,
  E-Mail: bg@tierschutzbund.de,
  Internet: www.tierschutzbund.de.

- *Gabriele-Stiftung,*
  Max-Braun-Str. 2, 97828 Marktheidenfeld,
  Tel. 0 93 91/5 04-4 24, Fax 0 93 91/5 04-4 30.
  Gnadenhof für Tiere.

- *PETA,*
  People for the Ethical Treatment of Animals,
  Postfach 31 15 03, 70475 Stuttgart,
  Tel. 07 11/8 66 61 65, Fax 07 11/8 66 61 66,
  E-Mail: info@peta.de,
  Internet: www.peta.de.

- *Verein gegen tierquälerische Massentierhaltung e.V.,*
  Teichtor 10, 24226 Heikendorf,
  Tel. 04 31/24 82 80-0, Fax 04 31/24 82 80-29,
  E-Mail: info@vgtm.de,
  Internet: www.vgtm.de.

- *Vier Pfoten e.V.,*
  Große Brunnenstr. 63 a, 22763 Hamburg,
  Tel. 0 40/39 92 49-0, Fax 0 40/39 92 49-99,
  E-Mail: office@vierpfoten.de,
  Internet: www.vier-pfoten.de.

Bezugsquellen

Bio-Lebensmittel

- **Bauckhof,**
  Eichenring 18, 29525 Klein Süstedt,
  Tel. 05 81 / 9 01 60, Fax 05 81 / 90 16 16,
  E-Mail: versand@bauckhof.de.
  Demeter-Bauckhöfe, drei Höfe, gemeinnützige Landbauforschungs-
  gesellschaft, 77 Mitarbeiter plus Freiwillige, Versand von De-
  meter-Fertigwaren, ca. 110 verschiedene Produkte, Hofladen auch
  mit Frischkost. Umweltpreis von Ministerin Künast sowie Nie-
  dersächsischer Verdienstorden (Dr. Nicolaus Remer). Vielfältige
  Nutztierhaltung und Zucht von Dexter-Kühen. Tierheilkunde
  und Präparate in Weiterentwicklung vom Landwirtschaftlichen Kurs *(siehe Literaturverzeichnis) von Rudolf Steiner.*

- **Essbare Landschaften,**
  Tel, 03 83 26 / 4 63 35, Fax 03 83 26 / 4 63 37,
  E-Mail: Info@EssbareLandschaften.de.,
  Internet: www.EssbareLandschaften.de.
  Wildkräuter in Bio-Qualität.

- **Herrmannsdorfer Landwerkstätten,**
  85625 Glonn, Tel. 0 80 93 / 90 94 34.
  Hofmarkt Dienstag bis Sonntag, auch in diversen Geschäften in
  München (bitte Prospekt anfordern). In Kronsberg bei Hanno-
  ver auch Führungen an Wochenenden (Tel. 05 11/5 15 00-2 00).
  Herrmannsdorfer Landmärkte gibt es zum Beispiel auch in Es-
  sen-Rüttenscheid (Tel. 02 01/7 26 77 01) und Köln-Lindenthal
  (Tel. 02 21/4 06 59 30). Herrmannsdorfer Wurst- und Fleisch-
  theken in Backnang, Erlangen, Hamburg, Hameln, Hannover,
  Regensburg, Trier und Wunstorf. Restaurants mit Herrmanns-

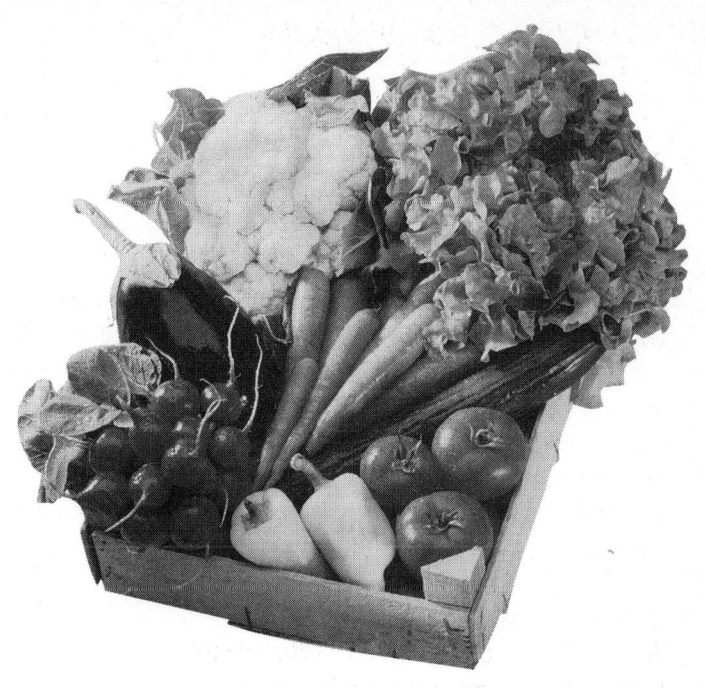

dorfer Fleisch in Hannover (Vivaldi-Restaurant), München (Spatenhof und Dukatz im Literaturhaus und Ederer Restaurant). Es gibt Produkte aus den Herrmannsdorfer Landwerkstätten auch im Bio-Laden und Öko-Supermarkt.

- **Keimling Naturkost,**
  Tel. 0 41 61/5 11 60, Fax 0 41 61/51 16 16,
  E-Mail: naturkost@keimling.de,
  Internet: www.keimling.de.
  Verschiedene Bio-Produkte.

- **»Lebe-gesund!«-Versand,**
  Max-Braun-Str. 4, 97828 Marktheidenfeld,
  Tel. 08 00/1 22-40 00, Fax 08 00/1 22-40 09.
  Versandkatalog. Obst und Gemüse ohne tierischen Dünger. Verwendet wird nur Gesteinsmehl. Abo-Gemüsekisten, Obstkisten, Brot, Säfte, Weine, umfangreiche Auswahl von Brotaufstrichen, vegetarischen Würstchen, Keksen usw. Weltweiter Versand. Alles vegan ohne Milchprodukte und Eier. Bücher zum Tierschutz sowie Das tierfreundliche Kochbuch. *Natur-Supermarkt und -Restaurant.*

- **Öko-Metzgerei & Naturkost Stärfl,**
  Schönauer Str. 34, 84307 Eggenfelden,
  Tel. 0 87 21/89 40, Fax 0 87 21/32 61,
  E-Mail: pulsvital@staerfl-naturkost.de,
  Internet: www.staerfl-naturkost.de.
  Bio-Geflügel-Spezialitäten, ausschließlich Puten- und Hähnchenfleisch aus biologischer Freilandhaltung, sowie Bio-Rind-, -Lamm- und -Kalbfleisch von Rottaler Bio-Bauern, außerdem vegetarische Brotaufstriche und Wurstwaren, Frischnudeln, Conlei-Körperpflegemittel und Haushaltsreiniger.

- **Papaya Vera,**
  Jürgen Schwarz,
  Prüne 7, 24103 Kiel,
  Tel. 04 31/6 61 49 55, Fax 04 31/6 61 49 54,
  E-Mail: PapayaVera@t-online, de.
  Trockenfrüchte, Nüsse und Oliven in Bio- und Rohkost-Qualität.

- **Tropenfrucht-DirektVersand,**
  Rudolf Bergk,
  Brandauer Weg 21, 64397 Modautal,
  Tel. 0 61 67/91 25 34, Fax 0 61 67/91 25 37,

E-Mail: rudolfbergk@t-online.de,
Internet: www.tropenfrucht.com.
Bio-Tropenfrüchte.

- **Wellness Express Tröger & Heinemann GbR,**
Kirchstr. 30, 96515 Sonneberg,
Tel. 0 36 75 / 42 19 91, Fax 0 36 75 / 42 19 99,
E-Mail: wellness.express@t-online.de,
Internet: www.wellnessexpress.de.
*Bio-Lebensmittel per Versand. Breites Angebot einer Vielzahl
von Naturkost-Herstellern, von Amaranth bis Zitronensaft. Alle
Markenartikel, die es auch im Naturkostladensortiment gibt.*

- **Sanacell-Gesundheits-Netzwerk,**
Dovestr. 1, 10587 Berlin-Charlottenburg,
Tel. 0 30 / 39 80 67-0, Fax 0 30 / 39 80 67-19,
E-Mail: info@sanacell.de, Internet www.sanacell.de.
*Für Netzwerk-Mitglieder regelmäßig Seminare, Kongresse und
Rundbriefe. Auch Nitratfilter erhältlich.*

Bio-Nahrungsergänzungsmittel, Darmreinigungsmittel

- **allcura,**
Reichenäcker 7, 97877 Wertheim,
Tel. 0 93 42 / 96 11-0, Fax 0 93 42 / 96 11-96.
*Gerstengrassaft-Produkte »Green Magma« zur Nahrungsergän-
zung und Stärkung des Immunsystems (vgl. mein Buch Gerstengrassaft [siehe Literaturverzeichnis]). Gerstengrassaft ist auch
in Apotheken erhältlich.*

- **Éjuva-Info-Center »Stilles Haus«,**
Waldparkstr. 15, 34537 Bad Wildungen-Bergfreiheit
Tel. 0 56 26 / 99 95 10, Fax 0 56 26 / 99 95 40

- **LifePlus Beratungs- und Infoservice,**
  Tel. 0 40/88 16 84 55, Fax 0 40/88 16 84 54,
  E-Mail: info@T-Hodapp.de.
  Natürliche Nahrungsergänzungen und Darmreinigungspräparate, Bio- und Rohkostqualität aus Gemüse, Kräutern und Obst.

- **Papaya Vera,**
  Adresse siehe oben.
  Gerstengrassaft.

- **Sanacell-Gesundheits-Netzwerk,**
  Adresse siehe oben.
  Afa-Algen zur Nahrungsergänzung und Entgiftung. Vgl. auch mein Buch Die Heilkraft der Afa-Alge *(siehe Literaturverzeichnis). Info-Brief mit Artikeln zum Thema »Afa-Alge« bei mir gegen DIN-A4-Freiumschlag (1,53 Euro in Briefmarken [Stand Anfang 2002]), Adresse siehe unten.*

- **Werner & Winkler,**
  Tel. 0 93 42/96 11-0.
  Gerstengrassaft (Pulver und Presslinge).

Produkte für die Bio-Landwirtschaft

- **Allerleihrauh,**
  Kronstr. 24, 61209 Echzell.
  Hauptsächlich Demeter-Saatgut, registrierte Sorten. »Allerleihrauh« ist eine Versandagentur, über die auch das Saatgut der Betriebe des »Initiativkreises für biologisch-dynamisches Saatgut« verkauft wird.

- *BIO-SEM,*
  Adrian Jutzet, 2202 Chambrelien/Schweiz.
  Viele alte regionale Sorten im Angebot, viele Blumen.

- *Blauetikett-Bornträger,*
  67591 Offstein,
  Tel. 0 62 43/90 53 26, Fax 0 62 43/90 53 28.
  Saaten für Gemüse, Kräuter und Blumen aus biologischem Anbau.

- *Dreschflegel, Saaten und Taten,*
  Postfach 12 13, 37202 Witzenhausen,
  Tel. 0 55 42/50 27 44, Fax 0 55 42/50 27 58.
  Sämereien aus langjähriger biologischer Sortenentwicklung, Gemüse, Kräuter, Blumen und alte Kulturpflanzen für Hausgarten und Selbstversorgung (Bioland, Demeter, ANOG).

- *Gesundheits-Versand Andreas Heine GmbH,*
  Hauptstr. 16, 78609 Tuningen,
  Tel. 0 74 64/9 87 40, Fax 0 74 64/30 54.
  Der Versand schickt auch Erfahrungsberichte zu. Universal-Harmonizer und »Agro-Vital«.

- *La Ferme de Sainte-Marthe*
  (Frankreich, mit Versand in der Bundesrepublik),
  c/o Ulla Grall, Bäreneck 4, 55288 Armsheim.
  Fast nur alte, seltene Sorten. Viele Tomaten und Kürbisse.

- *Rample Pro Natura GmbH,*
  Franz-Xaver-Gruber-Str. 1, 5112
  Lamprechtshausen/Österreich,
  Tel. +43/62 74/66 73, Fax +43/62 74/69 73,
  E-Mail: office@sojall-naturen.at,
  Internet: www.sojall-naturen.at.

Zum Beispiel Probiotikum-Meerrettich zur Stärkung der Immunität, Antioxidantien zur Seuchenvorsorge, natürliche Nahrungsergänzungen für bessere Futteraufnahme und Verdaulichkeit, Mittel gegen Fruchtbarkeitsstörungen, Euterentzündungen usw. Schwerpunkt auf vorbeugenden Maßnahmen.

- **Südfora Baumschulen,**
  Peter Klock, Tel. 0 40/8 99 16 98, Fax 0 40/8 90 11 70.
  Winterharte subtropische Pflanzen wie Nashi-Birnen, Kaki, Maulbeeren, Feigen.

- **Verein zur Förderung der biologisch-dynamischen Gemüsesaatenzucht e.V.,**
  Auguste-Viktoria-Str. 4, 61231 Bad Nauheim,
  Tel. 0 60 32/91 86 17, Fax 0 60 32/91 86 22.
  Der Verein leistet wertvolle Arbeit bei der Saatgutpflege sowie der Sortenzüchtung und legt damit die Keime für die Zukunft unserer Kulturpflanzen.

Klangtherapie und weitere Methoden zur Steigerung der Bodenfruchtbarkeit

- **Wasserstelle München & Sonic Bloom,**
  Fraunhoferstr. 13, 80463 München,
  Tel. 0 89/2 66 98 10, 0 86 38/88 86 02, Fax 0 86 38/88 86 04

- **Brennpunkt Neue Erde,**
  Tel. 00 31/26/3 68 48 85, Fax 01 80/5 58 89 09,
  E-Mail: BrennpunktNE@t-online.de,
  Internet: www.BNEBV.com.
  Niederländisch, aber deutschsprachig. Zeitschrift Sonnenwind. Vertrieb des »Sonic-Bloom«-Heim-und-Garten-Sets (Kassette und Sprühflasche mit Nährlösungskonzentrat für zirka 152 Liter).

- **Gerber, H. D.,**
  E-Mail: h.d.gerber@web.de. *Erfahrungen mit EM.*

- **Naturtechnik-Institut,**
  Prof. Dr. Joachim Leuscher,
  Tel. und Fax 0 30/5 21 23 72,
  E-Mail: leuscher-naturtechnik@freenet.de.
  Video »Studium der EM-Technologie in Thailand«.

- **OLV-Fachverlag Organischer Landbau,**
  Postfach 11 39, 46500 Xanten,
  Tel. 0 28 01/7 17 01, Fax 0 28 01/7 17 03,
  E-Mail: Info@olv-verlag.de, Internet: Info@olv-verlag.de.
  Umfangreiches Angebot an Literatur über EM.

Weitere Adressen

- **Bio-Landwirtschaft Dietmar May,**
  Wülfershauser Str. 8, 97618 Junkershausen.

- **Findhorn Community,**
  Forres, Moray, Scotland IV 36 OTZ, Großbritannien.

Vorträge und Seminare mit Barbara Simonsohn

»Das authentische Reiki« bundesweit und in Österreich, alle sieben Grade (vgl. mein Buch *Das authentische Reiki* [siehe Literaturverzeichnis]), außerdem »Fünf-›Tibeter‹«-Seminare und Ernährungsberatung, Tel. 0 40/89 53 38 (möglichst erster Mittwoch im Monat, 10 bis 12 Uhr), E-Mail basim@barbara-simonsohn.de, Internet www.barbara-simonsohn.de

Bücher mit Adressen

- Bioterra (Hrsg.), *Ferien auf dem Biohof. Verzeichnis der Ferien- und Übernachtungsmöglichkeiten auf Schweizer Bio-Betrieben*, zu beziehen über Bioterra, Dubstr. 33, 8003 Zürich/Schweiz. *Diese Broschüre listet Ferien- und Übernachtungsmöglichkeiten auf Schweizer Biohöfen auf, die nach den strengen Richtlinien von Bio-Suisse/Knospe oder Demeter bewirtschaftet werden. Hinzu kommen Beschreibungen von Hotels und Restaurants in der Schweiz, die biologisch erzeugte Lebensmittel anbieten.*

- Haid, H. und B., *Bio-Gourmet-Führer durch die Alpen, Österreich, Schweiz, Südtirol, Italien, Slowenien, Frankreich und Süddeutschland*, Bad Sauerbrunn/Österreich. *Die Älpler sind europaweit führend in der biologischen Landwirtschaft. Beschreibung von Initiativen im Alpenraum wie KOPRA in Voralberg oder »Gesundes Dorf St. Lorenzen« bzw. »pro vita alpina« in Innsbruck. Die Fülle von mehr als hundert Projekten und Initiativen ist beeindruckend und macht Mut. Viele Adressen, zum Beispiel von Hotels und Gourmet-Restaurants.*

- Methenthin, Annette, und Baerens, Matthias, *Urlaub auf Biohöfen in Deutschland*, ECEAT 1997/98. *Der Führer enthält Informationen über 158 Biohöfe in Deutschland, auf denen man Urlaub machen kann, und informiert ausführlich über Campingmöglichkeiten, Freizeitangebote, Preise und Übernachtungsangebote sowie Hinweise auf Sehenswürdigkeiten in der Umgebung. Es gibt weitere Reiseführer von ECEAT (European Centre for Eco-Agri-Toursim) für Frankreich, Polen, die Tschechische Republik, Italien, die Schweiz und die Niederlande. Außerdem liegen auf Englisch Reiseführer für die baltischen Staaten, Belgien, Bulgarien, Griechenland, Großbritannien, Irland, Portugal, Spanien, Rumänien, Ungarn und Slowenien vor. (Wird ständig aktualisiert.)*

- Möchel, Andrea und Kid, *Bio-Guide. Biologisch Einkaufen in*

Österreich, Wien 1998. *Bäckereien, Fleischereien, Bio-Märkte, Bio-Angebote in Supermärkten, Hauszusteller und Bio-Bauern mit Hof-Verkauf. Ein Register erleichtert die Suche.*

- Vallenthin, Brigitte (Hrsg.), *Fit Food, Biologische Lebensmittel in Deutschland. Läden, Höfe, Märkte*, München 1997. *Dieser gut gegliederte Einkaufsführer umfasst auf mehr als 300 Seiten fast 2000 Adressen von Naturkost- und Hofläden sowie Marktangebote von Erzeugern der Bio-Anbauverbände. (Wird jedes zweite Jahr aktualisiert.)*

- Vallenthin, Brigitte, *Fit Food Bio- und Vollkornbrot in Deutschland. Bäckereien, Konditoreien und Cafés*, München 1997.

- Vallenthin, Brigitte, *Fit Food Bio-Fleisch in Deutschland. Metzgereien, Läden, Versand*, München 1996. *Dieses Buch liefert etwa 900 Adressen für den Einkauf von Biofleisch sowie Beurteilungskriterien für den Verbraucher. Neben Metzgereien, Hofläden, Naturkostläden und Marktständen sowie Supermärkten wird auch über Versand und Hauslieferungen informiert.*

- Vallenthin, Brigitte, *Fit Food Bio-Restaurants in Deutschland. Vollwertig Essen*, München 1997. *Vom Stehimbiss im Bioladen bis zum Gourmet-Restaurant wird für jede Gelegenheit etwas geboten. Die Aufteilung ist übersichtlich nach Regionen und umfasst Anbieter, die ihre Rohwaren ausschließlich oder wenigstens zum Teil aus Bio-Anbau beziehen.*

- Vallenthin, Brigitte, *Fit Food Vollwertig übernachten in Deutschland. Bio-Hotels, Pensionen, Ferienunterkünfte*, München 1997.

- Verbraucher Initiative/Stiftung Ökologie & Landbau (Hrsg.), *Einkaufen direkt beim Bio-Bauern. Mit Gemüseabonnements und Bio-Metzgereien*, Holm 1997. *Dieses Buch stellt 3800 direkt vermarktende Betriebe, nach Postleitzahlen geordnet, vor, die einem der neun Anbauverbände der AGÖL (Arbeitsgemeinschaft Ökologischer Landbau) angehören. (Wird aktualisiert.)*

Literatur

Zeitungen, Zeitschriften und weitere Publikationen

Entwurf der Ersten Verordnung zur Änderung der Pflanzenschutz-Sachkunde-verordnung (28. 06. 1999) des Bundesministeriums für Ernährung, Landwirtschaft und Forsten, PAN, Hamburg 1999

»Ernährung, Gesundheit & Genuss«, Hamburg, in *Geo-Wissen*, Nr. 28/2001

Gefährliche Exporte – Eine Studie über den Pestizidvertrieb bundesrepublikanischer Firmen in der Dritten Welt im Jahre 1988, PAN, Hamburg 1990

Klarer Punktsieg für Bio-Äpfel, Coop Aktuell, Nr. 41, 7. 10. 1998

Lebensmittel aus ökologischem Anbau, Hrsg.: Auswertungs- und Informationsdienst für Ernährung, Landwirtschaft und Forsten, Bonn, Nr. 1218/2001

Ökologie & Landbau, SÖL, Bad Dürkheim, Heft 117, Nr. 1/2001

Ökologie & Landbau, SÖL, Bad Dürkheim, Nr. 120, 4/2001

Ökologischer Landbau – Grundlagen und Praxis, Informationsdienst für Ernährung, Landwirtschaft und Forsten e.V., Bonn, Nr. 1070/1996

Pflanzenschutz, Begleitheft, aid, Bonn, Nr. 3604/1999

»Unser Leben verbessern – das macht Spaß«, in *Bild der Frau*, Hamburg, 19.11.2001

Alföldi, Thomas, Bickel, Regula und Weibel, Franco, *Vergleichende Qualitätsuntersuchungen zwischen biologisch und konventionell angebauten Produkten: Eine kritische Betrachtung der Forschungsarbeiten zwischen 1993 und 1998*, Forschungsinstitut für biologischen Landbau, Frick/Schweiz, Juni 1998

Altenburger, Rolf, *Trinkwasser: Nur für den menschlichen Verzehr?*, PAN, Hamburg 1995

Arbeitskreis für Ernährungsforschung, *Ernährungsrundbrief 3-01*, Bad Vilbel 2001

Baerlocher, Christine, »Bildhübsche Bio-Baumwolle«, in *Konsum & Umwelt*, Nr. 4/1996

Balzer-Graf, Ursula, »Vitalqualität – Qualitätsanforderungen mit bildschaffenden Methoden«, in *Ökologie & Landbau*, Nr. 117, 1/2001

Balzer-Graf, Ursula, »Vitalqualität von Weizen aus unterschiedlichem Anbau«, in *Beiträge zur Förderung der biol. dyn. Landwirtschaft, Sonderheft Forschung*, Nr. 44, 11/1996, S. 440-550

Balzer-Graf, Ursula, Rist, Lukas und Zürcher, Ernst, »Bildschaffende Methoden als Diagnoseinstrument zur Beurteilung der Vitalität von Fichten«, *Beiträge zur Förderung der biologisch dynamischen Landwirtschaft, Sonderheft Forschung*, Nr. 44, 11/1996, S. 432-439

Caron-Wickli, Christine, »Über Kristalle die Ganzheit betrachten«, in *Schweizerische Milchzeitung*, Nr. 31, 3. 8. 1999

Guarisco, Doris, »Darstellen, was anders ist an der Bio-Kost«, in *Die Weltwoche*, Nummer 9, 29. 2. 1996

Hartmann, Stefan, »Haben Lebensmittel ›innere Qualitäten‹?«, in *Basler Zeitung*, Nr. 4, 6.1.1999

Knirsch, Jürgen, *Pestizide und globale Ernährungssicherung*, PAN, Hamburg 1995

Mels-Ether, Catherine, *Effect of Agricultural Methods on Nutritional Quality: A Comparsion of Organic with Conventional Crops*, Alternative Therapies, Vol. 4, Nr. 1, Januar 1998

Neubert, Susanne, *Gentechnik und Pflanzenschutz in der Landwirtschaft*, PAN, Dossier Nr. 1, Hamburg, 1990

Schweizer, Gaby, »Ist biologisch angebautes Gemüse gesünder?«, in *Facts*, Nr. 19/1996

Simonsohn, Barbara, »Warum Bio?«, in *Natürlich Leben*, Nr. 6/2001, Bund für Gesundheit, Heinsberg

Werner, Erik, »Hasen würden Bio kaufen«, in *Reformhaus Kurier*, Nr. 3/2001

Wissenschaftlicher Beirat der Bundesregierung, *Welt im Wandel: Die Gefährdung der Böden – Jahresgutachten 1994*, Bonn 1994

Woese, Katrin, Lange, Dirk, Boess, Christian und Bögl, Klaus Werner, *Ökologisch und konventionell erzeugte Lebensmittel im Vergleich – Eine Literaturstudie, Teil I*, Bundesinstitut für gesundheitlichen Verbraucherschutz und Veterinärmedizin, Berlin, Nr. 4/1995; *Teil II*, Nr. 5/1995

Woese, Katrin, Lange, Dirk, Boess, Christian und Bögl, Klaus Werner, »A Comparison of Organically and Conventionally Grown Foods – Results of a Review of the Relevant Literature«, in *Journal of the Science of Food and Agriculture*, GB, Chichester, Sussex, Nr. 0022-5142/97

Bücher

Der Prophet: *Der Mord an den Tieren ist der Tod des Menschen*, Marktheidenfeld, 2. Aufl. 2001

Festschrift – Herr Dr. Hans Müller, 96 Jahre – Ein Leben für den organisch-biologischen Landbau –, Freunde und Schüler des organisch-biologischen Landbaues, Essen 1987

Öko Infothek – Essen und Genießen, München 1999

Rudolf Steiners Landwirtschaftlicher Impuls, Amelinghausen 1995

Tiere klagen – der Prophet klagt an!, Marktheidenfeld, 4. Aufl. 2001

Agrar Bündnis, *Landwirtschaft 2000 – Der kritische Agrarbericht*, Rheda-Wiedenbrück 2000

Alt, Franz, *Agrarwende jetzt*, München 2001

Angres, Volker, Hutter, Claus-Peter und Ribbe, Lutz, *Bananen für Brüssel – Europa – wie unsere Steuern vergeudet werden*, München 2000

Batmanghelidj, Faridun, *Wasser, die gesunde Lösung. Ein Umlernbuch*, Freiburg, 9. Aufl. 2000

Bekhoff, Marc, *Das unnötige Leiden der Tiere*, Freiburg 2001

Berner, Hans-Günter, *An vollen Töpfen verhungern. Warum Vollwerternährung leider nicht mehr reicht*, Hamburg, 5. Aufl. 1999

Bischof, Marco, *Biophotonen. Das Licht in unseren Zellen*, Frankfurt, 7. Aufl. 1996

Bödeker, Wolfgang und Dümmer, Christa (Hrsg.), *Pestizide und Gesundheit*, Karlsruhe 1993

Bruker, Dr. med. Max Otto, *Unsere Nahrung, unser Schicksal*, Lahnstein, 29. Aufl. 1997

BUKO Agrar Koordination, *Saatgut – BUKO Agrar Dossier 20*, Stuttgart 1998

Carson, Rachel L., *Der stumme Frühling*, München 1983

Chaboussou, Francis, *Pflanzengesundheit und ihre Beeinträchtigung*, Karlsruhe, 2. Aufl. 1996

Coats, Callum, *Naturenergien verstehen und nutzen – Viktor Schaubergers geniale Entdeckungen*, Düsseldorf 1999

Collier, Dr. med. Renate, *Natürliche Ernährung in der modernen Welt – Gesund überleben mit lebendiger Nahrung*, Eigenverlag, 2. Aufl. 1984

Cousens, Gabriel, *Harmonie und Gesundheit mit vegetarischer Ernährung*, Band 2, Freiburg 1998

Dohmen, Arndt und Baitsch, Günter, *Wasser in Gefahr*, Bad Dürkheim 1994

Fuchs, Nikolai und Hiß, Christian, *BSE – Hat der Wahn einen Sinn? – Ideen für die Wende*, Heidelberg 2001

Fukuoka, Masanobu, *Rückkehr zur Natur – Die Philosophie des natürlichen Anbaus*, Darmstadt, 2. Aufl. 1998

Gerson, Max, *Eine Krebstherapie. Fünfzig geheilte Krebsfälle*, Ritterhude 2002

Goodall, Jane und Berman , Phillip, *Grund zur Hoffnung*, München 2001

Gore, Al, *Wege zum Gleichgewicht – Ein Marshallplan für die Erde*, Frankfurt 1995

Hennig, Erhard, *Geheimnisse der fruchtbaren Böden*, Xanten 1994

Heyer, Gustav von, *Brennende Fragen – biologische Gedanken und Erwägungen zum naturgemäßen Land- und Gartenbau*, Hamburg 1977

Higa, Teruo, *Eine Revolution zur Rettung der Erde*, Xanten, 3. Aufl. 2000

Hingst, Wolfgang und Ortner, Jose, *Die Bio-Bibel – Auf ins Paradies*, Wien o. J.

Hirn, Gerhard, *Die EG-Bio-Verordnung – Diskussionsbeiträge*, Bad Dürkheim 1993

Hitschfeld, Oswald, *Der Kleinsthof und andere gärtnerisch-landwirtschaftliche Nebenerwerbsstellen. Ein sicherer Weg aus der Krise*, Xanten, 3. Aufl. 2000

Hitschfeld, Oswald, *Paradies – Die private biologische Lehr- und Versuchsanstalt von Dipl.-Landwirt Heinz Erven*, Schopfheim 1976

Hoffmann, Manfred, *Lebensmittelqualität – Neue Erkenntnisse zu aktuellen Fragen*, Bad Dürkheim, 3. Aufl. 1997

Hofmann, Manfred, *Vom Lebendigen in Lebensmitteln*, Holm 1997

Howard, Sir Albert, *Mein landwirtschaftliches Testament*, Frankfurt 1948

Inhetveen, Heide und Schmitt, Mathilde, *Pionierinnen des Landbaus*, Uetersen 2000

Katalyse-Institut, *BSE und die Folgen*, Göttingen 2001

Klett, Manfred, *Wird der Mensch, was er isst?*, Dornbach 1998

Koerber, Karl von, Männle, Thomas und Leitzmann, Claus, *Vollwert-Ernährung – Konzeption einer zeitgemäßen Ernährungsweise*, Heidelberg, 9. Aufl. 1999

Konz, Franz, *Der große Gesundheits-Konz*, München 2001

Kretschmann, Kurt, *Mulch total. Der Garten der Zukunft*, Xanten, 2. Aufl. 2001

Kreuter, Marie-Luise, *Der Biogarten*, München, 20. Aufl. 2000

Künast, Renate, *Klasse statt Masse – Die Erde schätzen, den Verbraucher schützen*, München 2002

Küster, Silke von, *Das Bioland-Kochbuch*, Niedernhausen 1997

Leitzmann, Claus, *Vegetarismus – Grundlagen, Vorteile, Risiken*, München 2001

Liebig, Justus von, *Es ist ja dies die Spitze meines Lebens – Naturgesetze im Landbau*, Bad Dürkheim, 4. Aufl. 1995

Lutzenberger, José und Gottwald, Franz-Theo, *Wege aus der Ernährungskrise*, Frankfurt 1999

Mönter, Burckhard und Faltermayr, Christine, *Was ist da unten los? Das Leben im Boden und in der Erde*, Aarau 2001

Müller-Reißmann, K. F. und Schaffner, Joey, *Ökologisches Ernährungssystem*, Karlsruhe 1990

Needleman, Herbert L. und Landrigan, Philip J., *Umweltgifte: So schützen Sie Ihr Kind*, Stuttgart 1996

Ostertag, Walter, D*ie lebenden Makromoleküle und das Übersinnliche*, München 1981

Ostertag, Walter, *Lebende Makromoleküle als Lebenselixier*, Bern o. J.

PAN e.V., *Pestizide in Lebensmitteln*, Hamburg 1993

Petersen, Erik und Stück, Wolfgang, *Unser täglich Brot – Die Veränderung der Nahrung durch Chemie, Bestrahlung und Gentechnologie*, Holm 1996

Popp, Fritz-Albert, *Die Botschaft der Nahrung*, Frankfurt, 4. Aufl. 1994

Precht, Richard David, *Noahs Erbe. Vom Recht der Tiere und den Grenzen des Menschen*, Reinbek 2000

Preuschen, Gerhardt, *Ackerbaulehre nach ökologischen Gesetzen*, Heidelberg, 2. Aufl. 1994

Preuschen, Gerhardt, *Mensch und Natur –Partner oder Gegner? – Alte Erfahrungen und neue Erkenntnisse*, Bad Dürkheim, 2. Aufl. 1991

Preuschen, Gerhardt, *Der ökologische Landbau – heute und morgen*, Argenbühl-Eglofstal 1980

Procházka, Dr. Eleonore, *Dioxine und Verhaltensstörungen*, Hamburg 1995

Procházka, Dr. Eleonore, *Krank durch Pestizide?*, Hamburg, 2. Aufl. 1998

Randolph, Theron G. und Moss, Ralph W., *Allergien: Folgen von Umwelt und Ernährung*, Heidelberg, 7. Aufl. 1995

Rau-Schamfuss, Cornelia, *Chemie in der Landwirtschaft*, Leipzig 1998

Reinecke, Ingrid und Thorbrietz, Petra, *Lügen – Lobbies – Lebensmittel – Wer bestimmt, was Sie essen müssen*, Reinbek 1998

Remer, Nicolaus, *Rudolf Steiners Landwirtschaftlicher Impuls – Tierhaltung und Bodenfruchtbarkeit*, Amelinghausen 1996

Revermann, R. und Hennen, L., *Das maßgeschneiderte Tier*, Edition Sigma 2001

Rifkin, Jeremy, *Das Imperium der Rinder – Der Wahnsinn der Fleischindustrie*, Frankfurt 2001

Robbins, John, *The Food Revolution – How Diet can help*, Berkeley, Kalifornien, 2001

Rohrmoser, Günter, *Landwirtschaft in der Ökologie- und Kulturkrise*, Bietigheim 1996

Rusch, Hans Peter, *Bodenfruchtbarkeit – Eine Studie biologischen Denkens*, Heidelberg, 6. Aufl. 1991

Rusch, Hans Peter, *Was ist Gesundheit und wie kann man sie gewinnen?*, Oldenburg o. J.

Rusch, Hans Peter, *Naturwissenschaft von morgen*, Krailling bei München 1955

Schaumann, Wolfgang, *Rudolf Steiners Kurs für Landwirtschaft*, Bad Dürkheim 1996

Schmidt, Dr. med. Siegmund, *Die Welt ist voller Gift! Wie schütze ich mich?*, Neuwied, 3. Aufl. 1999

Schneider, Dr. med. E.., *Nutze die Heilung unserer Nahrung*, Lüneburg, 9. Aufl. 1996

Schneider, Manuel, *Mythen der Landwirtschaft – Argumente für eine ökologische Agrarkultur*, Bad Dürkheim 2001

Schrödinger, Erwin, *Was ist Leben? Die lebende Zelle mit den Augen des Physikers betrachtet*, München, 3. Aufl. 1999

Schuphan, W., *Mensch und Nahrungspflanze*, Bad Soden 1976

Schweisfurth, Karl Ludwig, *Das Buch vom guten Fleisch*, Herrmannsdorf bei Glonn 1998

Schweisfurth, Karl Ludwig, *Pures Leben*, München 2001

Schweisfurth, Karl Ludwig, *Wenn's um die Wurst geht*, München 2001

Simonsohn, Barbara, *Das authentische Reiki. Wirksame Hilfe bei den körperlichen und seelischen Problemen der heutigen Zeit*, München 2001

Simonsohn, Barbara, *Die Fünf »Tibeter« mit Kindern – Gesundsein darf Spaß machen!*, Wessobrunn 1995

Simonsohn, Barbara, *Die Heilkraft der Afa-Alge*, München, 2. Aufl. 2000

Simonsohn, Barbara, *Die sagenhafte Heilkraft der Ananas. Ein ganzheitliches Gesundheits-Handbuch*, Aitrang 1998

Simonsohn, Barbara, *Gerstengrassaft – Verjüngungselixier und naturgesunder Power-Drink*, Aitrang 1999

Simonsohn, Barbara, *Papaya – Heilen mit der Wunderfrucht*, Aitrang, 2. Aufl. 2000

Simonsohn, Barbara, *Stevia – Heilen mit der Wunderfrucht*, Aitrang, 2. Aufl. 2000

Skolimowski, Hanryk, *Öko-Philosophie*, Karlsruhe 1989

Sommer, Walter, *Das Urgesetz der natürlichen Ernährung*, Ahrensburg, 6. Aufl. 1991

Steiner, Rudolf, *Geisteswissenschaftliche Grundlagen zum Gedeihen der Landwirtschaft (Landwirtschaftlicher Kurs)*, Dornbach, 7. Aufl. 1984

Storl, Wolf-Dieter, *Der Kosmos im Garten*, Aarau 2001

Stout, Ruth, *Mulch – Gärtnern ohne Arbeit*, Darmstadt, 4. Aufl. 2000

Tappeser, Beatrix und Wurz, Andreas, *Freisetzungsrisiken gentechnisch manipulierter Organismen*, Freiburg 1996

Tappeser, Beatrix, Baier, Alexandra, Dette, Brigitte und Tügel, Hanne, *Die blaue Paprika – Globale Nahrungsmittelproduktion auf dem Prüfstand*, Berlin 1999

Tompkins, Peter und Bird, Christopher, *Die Geheimnisse der guten Erde*, Düsseldorf 1998

Tompkins, Peter, und Bird, Christopher, *Das geheime Leben der Pflanzen*, Frankfurt 1999

Verband für unabhängige Gesundheitsberatung, *Vollwert-Ernährung und Öko-Landbau – Eine Einführung in die ökologische Agrar- und Esskultur*, Bad Dürkheim, 4. Aufl. 2001

Walker, Norman W. und Langer, Manfred G., *Zurück aufs Land zur Selbstversorgung*, Ritterhude 1995

Walsch, Neale Donald, *Freundschaft mit Gott*, München 2000

Weber, Barbara, und Hirn, Gerhard, *Öko-Landbau und Gentechnik – Entwicklungen, Risiken, Handlungsbedarf*, Bad Dürkheim 2000

Weber, Carina und Balzer, Werner, *Pestizide in Nahrungsmitteln: Besonders gefährlich für Kinder*, Bad Dürkheim 1992

Whitefield, Patrick, *Permakultur – Kurz und bündig*, Xanten 1995

Wistinghausen, Almar von, *Ernährung und Landwirtschaft*, Bad Liebenzell 1985

Wistinghausen, Christian von, Scheibe, Wolfgang, Wistinghausen, Eckhard von und König, Uli Johannes, *Anleitung zur Herstellung der Biologisch-Dynamischen Präparate*, Stuttgart, 2. Aufl. 1998

Wolfe, David, *Die Sonnendiät*, München 2001

Zerger, Uli, *Forschung im ökologischen Landbau*, Bad Dürkheim 1993

Zürrer, Ronald und Risi, Armin, *Vegetarisch leben*, Vinda, 5. Aufl. 1999

Videofilme

Die Haut der Erde – Über den Boden von dem wir leben, aid, Bonn

Biofleisch statt Rinderwahn, Südwestfunk-Produktion, Redaktion Franz Alt, focus-Film GmbH, Immendingen 1996

Das kannst du werden: Landwirt/in im ökologischen Landbau, Bayrischer Rundfunk, München, Nr. 8429/1999

Studium der EM-Technologie in Thailand, Naturtechnik-Institut, Prof. Dr.-Ing. Joachim Leuschner, Berlin

Audiokassette

Bechmann, Prof. Dr. Arnim, »Landbauwende – Ökologischer Landbau ist Zukunft«, Verlag Edition Zukunft, Barsinghausen

Anmerkungen

1. Needleman/Landrigan, S. 97
2. Vgl. die Messungen aus dem Diagnostik- und Therapiezentrum Rostock-Warnemünde, in Hoffmann, *Vom Lebendigen in Lebensmitteln*, S. 94
3. Vgl. zum Thema Aspartam mein Buch *Stevia – sündhaft süß und urgesund.*
4. Vgl. auch Carson
5. Vgl. mein Buch *Die Heilkraft der Afa-Alge*
6. *Bild der Frau*, 6. 8. 2001
7. Vgl. Max Daunderer, *Handbuch der Amalgamvergiftung*, Landsberg/ Lech 1992
8. Vgl. Hoffmann, *Vom Lebendigen in Lebensmitteln*, S. 63
9. Ebenda, S. 65
10. F. Morell, »Wasser – Ernährung – Biolektronik nach der Methode Vincent«, in *Ernährungsheilkunde*, Nr. 10/1988
11. Hennig, S. 110
12. Schuphan und *Tätigkeitsbericht 1995 des Forschungsinstituts für biologischen Landbau*, Oberwil/Schweiz
13. Hoffmann, *Vom Lebendigen in Lebensmitteln*, S. 170
14. Hennig, S. 111
15. Ebenda, S. 109
16. Vgl. Tompkins/Bird, *Die Geheimnisse der guten Erde*, S. 59
17. Vgl. ebenda, S. 16
18. Vgl. PAN (Hrsg.), *Pestizid-Rundbrief*, Mai/Juni 2001
19. Vgl. Dohmen/Baitsch, S. 25
20. Bödeker/Dümmler, S. 10
21. Siehe www.bgvv.de
22. Vgl. Needleman/Landrigan, S. 136
23. Ebenda, S. 123
24. Vgl. Bödeker/Dümmler, S. 7
25. Ebenda, S. 15
26. Vgl. Needleman/Landrigan, S. 125
27. Vgl. Procházka, *Dioxine und Verhaltensstörungen*
28. Bödeker/Dümmler, S. 22
29. Vgl. *Pestizid-Rundbrief*
30. Vgl. Bödeker/Dümmler, S. 18
31. Ebenda, S. 7
32. Vgl. Gore, S. 123
33. Vgl. Remer, S. 78
34. Vgl. Gore, S. 123
35. Vgl. ebenda, S. 121
36. Carson, S. 55
37. Vgl. ebenda, S. 53
38. Hoffmann, *Vom Lebendigen in Lebensmitteln*, S. 85
39. Vgl. »Pestizide im Grundwasser«, in *Arzt und Umwelt*, Nr. 4/1995, S. 20
40. Vgl. Dohmen/Baitz, S. 25
41. Ebenda, S. 45
42. Hoffmann, *Vom Lebendigen in Lebensmitteln*, S. 81
43. Vgl. ebenda, S. 82
44. Vgl. die Informationen der Gesellschaft für Biologische Krebsabwehr in Heidelberg, in *Biologische Krebsabwehr*, Nr. 58/1998; »Von wegen ›ein Apfel täglich‹!«,

in *Bio*, Nr. 4/1998; »Vitamin-
schwund in Obst und Gemüse«,
in *Natur & heilen*, Nr. 12/1998;
»Bei normaler Mischkost ist die
Magnesium-Versorgung nicht ge-
währleistet«, in *Welt am Sonntag*,
31. 8. 1997; »Unsere Ernährung
deckt nicht den Vitaminbedarf«,
in *Welt am Sonntag*, 24. 8. 1997

45. Zitiert nach »Obst und Gemüse
verlieren an Qualität«, in *Welt
am Sonntag*, 18. 3. 2001

46. Zitiert nach *Welt am Sonntag*,
24. 8. 1997

47. Vgl. ebenda

48. Vgl. »Schlechte Ernährung in
Altenpflegeheimen«, in *Natur &
heilen*, Nr. 10/1999

49. Zitiert nach *Welt am Sonntag*,
31. 8. 1997

50. Vgl. ebenda

51. Hoffmann, *Vom Lebendigen in
Lebensmitteln*, S. 96

52. Ebenda, S. 100

53. Vgl. ebenda, S. 101

54. Vgl. ebenda, S. 97

55. Vgl. zum Beispiel das Sonderheft *Kosmetik* der Stiftung
Warentest, Berlin; »Vitaminpillen kein Ersatz für Obst und
Gemüse«, in *Die Welt*, 9. 5. 1996

56. Bodo Kuklinski, »Gesund
ernähren statt verzehren«, in
Hoffmann, *Vom Lebendigen in
Lebensmitteln*, S. 102

57. Vgl. ebenda, S. 59

58. Vgl. mein Buch *Gerstengrassaft*

59. Vgl. mein Buch *Die Heilkraft der
Afa-Alge*

60. Vgl. »Früher Ackerbau«, in *Die
Welt*, 30. 7. 2001

61. Preuschen, *Mensch und Natur*,
S. 23

62. Vgl. ebenda

63. Vgl. Rohrmoser, S. 11

64. Vgl. Coats

65. Ebenda

66. Agrar Bündnis, S. 260

67. Vgl. Preuschen, *Mensch und
Natur*

68. Vgl. Hennig, S. 167, 181

69. Vgl. ebenda, S. 8

70. Mönter/Faltermayr

71. Vgl. Hennig, S. 8

72. Vgl. ebenda, S. 57

73. Vgl. Rau-Schamfuss, S. 92

74. Hrsg. vom Forschungsring für
Biologisch-Dynamische Wirtschaftsweise e.V., Wistinghausen

75. Zitiert in Wistinghausen,
Ernährung und Landwirtschaft,
S. 12

76. Ebenda, S. 16

77. Ebenda, S. 23

78. Schweisfurth, *Wenn's um die
Wurst geht*, S. 219

79. Im Internet zu finden unter
www.zukunft.de

80. Klett, S. 7

81. Vgl. ebenda, S. 10

82. Ebenda

83. Ebenda

84. *Lebende Makromoleküle als
Lebenselixier*, Bern o. J.

85. Ebenda, S. 7

86. *Medizinische Wochenschrift*,
Nr. 8/1974

87. Vgl. Popp, S. 113

88. Ebenda, S. 55

89. Ebenda, S. 68 ff.

90. Vgl. ebenda, S. 81 ff

91. Vgl. ebenda, S. 98

92. Vgl. Hennig, S. 105

93. Vgl. Ostertag, S. 28

94. Vgl. ebenda, S. 61

95. Ebenda

96. Ralph Bircher, *Geheimarchiv der Ernährungslehre*, Friedrichsdorf/Ts., 6. Aufl. 1998

97. Ostertag, S. 8

98. Vgl. ebenda, S. 9

99. Ebenda, S. 79

100. Ebenda

101. Ebenda, S. 80

102. Popp, S. 49

103. Ebenda, S. 101

104. Vgl. Ostertag, S. 48

105. Ebenda, S. 18

106. Vgl. Agrar Bündnis, S. 301

107. www.@slowfood, de

108. Sylvia Mahnke-Plesker, »Öko-Kost«, in *Special aid*, hrsg. vom Bundesverband Naturkost Naturwaren Großhandel e.V.

109. Vgl. Woese u. a., 4 und 5/1995

110. Vgl. ebenda

111. Vgl. ebenda

112. Vgl. ebenda

113. Hoffmann, *Lebensmittelqualität*, S. 41

114. Vgl. ebenda, S. 56

115. Ebenda

116. PETA =People for the Ethical Treatment of Animals, weltweite Organisation für Tierrechte

117. Hingst/Ortner, S. 35

118. Arthur Schopenhauer, *Parerga und Paralipomena*, 2. Bd., 6 Bde., Brockhaus, 2. Aufl. 1877

119. www.verbraucherministerium.de/presse-woche/PM-224-2001.htm, Pressemitteilung, 19. 10. 2001

120. Ausführlicher in »Ressource Tier«, in Precht, S. 261 ff.

121. Ebenda, S. 286

122. Schweisfurth, *Pures Leben*

123. Petersen/Stück, S. 17

124. Vgl. von Koerber/Männle/Leitzmann, S. 111

125. Petersen/Stück, S. 106

126. Vgl. ebenda

127. Vgl. von Koerber/Männle/Leitzmann, S. 118

128. Vgl. ebenda

129. Ebenda

130. Klett

131. AGNET mail out, 30. 11. 1999

132. AGNET mail out, 25. 10. 1999

133. Klett

134. A. von Beesten, Auf der Worth 34, 27389 Vahlde

135. Vgl. *Kronen-Zeitung* im Internet unter www.krone.at und bio-lebens-mittel.at

136. Hennig

137. Vgl. Randolph/Moss

138. Vgl. Sommer, S. 225

139. Stiftung Ökologie & Landbau/SÖL (Hrsg.), *Vollwert-Ernährung und Öko-Landbau. Einführung in die ökologische Agrar- und Esskultur*, Bad Dürkheim 2001

140. Vgl. Jürgen Strube und Peter Stolz, »Lebensmittel vermitteln Leben«, in *Ernährungsrundbrief*, Nr. 116/2000, S. 4

141. Vgl. SÖL, *Vollwert-Ernährung und Öko-Landbau*, S. 90

142. Vgl. ebenda

143. Zitiert nach Hoffmann, *Lebensmittelqualität*, S. 57

144. Vgl. Ingrid Gerhard, »Unfruchtbarkeit durch Umweltgifte«, in Petersen/Stück, S. 115 ff.

145. Vgl. Needleman/Landrigan, S. 36

146. Vgl. ebenda, S. 72

147. Petersen/Stück, S. 155 ff.

148. Needleman/Landrigan, S. 60

149. Vgl. Gerson, S. 207

150. Sommer, S. 503

151. »Außer Kontrolle«, in *Stiftung Warentest*, Nr. 2/1998, S. 77-80

152. Sommer, S. 499

153. Steve Biddulph, *Das Geheimnis glücklicher Kinder*, München 2001

154. PISA = Programme for International Student Assessment; vgl. zum Beispiel www.geo.de/themen/kultur_politik/pisa-studie

155. Vgl. *Welt am Sonntag*, 6. 1. 2002

156. Vom dritten Quartal 2001

157. Storl, S. 251

158. Vgl. »Kleingärtner leben länger«, in *Bild Zeitung*, 7. 6. 2001

159. Tompkins/Bird, *Die Geheimnisse der guten Erde*, S. 131

150. Ebenda, S. 134

161. *Kraut & Rüben*, Nr. 11/2001, S. 52

162. Ebenda

163. Vgl. Tappeser u. a., S. 12

164. Vgl. Manuel Schneider, S. 26

165. Vgl. Dirk Maxeiner und Michael Miersch, *Lexikon der Öko-Irrtümer*, Frankfurt 1998, S. 191

166. Francis Moore Lappe, Joseph Collins und Peter Rosset, *World Hunger. Twelve Myths*, New York, 2. Aufl. 1998, S. 9

167. Bundesministerium für Umwelt, Naturschutz und Reaktorsicherung (Hrsg.), *Auf dem Weg zu einer nachhaltigen Entwicklung in Deutschland*, Bonn 1997, S. 57

168. J. Lutzenberger und F.-Th. Gottwald, *Wege aus der Ernährungskrise*, Frankfurt 2001

169. Vgl. Manuel Schneider, S. 15

170. Ebenda, S. 28

171. Vgl. *Der Spiegel*, Nr. 11/2000, S. 80

172. Vgl. Manuel Schneider, S. 30f.

173. *Ökologie & Landbau*, Nr. 4/1998, S. 29ff.

174. Vgl. Agrarberichte der Bundesregierung, diverse Jahrgänge